口腔科疾病预防与诊断治疗

主编 陈彩云 陈 光 陈文杰 等

KOUQIANGKE JIBING YUFANG
YU ZHENDUAN ZHILIAO

吉林出版集团
吉林科学技术出版社

图书在版编目（CIP）数据

口腔科疾病预防与诊断治疗 / 陈彩云等主编. -- 长春:吉林科学技术出版社, 2018.6
ISBN 978-7-5578-4454-7

Ⅰ.①口… Ⅱ.①陈… Ⅲ.①口腔疾病—防治 Ⅳ.①R78

中国版本图书馆CIP数据核字(2018)第103278号

口腔科疾病预防与诊断治疗

主　　编	陈彩云　陈　光　陈文杰　李　玫　李正平　陈景宜	
副 主 编	刘朝阳　霍美玲　卢　爽	
出 版 人	李　梁	
责任编辑	赵　兵　张　卓	
装帧设计	雅卓图书	
开　　本	880mm×1230mm　1/16	
字　　数	402千字	
印　　张	13	
版　　次	2018年6月第1版	
印　　次	2018年6月第1次印刷	

出　　版	吉林出版集团 吉林科学技术出版社
地　　址	长春市人民大街4646号
邮　　编	130021
编辑部电话	0431-85635185
网　　址	www.jlstp.net
印　　刷	济南大地图文快印有限公司

书　　号	ISBN 978-7-5578-4454-7
定　　价	88.00元

前　言

　　口腔医学作为生物医学的一个组成部分，它既有医学属性，又与现代科技紧密相连。近年来，随着经济的发展，生活水平的提高，人们越来越重视口腔的健康和美观，对口腔科的需求也越来越高。另一方面，各种新理念、新技术和新材料层出不穷，促进了口腔医学的发展。为适应口腔医学的快速发展，满足口腔临床工作者的实际需求，我们组织长期从事临床一线的医务工作者，参阅了大量的国内外文献，并结合丰富的临床经验，着手撰写了此书。

　　本书首先介绍口腔科常见症状的鉴别诊断；然后用较大的篇幅详细论述龋病、牙周病等，其中针对一些疾病则从病因、诊断、治疗技术等方面加以介绍。内容新颖，论述详尽，科学性与实用性强，可供各基层医院的住院医生、主治医生及医学院校本科生、研究生参考使用。

　　由于编者水平有限，加上参编人数较多，文笔不尽一致，且现代科技日新月异，书中不足之处在所难免，希望广大同仁不吝赐教，使我们得以改进和提高。

编　者

2018 年 6 月

目　录

第一章

口腔科常见症状的鉴别诊断

第一节　概述

症状是疾病影响对机体产生的主观异常感觉（如疼痛）或客观的异常改变（如肿块、出血）。症状常常是患者最早或最严重的疾病感受，是就诊的主要原因。同一症状可以是不同疾病的表现，而同一疾病会有不同的症状，这就是鉴别诊断作为临床工作中的必需环节的原因。

临床工作中医师应当从患者主要的症状描述切入；耐心细致地倾听，结合专业知识和经验有目的地了解各症状之间的联系；通过询问把握症状的变化脉络及患者可能忽略或反应不强烈的表现，最终以问诊作为疾病调查的第一步，梳理成为包含疾病发生、发展、变化和治疗过程的全面病史。

全面细致的临床检查是收集诊断与鉴别诊断依据的关键环节。临床检查应当注重重点与全面的结合、局部与全身的结合、病变部位与周边状况的结合、阳性体征与重要阴性体征的结合，并且合理有效地选择必需的辅助检查手段，以获取客观反映机体和疾病状态的依据。

以获取的病史和检查资料为基础，结合医学理论和实践经验，通过逻辑推理，思辨和甄别，作出对疾病的诊断。在作鉴别诊断的过程中，切忌以个别主要症状先入为主地圈定诊断，而后网罗旁证，试图堆积诊断依据的方式。必须是收集全面客观的资料后，研究症状和体征的变化规律，找到合乎逻辑的依据，从而确立诊断。

（陈彩云）

第二节　牙痛

牙痛是口腔科临床上最常见的症状，常是患者就医的主要原因。可由牙齿本身的疾病、牙周组织及颌骨的某些疾病，甚至神经疾患和某些全身疾病所引起。对以牙痛为主诉的患者，必须先仔细询问病史，如疼痛起始时间及可能的原因，病程长短及变化情况，既往治疗史及疗效等。必要时还应询问工作性质、饮食习惯、有无不良习惯（如夜磨牙和咬硬物等）、全身健康状况及家族史等。关于牙痛本身，应询问牙痛的部位、性质、程度和发作时间。疼痛是尖锐剧烈的还是钝痛、酸痛；是自发痛还是激发痛、咬合时痛；自发痛是阵发的或是持续不断；有无夜间痛；疼痛部位是局限的或放散的，能否明确指出痛牙等。根据症状可得出一至数种初步印象，便于做进一步检查。应注意，疼痛是一种主观症状，由于不同个体对疼痛的敏感性和耐受性有所不同，而且有些其他部位的疾病也可表现为牵涉性牙痛，因此，患者的主观症状应与客观检查所见、全身情况及实验室和放射学检查等结果结合起来分析，以作出正确的诊断。

一、引起牙痛的原因

1. 牙齿本身的疾病　如深龋、牙髓充血、各型急性牙髓炎、慢性牙髓炎、逆行性牙髓炎，由龋齿、外伤、化学药品等引起的急性根尖周炎、牙槽脓肿、隐裂、牙根折裂、髓石、牙本质过敏、流电作用等。

2. 牙周组织的疾病　如牙周脓肿、牙龈脓肿、急性龈乳头炎、冠周炎、坏死性溃疡性龈炎、干槽症等。

3. 牙齿附近组织的疾病所引起的牵涉痛　急性化脓性上颌窦炎和急性化脓性颌骨骨髓炎时，由于神经末梢受到炎症的侵犯，使该神经所支配的牙齿发生牵涉性痛。颌骨内或上颌窦内的肿物、埋伏牙等可压迫附近的牙根发生吸收，如有继发感染，可出现牙髓炎导致疼痛。急性化脓性中耳炎、咀嚼肌群的痉挛等均可出现牵涉性牙痛。

4. 神经系统疾病　如三叉神经痛患者常以牙痛为主诉。颞下窝肿物在早期可出现三叉神经第三支分布区的疼痛，翼腭窝肿物的早期由于压迫蝶腭神经节，可出现三叉神经第二支分布区的疼痛。

5. 全身疾患　有些全身疾患，如流感、癔症、神经衰弱，月经期和绝经期等可诉有牙痛。高空飞行时，牙髓内压力增高，可引起航空性牙痛。有的心绞痛患者可反射性地表现为牙痛。

二、诊断步骤

（一）问清病史及症状特点

1. 尖锐自发痛　最常见的为急性牙髓炎（浆液性、化脓性、坏疽性）、急性根尖周炎（浆液性、化脓性）。其他如急性牙周脓肿、牙龈脓肿、髓石、冠周炎、急性龈乳头炎、三叉神经痛、急性上颌窦炎等。

2. 自发钝痛　慢性龈乳头炎、创伤性殆等。在机体抵抗力降低时，如疲劳、感冒、月经期等，可有轻度自发钝痛、胀痛。坏死性溃疡性龈炎时牙齿可有撑离感和咬合痛。

3. 激发痛　牙本质敏感和Ⅱ°~Ⅲ°龋齿或楔状缺损等，牙髓尚未受侵犯或仅有牙髓充血时，无自发痛，仅在敏感处或病损处遇到物理、化学刺激时才发生疼痛，刺激除去后疼痛即消失。慢性牙髓炎一般无自发痛而主要表现为激发痛，但当刺激除去后疼痛仍持续1~数分钟。咬合创伤引起牙髓充血时也可有对冷热刺激敏感。

4. 咬合痛　隐裂和牙根裂时，常表现为某一牙尖受力时引起尖锐的疼痛。牙外伤、急性根尖周炎、急性牙周脓肿等均有明显的咬合痛和叩痛、牙齿挺出感。口腔内不同金属修复体之间产生的流电作用也可使患牙在轻咬时疼痛，或与金属器械相接触时发生短暂的电击样刺痛。

以上疼痛除急性牙髓炎患者常不能自行明确定位外，一般都能明确指出痛牙。急性牙髓炎的疼痛常沿三叉神经向同侧对颌或同颌其他牙齿放散，但不会越过中线放散到对侧牙。

（二）根据问诊所得的初步印象，作进一步检查，以确定患牙

1. 牙体疾病　最常见为龋齿。应注意邻面龋、窝沟深龋、隐蔽部位的龋齿、充填物下方的继发龋等。此外，如隐裂、牙根纵裂、畸形中央尖、楔状缺损、重度磨损、未垫底的深龋充填体、外伤露髓牙、牙冠变色或陈旧的牙冠折断等，均可为病源牙。

叩诊对识别患牙有一定帮助。急性根尖周炎和急性牙周脓肿时有明显叩痛，患牙松动。慢性牙髓炎、慢性根尖周炎、边缘性牙周膜炎、创伤性根周膜炎等，均可有轻~中度叩痛。在有多个可疑病源牙存在时，叩诊反应常能有助于确定患牙。

2. 牙周及附近组织疾病　急性龈乳头炎时可见牙间乳头红肿、触痛，多有食物嵌塞、异物刺激等局部因素。冠周炎多见于下颌第三磨牙阻生，远中及颊舌侧龈瓣红肿，可溢脓。牙周脓肿和逆行性牙髓炎时可探到深牙周袋，后者袋深接近根尖，牙齿大多松动。干槽症可见拔牙窝内有污秽坏死物，骨面暴露，腐臭，触之疼痛。反复急性发作的慢性根尖周炎可在牙龈、黏膜或面部发现窦道。

急性牙槽脓肿、牙周脓肿、冠周炎等，炎症范围扩大时，牙龈及龈颊沟处肿胀变平，可有波动。面部可出现副性水肿，局部淋巴结肿大、压痛。若治疗不及时，可发展为蜂窝织炎、颌骨骨髓炎等。上颌窦炎引起的牙痛，常伴有前壁面部的压痛和脓性鼻涕、头痛等。上颌窦肿瘤局部多有膨隆，可有血性鼻涕、多个牙齿松动等。

（三）辅助检查

1. 牙髓活力测验　根据对冷、热温度的反应以及刺激除去后疼痛持续的时间，可以帮助诊断和确定患牙。也可用电流强度测试来判断牙髓的活力和反应性。

2. X 线检查　可帮助发现隐蔽部位的龋齿。髓石在没有揭开髓室顶之前，只能凭 X 线片发现。慢性根尖周炎可见根尖周围有不同类型和大小的透射区。颌骨内或上颌窦内肿物、埋伏牙、牙根裂等也需靠 X 线检查来确诊。

（陈彩云）

第三节　牙龈出血

牙龈出血是口腔中常见的症状，出血部位可以是全口牙龈或局限于部分牙齿。多数患者是在牙龈受到机械刺激（如刷牙、剔牙、食物嵌塞、进食硬物、吮吸等）时流血，一般能自行停止；另有一些情况，在无刺激时即自动流血，出血量多，且无自限性。

一、牙龈的慢性炎症和炎症性增生

这是牙龈出血的最常见原因，如慢性龈缘炎、牙周炎、牙间乳头炎和牙龈增生等。牙龈缘及龈乳头红肿、松软，甚至增生。一般在受局部机械刺激时引起出血，量不多，能自行停止。将局部刺激物（如牙石、牙垢、嵌塞的食物、不良修复体等）除去后，炎症很快消退，出血亦即停止。

二、妊娠期龈炎和妊娠瘤

常开始于妊娠的第 3 ~ 4 个月。牙龈红肿、松软、极易出血。分娩后，妊娠期龈炎多能消退到妊娠前水平，而妊娠瘤常需手术切除。有的人在慢性牙龈炎的基础上，于月经前或月经期可有牙龈出血，可能与牙龈毛细血管受性激素影响而扩张、脆性改变等有关。长期口服激素性避孕药者，也容易有牙龈出血和慢性炎症。

三、坏死性溃疡性牙龈炎

为梭形杆菌、口腔螺旋体和中间普氏菌等的混合感染。主要特征为牙间乳头顶端的坏死性溃疡，腐臭，牙龈流血和疼痛，夜间睡眠时亦可有牙龈流血，就诊时亦可见牙间隙处或口角处有少量血迹。本病的发生常与口腔卫生不良、精神紧张或过度疲劳、吸烟等因素有关。

四、血液病

在遇到牙龈有广泛的自动出血，量多或不易止住时，应考虑有无全身因素，并及时作血液学检查和到内科诊治。较常见引起牙龈和口腔黏膜出血的血液病，如急性白血病、血友病、血小板减少性紫癜、再生障碍性贫血、粒细胞减少症等。

五、肿瘤

有些生长在牙龈上的肿瘤，如血管瘤、血管瘤型牙龈瘤、早期牙龈癌等也较易出血。其他较少见的，如发生在牙龈上的网织细胞肉瘤，早期常以牙龈出血为主诉，临床上很容易误诊为牙龈炎。有些转移瘤，如绒毛膜上皮癌等，也可引起牙龈大出血。

六、某些全身疾病

如肝硬化、脾功能亢进、肾炎后期、系统性红斑狼疮等，由于凝血功能低下或严重贫血，均可能出现牙龈出血症状。伤寒的前驱症状有时有鼻出血和牙龈出血。在应用某些抗凝血药物或非甾体类抗炎药，如阿司匹林、华法林、肝素等治疗或预防冠心病和血栓时，易有出血倾向。苯中毒时也可有牙龈被动出血或自动出血。

七、口腔手术和牙周治疗后

牙周洁治尤其是龈下刮治后，有的患者可以出现牙龈出血，拔牙、牙周手术、根尖手术、牙槽突手术、牙种植手术等术后也可有牙龈出血，如患者无系统疾病，多与局部清创不彻底、缝合不严密等有关，应及时对症处理。

（陈彩云）

第四节　牙齿松动

正常情况下，牙齿只有极轻微的生理性动度，这种动度几乎不可觉察，且随不同牙位和一天内的不同时间而变动。一般在晨起时动度最大，这是因为夜间睡眠时，牙齿无接触，略从牙槽窝内挺出所致。醒后，由于咀嚼和吞咽时的接触将牙齿略压入牙槽窝内，致使牙齿的动度渐减小。这种 24 小时内动度的变化，在牙周健康的牙齿不甚明显，而在有不良殆习惯，如磨牙症、紧咬牙者较明显。妇女在月经期和妊娠期内牙齿的生理动度也增加。牙根吸收接近替牙期的乳牙也表现牙齿松动。引起牙齿病理性松动的主要原因如下：

一、牙周炎

是使牙齿松动乃至脱落的最主要疾病。牙周袋的形成以及长期存在的慢性炎症，使牙槽骨吸收，结缔组织附着不断丧失，继而使牙齿逐渐松动、移位，终致脱落。

二、殆创伤

牙周炎导致支持组织的破坏和牙齿移位，形成继发性殆创伤，使牙齿更加松动。单纯的（原发性）殆创伤，也可引起牙槽嵴顶的垂直吸收和牙周膜增宽，临床上出现牙齿松动。但这种松动在殆创伤去除后，可以恢复正常。正畸治疗过程中，受力的牙槽骨发生吸收和改建，此时牙齿松动度明显增大，并发生移位；停止加力后，牙齿即可恢复稳固。

三、牙外伤

最多见于前牙。根据撞击力的大小，使牙齿发生松动或折断。折断发生在牙冠时，牙齿一般不松动；根部折断时，常出现松动，折断部位越近牙颈部，则牙齿松动越重，预后也差。

四、根尖周炎

急性根尖周炎时，牙齿突然松动，有伸长感，不敢对咬，叩痛（＋＋）～（＋＋＋）。到了牙槽脓肿阶段，根尖部和龈颊沟红肿、波动。这种主要由龋齿等引起的牙髓和根尖感染，在急性期过后，牙多能恢复稳固。

慢性根尖周炎，在根尖病变范围较小时，一般牙不太松动。当根尖病变较大或向根侧发展，破坏较多的牙周膜时，牙可出现松动。一般无明显自觉症状，仅有咬合不适感或反复肿胀史，有的根尖部可有瘘管。牙髓活力测验无反应。根尖病变的范围和性质可用 X 线检查来确诊。

五、颌骨骨髓炎

成人的颌骨骨髓炎多是继牙源性感染而发生，多见于下颌骨。急性期全身中毒症状明显，如高热、寒战、头痛，白细胞增至（10～20）×10³/L 等。局部表现为广泛的蜂窝织炎。患侧下唇麻木，多个牙齿迅速松动，且有叩痛。这是由于牙周膜及周围骨髓腔内的炎症浸润。一旦颌骨内的化脓病变经口腔黏膜或面部皮肤破溃，或经手术切开、拔牙而得到引流，则病程转入亚急性或慢性期。除病源牙必须拔除外，邻近的松动牙常能恢复稳固。

六、颌骨内肿物

颌骨内的良性肿物或囊肿由于缓慢生长，压迫牙齿移位或牙根吸收，致使牙齿逐渐松动。恶性肿瘤则使颌骨广泛破坏，在短时间内即可使多个牙齿松动、移位。较常见的，如上颌窦癌，多在早期出现上颌数个磨牙松动和疼痛。若此时轻易拔牙，则可见拔牙窝内有多量软组织，短期内肿瘤即由拔牙窝中长出，似菜花状。所以，在无牙周病且无明显炎症的情况下，若有一或数个牙齿异常松动者，应提高警惕，进行 X 线检查，以便早期发现颌骨中的肿物。

七、其他

有的医师企图用橡皮圈不恰当地消除初萌的上颌恒中切牙之间的间隙，橡皮圈会渐渐滑入龈缘以下，造成深牙周袋和牙槽骨吸收，牙齿极度松动和疼痛。患儿和家长常误以为橡皮圈已脱落，实际它已深陷入牙龈内，应仔细搜寻并取出橡皮圈。此种病例疗效一般均差，常导致拔牙。

有些牙龈疾病伴有轻度的边缘性牙周膜炎时，也可出现轻度的牙齿松动，如坏死性龈炎、维生素 C 缺乏、龈乳头炎等。但松动程度较轻，治愈后牙齿多能恢复稳固。发生于颌骨的朗格汉斯细胞组织细胞增生症，为原因不明的、累及单核 – 吞噬细胞系统的、以组织细胞增生为主要病理学表现的疾病。当发生于颌骨时，可沿牙槽突破坏骨质，牙龈呈不规则的肉芽样增生，牙齿松动并疼痛，拔牙后伤口往往愈合不良。X 线表现为溶骨性病变，牙槽骨破坏，病变区牙齿呈现"漂浮征"。本病多见于 10 岁以内的男童，好发于下颌骨。其他一些全身疾患，如 Down 综合征、Papillon – Lefevre 综合征等的患儿，常有严重的牙周炎症和破坏，造成牙齿松动、脱落。牙周手术后的短期内，术区牙齿也会松动，数周内会恢复原来动度。

（陈彩云）

第五节 口臭

口臭是指口腔呼出的气体中有令人不快的气味，是某些口腔、鼻咽部和全身性疾病的一个较常见症状，可以由多方面因素引起。

一、生理因素

晨起时常出现短时的口臭，刷牙后即可消除。也可由某些食物（蒜、洋葱等）和饮料（酒精性）经过代谢后产生一些臭味物质经肺从口腔呼出所引起。某些全身应用的药物也可引起口臭，如亚硝酸戊脂、硝酸异山梨酯等。

二、病理因素

（一）口腔疾病

口腔呼出气体中的挥发性硫化物（VSCs）可导致口臭，其中 90% 的成分为甲基硫醇和硫化氢。临床上最常见的口臭是由舌苔和牙周病变处的主要致病菌，如牙龈卟啉单胞菌、齿垢密螺旋体、福赛坦菌和中间普氏菌等的代谢产物产生的。此外，牙周袋内的脓液和坏死组织、舌苔内潴留的食物残屑、脱落上皮细胞等也可引起口臭。除了牙周炎外，舌苔是口臭更主要的来源，尤其与舌背的后 1/3 处舌苔的厚度和面积有关。用牙刷刷舌背或用刮舌板清除舌苔可显著减轻或消除口臭。

软垢、嵌塞于牙间隙和龋洞内的腐败食物，也会引起口臭。有些坏死性病变，如坏死性溃疡性龈（口）炎、嗜伊红肉芽肿、恶性肉芽肿和癌瘤等，拔牙创的感染（干槽症）等，都有极显著的腐败性臭味。

如果经过治疗彻底消除了口腔局部因素，口臭仍不消失，则应寻找其他部位的疾病。

（二）鼻咽部疾病

慢性咽（喉）炎、化脓性上颌窦炎、萎缩性鼻炎、小儿鼻内异物、滤泡性扁桃体炎等均可发出臭味。

（三）消化道、呼吸道及其他全身性疾病

消化道、呼吸道疾病如消化不良、肝硬化、支气管扩张继发肺部感染、肺脓肿、先天性气管食管瘘等可产生口臭。糖尿病患者口中可有烂苹果气味，严重肾衰竭者口中可有氨味或尿味。此外，某些金属（如铅、汞）和有机物中毒时，可有异常气味。

（四）神经和精神异常

有些患者自觉口臭而实际并没有口臭，是存在心理性疾患，如口臭恐惧症等，或者由于某些神经疾患导致嗅觉或味觉障碍而产生。

用鼻闻法、仪器测量法（气相色谱仪、Halimeter、Diamond Probe 等）可直接检测口臭程度和挥发性硫化物的水平。

（陈彩云）

第六节　口干

正常人一昼夜的唾液分泌量约为 600~1 500ml，可使口腔黏膜保持湿润而不感觉口干。口干可由于各种原因所致的唾液分泌量减少而引起，但也有唾液分泌正常而自觉口干者。

一、唾液腺疾患

由于各种原因造成唾液腺破坏或萎缩均可引起口干症，如鼻咽部肿瘤经放射治疗后两侧腮腺萎缩，唾液分泌减少。干燥综合征（Sjogren 综合征）是一种自身免疫性疾病，以眼干、口干为主，还伴有肝脾大、多发性关节炎、吞咽困难等症状。患者常有一项或多项自身抗体水平增高以及免疫球蛋白增高等。本病患者在无刺激时或用酸性药物、咀嚼石蜡等刺激时检测唾液分泌情况，均可见唾液分泌量明显减少。

二、神经、精神因素

由于情绪、精神因素的影响，有些神经衰弱患者常自觉口干，但多为暂时性的。检查患者口腔黏膜无明显的干燥，无刺激时唾液量减少，但用石蜡等刺激后唾液量并不减少。

三、更年期综合征

发生在女性更年期和老年人。除有一般症状外，常伴有口干、萎缩性舌炎，口腔黏膜糜烂、灼痛和刺痛等症状。

四、营养障碍

核黄素缺乏可出现口干、唇炎、口角炎、舌炎和阴囊炎等症状，有的还可出现咽部、鼻腔干燥，吞咽困难等。

五、局部因素

由于腺样体增殖或前牙严重开𬌗等造成习惯性口呼吸者常有口干症状，尤以晨起时明显。检查唾液分泌情况，无刺激时以及用酸性药物刺激后分泌量均正常。

此外，口干症也可由其他系统病引起，如糖尿病、脱水、高热后，以及使用阿托品类药物后等。

（陈彩云）

第七节　开口受限

开口受限是指由于各种原因造成根本不能开口或开口甚小者。造成开口困难的原因很多，可分为感染性、瘢痕性、关节性、外伤性、肿瘤源性和精神、神经性等。

一、感染所致的开口受限

1. 下颌智牙冠周炎　下颌智牙冠周炎可以直接累及颞肌、咬肌和翼内肌，引起肌肉痉挛，造成开口困难。

2. 颌面部深在间隙感染　颌周间隙感染多会引起不同程度的开口受限，但深部间隙感染一般会引起开口困难，且由于外表体征可能不明显，易被漏诊。颞下间隙和翼下颌间隙感染刺激翼肌群痉挛造成开口困难。感染的来源常常是上、下磨牙感染扩散或在注射上颌结节、翼下颌传导麻醉时将感染带入。因感染在深部，早期在颜面部无明显红肿症状，不易发现。所以在有上、下磨牙感染或拔牙史，低热，开口困难，并在该间隙的相应部位（如上颌结节后方、翼下颌韧带处）有明显红肿和压痛者应考虑本病。下颌阻生智牙拔除术后引起的咽颊前间隙感染也常与术后反应性开口受限相混淆而延误治疗。

3. 化脓性颞下颌关节炎　多数在颞下颌关节附近有化脓性病灶，如中耳炎、外耳道炎等，继之引起颞下颌关节疼痛，开口困难。检查时可见关节区有红肿，压痛明显，尤其不能上下牙对，稍用力即可引起关节区剧痛。颞下颌关节侧位 X 线片可见关节间隙增宽。

4. 破伤风　由破伤风杆菌引起的一种以肌肉阵发性痉挛和紧张性收缩为特征的急性特异性感染，由于初期症状可表现为开口困难而来口腔科就诊。一般有外伤史。痉挛通常从咀嚼肌开始，先是咀嚼肌少许紧张，继之出现强直性痉挛呈开口困难状，同时还因表情肌的紧缩使面部表情很特殊，形成"苦笑面容"。当颈部、背部肌肉收缩，则形成背弓反张。

也如咬肌下、下颌下、颊部蜂窝织炎，急性化脓性腮腺炎等，均可发生开口困难，体征表浅，容易诊断。

二、瘢痕所致的开口受限

1. 颌间瘢痕挛缩　常常由坏疽性口炎后在上下颌间形成大量瘢痕，将上下颌紧拉在一起而不能开口。一般有口腔颌面部溃烂史，颊侧口腔前庭处能触到索条状瘢痕区，有时还伴有唇颊组织的缺损。

2. 放射性瘢痕　鼻咽部、腮腺区、颞下窝等恶性肿物经大剂量放射治疗后，在关节周围有大量放射性瘢痕造成开口困难。开口困难的症状是逐渐发展起来的，以致几乎完全不能开口。照射区皮肤均有慢性放射反应，如皮肤薄而透明，毛细血管扩张，并可见到深棕色的斑点状色素沉着。

3. 烧伤后瘢痕　由各种物理、化学因素所致口颊部深部烧伤后，逐渐形成大量增生的挛缩瘢痕造成开口困难。

三、颞下颌关节疾患所致的开口受限

1. 颞下颌关节强直　一般由关节区化脓感染或外伤后关节腔内血肿机化逐渐形成关节融合。关节强直常发病于儿童，逐渐出现开口困难以致最后完全不能开口呈开口困难状。关节强直侧下颌骨发育短小，面部丰满呈圆形；而健侧下颌骨发育较长，面部反而显塌陷狭长。颞下颌关节侧位 X 线片可见患侧关节间隙消失，髁突和关节凹融合成致密团块。少数可由类风湿颞下颌关节炎造成，其特点为常累及两侧并伴有指关节或脊柱关节的类风湿关节炎，因此，同时可查到手指成梭形强直畸形或脊柱呈竹节样强直畸形。

2. 颞下颌关节盘脱出　急性脱臼后或长期颞下颌关节紊乱病后可使关节盘脱出，脱出的关节盘在髁突运动中成为机械障碍物，甚至可嵌顿在髁突和关节结节之间致不能开口，呈开口困难状。

四、外伤所致的开口受限

1. 颧弓、颧骨骨折　颧弓、颧骨为面侧部突出处，容易被伤及。最常见为呈 M 形颧弓双骨折，骨折片下陷妨碍喙突活动造成开口困难；颧骨体骨折后向下向后移位可使上颌骨和颧骨之间的间隙消失妨碍下颌骨活动造成开口困难。

2. 下颌髁突骨折　下颌髁突颈部是下颌骨结构中的薄弱区，当颏部和下颌体部受到外伤后容易在髁突颈部骨折而造成开口困难。

此外，由于局部创伤引起的骨化性咬肌炎也可造成开口困难。新生儿开口困难除破伤风外应考虑由难产使用高位产钳损伤颞下颌关节所致。

五、肿瘤所致的开口受限

邻近颞下颌关节的深部肿物可以引起开口困难，因为肿物在深部不易被查出，常误诊为一般颞下颌关节紊乱病而进行理疗。因此，有开口困难而同时存在有脑神经症状者应考虑是否有以下部位的肿物。

1. 颞下窝综合征　为原发于颞下窝肿物引起的一种综合征。因肿物侵犯翼肌、颞肌，故常有开口困难。早期有三叉神经第三支分布区持续性疼痛，继之出现下唇麻木，口角皮肤、颊黏膜异常感或麻木感。肿瘤长大时可在上颌后部口腔前庭处触到。

2. 翼腭窝综合征　为原发于翼腭窝肿瘤引起的一种综合征，因肿瘤侵犯翼肌可引起开口困难外，最早出现三叉神经第二支分布区持续性疼痛和麻木，以后可影响眼眶累及视神经。

3. 上颌窦后部癌　肿瘤破坏上颌窦后壁，侵犯翼肌群，可以出现开口困难，并有三叉神经第二支分布区的持续性疼痛和麻木，鼻腔有脓血性分泌物，CT 片见上颌窦后壁骨质破坏。

4. 鼻咽癌　鼻咽癌侵犯咽侧壁，破坏翼板，可影响翼肌群，出现开口困难，并常伴有剧烈头痛、鼻塞、鼻出血、耳鸣、听力障碍及颈部肿块等症状。

六、肌痉挛、神经、精神疾患

1. 癔症性开口困难　癔症性开口困难如与全身其他肌痉挛或抽搐症状伴发，则诊断比较容易；但如只出现开口困难症状，则诊断比较困难。此病多发生于女性青年，既往有癔症史，有独特的性格特征。一般在发病前有精神因素，然后突然发生开口困难。用语言暗示或间接暗示（用其他治疗法结合语言暗示），常能解除症状。

2. 颞下颌关节紊乱病咀嚼肌群痉挛型　一般由该症翼外肌痉挛经不适当的治疗，或在全身因素影响下（如过度疲劳、精神刺激）引起。主要临床表现为开口困难，X 线片关节像正常。用肌肉松弛剂能立即开口，药物作用过后又开口困难。一般病期较长。

3. 咬肌挛缩　常因精神受刺激后突然发生开口困难，有时查不出诱因。一般发生在一侧咬肌，触时咬肌明显变硬，用钟式听诊器检查有嗡嗡的肌杂音。用 2% 普鲁卡因封闭肌肉和咬肌神经时，变硬的肌肉可恢复正常，肌杂音可消失或减轻，开口困难症状亦缓解。咬肌挛缩有时可伴有颞肌挛缩。

（陈彩云）

第八节　面部疼痛

一、概述

面部疼痛是口腔科常见的症状，不少患者因此而就诊。有的诊断及治疗都较容易，有的相当困难。不论是何种疼痛，都必须查清引起疼痛的原因。由牙齿引起的疼痛，查出病因是较为容易的；但牵涉性痛（referred pain）和投射性痛（projected pain）的原因，却很难发现。颞下颌关节紊乱病引起的疼痛也常会误导诊断思路，因为它们很类似一些其他问题引起的疼痛。

所谓的投射性痛，是指疼痛传导途径的某一部位受到刺激，疼痛可能在此神经的周缘分布区发生。颅内肿瘤引起的面部疼痛即属此类疼痛。这类病变可能压迫三叉神经传导的中枢部分而引起其周缘支分布区的疼痛。

投射性痛必须与牵涉性痛鉴别。所谓的牵涉性痛是疼痛发生部位与致痛部位远离的疼痛。在口腔科领域内，牵涉性痛最常见的例子是下牙病变引起的上牙疼痛。疼痛的冲动发生于有病变的牙齿，如果用局部麻醉方法阻断其传导，牵涉性痛即不发生。即阻断三叉神经的下颌支，可以解除三叉神经上颌支分布区的疼痛。这也是诊断疑有牵涉性痛的一种有效方法。

投射性痛的发生机制是很清楚的，但牵涉性痛却仍不十分清楚。提出过从有病部位传导的冲动有"传导交叉"而引起中枢"误解"的看法，但争议仍大。

面部和口腔组织的感觉神经为三叉神经、舌咽神经和颈丛的分支。三叉神经的各分支分布明确，少有重叠现象。但三叉神经和颈丛皮肤支之间，常有重叠分布。三叉、面和舌咽神经，以及由自主神经系统而来的分支，特别是与血管有关的交感神经之间，有复杂的彼此交通。交感神经对传送深部的冲动有一定作用，并已证明刺激上颈交感神经节可以引起这一类疼痛。面深部结构的疼痛冲动也可由面神经的本体感受纤维传导。但对这些传导途径在临床上的意义，争论颇大。

与口腔有关的结构非常复杂，其神经之间的联系也颇为复杂。口腔组织及其深部，绝大多数为三叉神经分布。虽然其表面分布相当明确而少重叠，但对其深部的情况了解甚少。故诊断错误是难免的。

可以把面部疼痛大致分为 4 种类型。

（1）由口腔、面部及密切相关部分的可查出病变引起的疼痛例如：牙痛、上颌窦炎引起的疼痛、颞下颌关节紊乱病引起的疼痛等。

（2）原因不明的面部疼痛包括三叉神经痛、所谓的非典型性面痛等。

（3）由于感觉传导途径中的病变投射到面部的疼痛，即投射痛，例如：肿瘤压迫三叉神经而引起的继发性神经痛。偏头痛也可列为此类，因其为颅内血管变化引起。

（4）由身体其他部位引起的面部疼痛，即牵涉性痛。例如：心绞痛可引起左下颌部的疼痛。

这种分类法仅是为诊断方便而作的，实际上，严格区分有时是很困难的。

对疼痛的客观诊断是极为困难的，因为疼痛本身不能产生可查出的体征，需依靠患者的描述。而患者的描述又受患者的个人因素影响，如患者对疼痛的经验、敏感性，文化程度等。疼痛的程度无法用客观的方法检测，故对疼痛的反应是"正常的"或"异常的"，也无法区别。

对疼痛的诊断应分两步进行。首先应除外由于牙齿及其支持组织以及与其密切相关组织的病变所引起的疼痛，例如：由上颌窦或颞下颌关节紊乱病所引起的。如果全面而仔细的检查不能发现异常，才能考虑其他的可能性。

诊断时，应注意仔细询问病史，包括起病快慢、发作持续时间、有无间歇期、疼痛部位、疼痛性质、疼痛发作时间、疼痛程度、伴随症状，诱发、加重及缓解因素，家族史等。应进行全面、仔细的体格检查及神经系统检查，并根据需要作实验室检查。

二、诊断步骤

1. 问清病史及症状特点　患者对疼痛的叙述是诊断困难的因素之一。由于疼痛是患者的主观感觉性症状，其表现依赖于患者的表述，而这种叙述常是不准确的，但又与诊断有关联。患者对疼痛的反应决定于两种因素，一是患者的痛阈；二是患者对疼痛的敏感性。两者在每一患者都不相同，例如后者就会因患者的全身健康状态的变化及其他暂时性因素而发生改变。患者的叙事能力也会影响对症状表述的清晰程度。

多数患者在疼痛初发作的时候会自行处理或忍耐，来医院就诊时，一般都经过数天甚至数月，疼痛难以自行消退，或逐渐加重。因此，通过患者的疼痛描述，可以进行初步鉴别。因牙痛引起的面部疼痛可参考前一节。

（1）炎症性疼痛：多发病急，疼痛剧烈，无自行缓解及间歇期，常常伴随发病部位肿胀。

（2）原发性神经痛：包括三叉神经痛和舌咽神经痛。疼痛剧烈，刀刺样，开始持续时间很短，几秒钟即消失，以后逐渐增加，延续数分钟甚至数十分钟。有"扳机点"存在是此病的特点之一。在两次发作之间，可以无痛或仅有钝痛感觉。可有自然缓解期，数周或数月不等。

（3）颞下颌关节紊乱引起的疼痛：一般发病时间长，疼痛为钝痛，无明确疼痛点，与开口有关。

（4）癌性疼痛：多数患者自认为口腔溃疡引起的疼痛，持续数月，疼痛持续加重来就诊，无缓解周期。

2. 确定疾病种类　根据问诊所得的初步印象，作进一步检查，以确定疾病的种类。

检查是通过患者的主诉，针对性地发现引起疼痛的病因。

（1）视诊：首先，通过观察，看看患者疼痛的表情，可以了解疼痛的程度，疼痛剧烈的一般为炎症性，三叉神经发病时，但炎症性疼痛是持续的，三叉神经疼痛持续时间短。口腔癌性疼痛一般都为中度疼痛，颞下颌关节紊乱疼痛一般为钝痛或不适。其次，检查患者有无明显的器质性疾病，炎症都伴有疼痛部位的肿胀，皮肤发红，检查口腔内是否有肿瘤性病变。

（2）触诊及扪诊：多数面部疼痛属自发性，触诊和扪诊可以加重或引起疼痛，检查具体疼痛的部位来加以进一步诊断。炎症性疼痛扪诊会加重疼痛，三叉神经痛触诊和扪诊扳机点可以引发剧烈疼痛，癌性病变触诊也会加重疼痛，颞下颌关节紊乱病变常常因压迫某些关节相关的肌肉点会引起疼痛。

3. 影像学检查　通过影像学检查，可以发现引起疼痛的颌骨疾病、面部深区的病变以及颅内的病变。

（1）曲面体层：可以显示颌骨是否有病变，如中央性颌骨癌，颌骨破坏性病变导致其周围面部疼痛。

（2）CT扫描：可以显示是否存在颞下凹、颅底及颅内占位性病变，从而引起所属神经区域面部疼痛。畸形性骨炎（Paget病）如累及颅底，可使卵圆孔狭窄而压迫三叉神经，产生疼痛症状；疼痛也可由于整个颅骨的畸形，使三叉神经感觉根在越过岩部时受压而产生。

（陈　光）

第九节　腮腺区肿大

一、概述

腮腺区肿大相当常见。引起腮腺区肿大的原因很多，可以是腮腺本身的疾病，也可以是全身性疾病的局部体征或者非腮腺组织（如咬肌）的疾病，应对其作出鉴别诊断。

从病因上，大致可以将腮腺区肿大分为以下5种：

（1）炎症性腮腺肿大，其中又可分为感染性及非感染性两类。

（2）腮腺区肿瘤及类肿瘤病变。

（3）症状性腮腺肿大。

（4）自身免疫病引起的腮腺肿大。

（5）其他原因引起的腮腺肿大。

二、诊断

诊断时，应根据完整的病史与临床特点，结合患者的具体情况进行各种辅助检查，例如腮腺造影、唾液流量检查、唾液化学分析、放射性核素显像、活组织检查、实验室检查、超声检查等。

腮腺区肿大最常见的原因是腮腺本身的肿大，故首先应确定腮腺是否肿大。在正常情况下，腮腺区稍呈凹陷，因腮腺所处位置较深，在扪诊时不能触到腺体。腮腺肿大的早期表现，是腮腺区下颌支后缘后方的凹陷变浅或消失，如再进一步肿大，则耳垂附近区向外隆起，位于咬肌浅层部的腮腺浅叶亦肿大。颜面水肿的患者，在侧卧后，下垂位的面颊部肿胀，腮腺区亦肿起，应加以鉴别。此种患者在改变体位后，肿胀即发生改变或消失。

三、可能引起腮腺肿大的各类疾病的特点

1. 流行性腮腺炎　为病毒性感染，常流行于春季，4月及5月为高峰。以6~10岁儿童为主，2岁以前少见，有时亦发生于成人。病后终生免疫。患者有发热、乏力等全身症状。腮腺肿大先表现于一侧，4~5天后可累及对侧，约2/3患者有双侧腮腺肿大。有的患者可发生下颌下腺及舌下腺肿大。腮腺区饱满隆起，表面皮肤紧张发亮，但不潮红，有压痛。腮腺导管开口处稍有水肿及发红，挤压腮腺可见清亮的分泌液。血常规白细胞计数正常或偏低。病程约1周。

2. 急性化脓性腮腺炎　常为金黄色葡萄球菌引起，常发生于腹部较大外科手术后；也可为伤寒、斑疹伤寒、猩红热等的并发症；也见于未得控制的糖尿病、脑血管意外、尿毒症等。主要诱因为机体抵抗力低下、口腔卫生不良、摄入过少而致唾液分泌不足等，细菌经导管口逆行感染腮腺。

主要症状为患侧耳前下突然发生剧烈疼痛，后即出现肿胀，局部皮肤发热、发红，并呈硬结性浸润，触痛明显。腮腺导管口显著红肿，早期无唾液或分泌物，当腮腺内有脓肿形成时，在管口有脓栓。患者有高热、白细胞计数升高。腮腺内脓肿有时可穿透腮腺筋膜，向外耳道、颌后凹等处破溃。

3. 慢性化脓性腮腺炎　早期无明显症状，多因急性发作或反复发作肿胀而就诊。发作时腮腺肿胀并有轻微肿痛、触痛，导管口轻微红肿，挤压腺体有"雪花状"唾液流出，有时为脓性分泌物。造影表现为导管系统部分扩张、部分狭窄而似腊肠状；末梢部分扩张呈葡萄状。

4. 腮腺区淋巴结炎　又称假性腮腺炎，是腮腺包膜下或腺实质内淋巴结的炎症。发病慢，病情轻，开始为局限性肿块，以后渐肿大，压痛。腮腺无分泌障碍，导管口无脓。

5. 腮腺结核　一般为腮腺内淋巴结发生结核性感染，肿大破溃后累及腺实质。常见部位是耳屏前及耳垂后下，以肿块形式出现，多有清楚界限，活动。有的有时大时小的炎症发作史，有的肿块中心变软并有波动。如病变局限于淋巴结，腮腺造影表现为导管移位及占位性改变；如已累及腺实质，可见导管中断，出现碘油池，似恶性肿瘤。术前诊断有时困难，常需依赖活组织检查。

6. 腮腺区放线菌病　常罹患部位为下颌角及升支部软组织以及附近颈部。肿块，极硬，与周围组织无清晰界限，无痛。晚期皮肤发红或暗紫色，脓肿形成后破溃，形成窦道，并此起彼伏，形成多个窦道。脓液中可发现"硫磺颗粒"。如咬肌受侵则有开口困难。根据症状及活组织检查（有时需作多次）可确诊。腮腺本身罹患者极罕见。

7. 过敏性腮腺炎　有腮腺反复肿胀史。发作突然，消失亦快。血常规检查有嗜酸性粒细胞增多。用抗过敏药或激素可缓解症状。患者常有其他过敏史。由于与一般炎症不同，也被称为过敏性腮腺肿大。

药物（如含碘造影剂）可引起本病，多在造影侧发生。含汞药物，如胍乙啶、保泰松、长春新碱等也可引起。腮腺及其他唾液腺可同时出现急性肿胀、疼痛与压痛。

8. 腮腺区良性肿瘤　以腮腺多形性腺瘤最常见。多为生长多年的结节性中等硬度的肿块。B超、CT或者MRI影像诊断可见占位性病变。此外，血管畸形（海绵状血管瘤）、神经纤维瘤、腺淋巴瘤等亦可见到。

9. 腮腺区囊肿　腮腺本身的囊肿罕见。有时可见到第一鳃裂囊肿和第二鳃裂囊肿。前者位于腮腺区上部，与外耳道相接连；后者常位于腮腺区下部，下颌角和胸锁乳突肌之间。此等囊肿易破裂而形成窦道。B超显示囊性占位性病变。

10. 腮腺恶性肿瘤　腮腺本身的恶性肿瘤不少见，各有其特点，如遇生长较快的肿块，与皮肤及周围组织粘连，有局部神经症状，如疼痛、胀痛，或有面神经部分受侵症状；CT和B超显示占位性病变，并有可能显示恶性征象。

全身性恶性肿瘤，如白血病、霍奇金病等，亦可引起腮腺肿大，但罕见。

11. 嗜酸性粒细胞增多性淋巴肉芽肿　常表现为慢性腮腺区肿大，可有时大时小的消长史。病变区皮肤因瘙痒而变得粗糙。末期血常规嗜酸性粒细胞增多，有时可伴有全身浅层淋巴结肿大。

12. 症状性腮腺肿　大多见于慢性消耗性疾病，如营养不良、肝硬化、慢性酒精中毒、糖尿病等。有时见于妊娠期及哺乳期。腮腺呈弥散性均匀肿大，质软，左右对称，一般无症状，唾液分泌正常。随全身情况的好转，肿大的腮腺可恢复正常。

13. 单纯性腮腺肿　大多发生在青春期男性，亦称青春期腮腺肿大。多为身体健康、营养良好者。可能为生长发育期间某种营养成分或内分泌的需要量增大造成营养相对缺乏，而引起腮腺代偿性肿大。肿大多为暂时的，少数则因肿大时间过久而不能消退。

另外，肥胖者或肥胖病者因脂肪堆积，亦可形成腮腺肿大。

14. 舍格伦（Sjogren）综合征　舍格伦综合征常见于中年女性，主要有三大症状，即口干、眼干及结缔组织病（最常为类风湿关节炎）。如无结缔组织病存在，称为原发性舍格伦综合征，有结缔组织病存在时则称为继发性舍格伦综合征。约有 1/3 的患者有腮腺肿大，常表现为双侧性弥漫性肿大。结节型舍格伦综合征可表现为肿块。根据临床表现、唾液流量检查、唇腺活检、腮腺造影、放射性核素扫描及实验室检查的结果，可作出诊断。

15. 咬肌良性肥大　可发生于单侧或双侧，原因不明。单侧咬肌肥大可能与偏侧咀嚼有关。无明显症状，患者主诉颜面不对称。检查时可发现整个咬肌增大，下颌角及升支（咬肌附着处）亦增大。患者咬紧牙齿时，咬肌明显可见，其下方部分突出，似一软组织肿块。B 超或 CT 检查可见咬肌肥大，无占位性病变。

16. 咬肌下间隙感染　典型的咬肌下间隙感染常以下颌角稍上为肿胀中心，患者多有牙痛史，特别是阻生第三磨牙冠周炎史。有咬肌区的炎性浸润，严重的开口困难等。腮腺分泌正常。

17. 黑福特（Heerfordt）综合征　又称眼色素层炎，是以眼色素层炎、腮腺肿胀、发热、脑神经（特别是面神经）麻痹为特点的一组症状。一般认为是结节病的一个类型，是一种慢性肉芽肿性疾病。多见于年轻人。患者可有长期低热。眼部症状，如虹膜炎或眼色素层炎，常发生于腮腺肿大之前，单眼或双眼先后或同时发生并反复发作，久之可致失明。单侧或双侧腮腺肿大，较硬，结节状，无痛。腮腺肿胀但不形成化脓灶，可自行消散，亦可持续数年。患者可有严重口干，也可出现面神经麻痹，多在眼病及出现腮腺症状后出现。

（陈　光）

第十节　口腔颌面部皮肤及黏膜的瘘管和窦道

瘘管是指连接体表与脏腔，或脏腔与脏腔之间的一种病理性管道，故有两个开口。管的内壁为肉芽组织并有上皮衬里。窦道是只有一个外口的病理性盲管，由深部组织通向皮肤或黏膜。窦道的内壁亦为肉芽组织，可有上皮衬里。

口腔颌面部皮肤及黏膜的窦道和瘘管多数是牙源性感染引起。窦道通常和病源牙接近，但有时也在较远处出现，例如下颌第三磨牙的感染可沿外斜线至第一磨牙处，在该处黏膜破溃，形成窦道。也有时在相当于第一磨牙根尖的皮肤处形成窦道，在诊断上可被误认为由第一磨牙引起而将其拔除。由先天性疾患如鳃裂囊肿，或肿瘤及囊肿，破溃而引起的瘘管或窦道也较常见。

诊断时，必须确定瘘管或窦道发生的原因，发现原发病灶。对发生在牙龈上者，确定其引起原因（原发病灶）比较容易；但对位于皮肤上者，则较难，应根据胚胎发育和解剖位置去寻找。可用银探针顺管道探入，检查其是否与原发病灶相通。亦可用生理盐水从外口注入，检查在口内流出的位置。或可用造影剂注入后拍摄 X 线片。窦道或瘘管排出物的性质和量对诊断也有帮助。化脓性感染者排出脓液；先天性瘘管或窦道则排出少量浆液或黏液；结核性窦道流出的为淡黄色或灰黄色稀薄液，有时混有干酪状碎屑；涎瘘的分泌物为唾液等。如需手术切除，应在术前注入染料如亚甲蓝，大量盐水冲洗，使整个管道染色而有利于切除，又避免了染料污染术野。

一、化脓性感染所致的窦道

1. 牙体牙周组织的炎症　牙体、牙周组织引起的皮肤或黏膜瘘口最为多见。牙槽脓肿的瘘口，多数位于患牙的龈颊沟或颊侧牙龈处，有的也可在舌侧黏膜。少数可以出现在皮肤上，如下切牙根尖周围感染可在颏部皮肤上出现瘘口；上尖牙、前磨牙引起的瘘口可位于鼻唇沟处；下磨牙的瘘口可出现在下颌缘上部的皮肤上。牙周炎引起的瘘口多位于患牙的颊侧附着龈处，偶见于舌侧者。此种瘘口有少量脓性分泌物和肉芽组织。

2. 慢性化脓性骨髓炎　此病最常见于下颌，瘘口可以发生在下颌任何部位的黏膜和皮肤上，也常发生于死骨形成的部位。瘘口排出的脓液较多并有多量肉芽组织，用探针从瘘口探入可触到粗糙的骨面。结合反复急性发作的病史和 X 线片显示的骨质破坏或死骨形成，不难作出诊断。

3. 腮腺炎　急性化脓性腮腺炎可穿破腮腺筋膜的薄弱处而在外耳道或颌后区破溃，形成窦道。未及时治疗转为慢性时，窦道可持续存在或封闭，在急性发作时又排脓。结合病史及临床特点可诊断。

4. 放射性骨髓炎　上下颌骨经过大剂量放射治疗后如发生放射性骨坏死，可在相应的黏膜或皮肤上出现窦道。患者多有持续性剧痛，瘘口肉芽不多，脓亦不多，瘘口处常可见到暴露的骨面或可用探针触及粗糙的骨面。此种窦道多长期存在，对治疗反应差。

二、特异性感染引起的窦道

1. 淋巴结核　多发生在胸锁乳突肌前后缘，有时发生于下颌下、颏下、腮腺部。常为慢性，有多个瘘口或溃疡，分泌物为混有干酪样碎屑的稀薄脓液。可触到肿大的淋巴结或由淋巴结融合而形成的肿块，多有粘连。在窦道形成前有淋巴结肿大史，常无其他结核性症状。

2. 颌骨结核　上颌骨结核多发生在颧颌缝处，瘘口常位于眶下外侧缘。下颌骨结核好发于下颌角部及下颌体后部，瘘口多位于皮肤的相应部位。瘘口周围有时有潜掘性溃疡。X 线片可见颧颌缝处或下颌罹患处有骨质弥散性疏松灶，有时可见到小死骨。患者多有肺结核史或其他部位的结核。有时诊断较难，需作活组织检查。

3. 放线菌病　好发于腮腺咬肌部和上颈部，初起为慢性浸润性肿块，界限不清，硬如板状，皮肤发红或呈紫色。常破溃形成多个窦道，瘘口向下形成皮下隧道。晚期皮肤呈多数皱褶。窦道形成早期，即刚破溃时，脓液中可查到硫磺颗粒，有助于诊断。

三、先天性瘘管或窦道

1. 唇瘘　比较少见，一般认为系唇组织在胚胎发育过程中形成凹陷，唇上皮亦覆盖其底部而成，下唇瘘较上唇者多见。上唇瘘多在红唇部，常为单侧；下唇瘘亦多在红唇，多为双侧。瘘之深部常与黏液腺相通，故瘘口可有黏液样分泌物。唇瘘常伴有唇腭裂等先天性畸形。

2. 甲状腺舌瘘　为甲状腺舌管退化不全而发生的先天性疾患。瘘口位于颈正中线上，绝大多数在舌骨下方并与舌骨粘连；如有内口，则直通舌盲孔。随吞咽可见外口上下移动，瘘口有少量黏液或脓液排出。

3. 第一鳃裂瘘　是第一鳃裂上皮退化不全发展而成，一般位于耳前或耳下，位于耳前的又称耳前瘘。瘘口均与外耳道或咽鼓管相通，有时有黏液排出。

4. 第二鳃裂瘘　是第二鳃裂上皮退化不全而形成。瘘管外口常位于胸锁乳突肌前缘近下颌角处，内口位于扁桃体窝上方咽腭弓黏膜上，瘘管可在颈内、外动脉间穿过；由于咽腭肌在内口而颈阔肌在外口，所以当吞咽动作时可出现外口内陷现象。

5. 颊瘘　为上颌突和下颌窦融合后残余的上皮组织所形成，瘘口位于颊部的口角到耳屏连线上。

此外，由颌面部胚胎上皮残余形成的正中囊肿、球状上颌囊肿等，在继发感染破溃后，可在腭部正中，侧切牙与单尖牙间的黏膜上，出现瘘口。

四、涎瘘

腮腺腺体或导管因外伤或化脓感染后与皮肤相通形成的瘘称为涎瘘，又可分为腺瘘及管瘘。瘘口位于颊部或腮腺区，有透明的唾液流出，尤其在进食咀嚼时，唾液流出明显增多。

五、损伤性窦道

在刺伤、裂伤、火器伤等之后，如伤内有异物（木屑、金属碎片等）存留，可造成经久不愈的流脓窦道。此种瘘口无一定位置，随外伤的情况而异。瘘口处多有感染的肉芽组织。

六、人工性瘘管

由于手术所造成。如拔除上第一磨牙或上颌大型囊肿手术后造成的口腔上颌窦瘘，瘘口多位于磨牙区；唇裂术后遗留下来的口腔鼻腔瘘，瘘口位于中切牙口腔前庭处；此外还有口底、下颌骨等肿瘤根治性切除后造成的口腔皮肤瘘等等。此外，口腔软组织、骨组织等处的各种肿物继发感染造成口腔黏膜或皮肤窦道的也不少见。

（陈　光）

第十一节　颜面不对称

因颜面不对称而就诊的患者为数不少。颜面轻微的不对称是正常现象，但明显的不对称就可能是一种病态。

引起颜面不对称的原因很多，大致可以分为两类。一是由于发育的原因引起。使发育产生障碍可以是先天性的，如先天性颜面发育不对称；也可以是后天性的，如关节强直引起的发育障碍。这类疾患发展缓慢，常在畸形明显时才就诊。另一类则是由各种疾患引起的面部不对称，包括一切可以使面部发生肿胀的疾患，例如炎症、肿瘤等。本节主要讨论由发育原因引起的不对称。

一、一侧关节强直

如一侧关节在幼年时因感染或外伤发生关节强直，由于咀嚼功能的减弱和下颌的主要生长中心（髁突）被破坏，下颌的发育发生障碍，产生面部不对称畸形。主要表现为颜面两侧不对称，颏部偏向患侧。患侧的下颌支短小，下颌体亦发育不良，以至患侧的面部显得较为丰满。健侧下颌由于生长发育正常，面部反而显得扁平、狭长。临床上常易将患侧误为正常。这种畸形主要表现于面下部。

二、髁突发育不全

一侧髁突发育障碍时，所产生的畸形与一侧关节强直相同，仅缺少开口障碍。引起的原因为局部因素，如儿童时期的创伤、感染、放射治疗等，影响了髁突软骨的生长发育。

三、髁突发育过度

也称髁突良性肥大症，原因不明，也许与局部或邻近部位的感染刺激（如中耳炎）或创伤有关，使髁突发育中心一侧比对侧活跃而产生畸形。也可伴随半侧面部肥大一同发生。

特征为一侧髁突缓慢地变形和扩大，同时可伴有患侧下颌骨的进行性增大，面部明显不对称，尤其在面下部。颏部向对侧偏移，并有咬合关系错乱。由于患侧下颌骨向下过度生长，下颌牙齿位置降低，上颌牙齿则发生代偿性萌出及上颌牙槽骨向下生长，以维持咀嚼功能。如伴有相应的颞骨、颧骨和上颌骨变大，则面部不对称畸形更为明显，不仅面下部而且面中部均大于健侧。

一侧髁突发育过度需与关节内肿物，特别是髁突的骨瘤和软骨瘤鉴别，它们所引起的下颌偏斜畸形与面部不对称类似。在X线片上，过度发育的特点为基本上保持了正常髁突的形态，但明显变大、变长；而骨瘤及软骨瘤则髁突呈球形膨大。

四、一侧咬肌良性肥大不对称

畸形主要表现于腮腺咬肌区，但如同时伴有同侧下颌升支及下颌体的肥大，则畸形波及整个面下部。有的还可伴有颞肌肥大，则畸形更为明显。

五、一侧颜面萎缩症

为一侧颜面的皮肤、皮下组织、肌肉及骨骼均发生萎缩，形成颜面不对称。有时同侧肢体或对侧肢体亦有萎缩。在颜面者多发生于左侧，以青年多见，进行较慢，原因不明。初起时，常表现于眶之周围，以后发展至半侧颜面。萎缩区的皮肤变薄、脱毛，有色素变化。由于皮下组织及肌肉均萎缩，变薄的皮肤贴于骨上，形成特殊面容。由于皮肤附属器的萎缩，出汗功能停止。患侧的口腔及鼻腔黏膜亦可有萎缩，唾液分泌减少，但不停止。如眶内容物亦发生萎缩，则眼球可内陷并对视力产生一定影响。

六、一侧颜面肥大症

是一种一侧颜面组织和骨组织过度增生的疾患，可伴有同侧或对侧肢体肥大，与一侧颜面萎缩症相反，本病多发生于右侧颜面。肥大区皮肤毛细血管扩张，皮脂腺及汗腺有过度分泌，毛发变粗。上颌骨和颧骨也可明显增大。下颌骨、舌、扁桃体等均可有增大。患者还常伴有其他先天性畸形，如先天性心脏病、多指畸形、并指畸形、多生乳头等。

七、畸形引起的颜面不对称

在儿童期，由于严重错𬌗、锁𬌗或反𬌗，破坏了面部颌骨正常生长发育的动力平衡，可造成颜面不对称。如一侧牙齿有明显反𬌗，则颏部多偏向反侧，面下部明显不对称，至青春发育期则更为明显。早期进行正畸治疗可以矫正。

八、偏侧咀嚼习惯引起的不对称

偏侧咀嚼习惯可造成一侧颜面功能性肥大而产生颜面不对称。多发生于青少年，因一侧乳牙早失、龋病或𬌗关系不良，迫使使用另一侧咀嚼而成习惯。检查时可发现废用侧𬌗不良，有龋齿，有明显牙垢牙石堆积。

九、先天性斜颈

为先天性胸锁乳突肌短缩（纤维化、钙化引起）所致，一般于出生后或儿童期即发现。一侧颈短缩，头偏向患侧，此种不正常位置可造成颜面不对称，因可有继发性患侧面颌部发育障碍。患侧颜面显著瘦小，颏部偏向患侧。如能及早矫正，则面部不对称可随发育而逐渐消失，否则畸形可随年龄增加而日渐显著。

十、先天性颜面发育不对称

患者在幼年即显示两侧颜面不对称，随年龄增长而更明显，但多在到达一定年龄时即趋于稳定而不产生显著畸形。

十一、第一、二鳃弓综合征

为先天性发育畸形，可为单侧，亦可为双侧。发生于单侧时，患侧常表现为发育不良，比健侧明显为小。颏部偏向患侧。与颜面单侧萎缩不同之点在于本病无皮肤及皮下组织等的萎缩。此外，还可伴随其他畸形，伴随之多少视本病的轻重程度而异。轻者伴有面横裂、外耳畸形，或有从耳屏至口角的凹陷沟等；重者可有中耳畸形及听力障碍，同侧颌骨、颧骨及颞骨发育不良，甚至下颌升支缺失。

伴有明显眼睑异常时，又被称为眼睑．颧骨，下颌发育不全综合征，或特－柯（Treacher Collins）综合征。

此外，由于各种外伤、炎症、肿瘤或手术等，均可造成颜面不对称，不再另述。

（陈　光）

第十二节　颈部肿块

一、概述

　　颈部肿块是患者常见的就诊主诉，也是临床常见的疾病。颈部肿块包含的疾病种类较多，需要仔细鉴别。根据解剖部位，可以将颈部分为上、中、下三个区域，或分为颈中及颈侧区域。每个区域好发的疾病不同，根据区域划分，有助于对颈部肿块进行鉴别诊断。除了常规的病史问诊和物理检查，常常需要借助影像学手段来进一步判断，如 B 超、CT 和 MRI，有时还需要细针吸、空心针穿刺或切开活检来进行诊断。按照不同性质，颈部肿块可以分类为囊肿性、肿瘤性、炎症性三大类。临床上最常见的有以下 16 类：

　　（1）甲状舌管囊肿。

　　（2）皮样、表皮样囊肿。

　　（3）急、慢性颈淋巴结炎。

　　（4）下颌下腺肿瘤。

　　（5）神经源性肿瘤。

　　（6）鳃裂囊肿。

　　（7）颈动脉体瘤。

　　（8）腮腺肿瘤。

　　（9）慢性下颌下腺炎。

　　（10）脉管畸形。

　　（11）恶性淋巴瘤。

　　（12）恶性肿瘤颈部淋巴结转移。

　　（13）异位甲状腺。

　　（14）结节病。

　　（15）淋巴结结核。

　　（16）舌下腺囊肿口外型。

二、诊断

（一）问清病史及症状特点

　　患者来就诊时的主诉和病史常常可以帮助医师来判断颈部肿块的性质，一般的囊肿或良性肿瘤都是患者无意中发现的，而且无任何不适症状，如甲状舌管囊肿、鳃裂囊肿、下颌下腺肿瘤等。如果患者起病急，伴有疼痛等症状，常常是炎症性肿块，如下颌下腺炎症，或者是囊性肿块伴发感染。患者的年龄结合病史也是判断颈部肿块的重要方法，淋巴管畸形可以表现为小儿颈部膨隆，出生即有，感冒加重。甲状舌管囊肿和鳃裂囊肿也好发儿童和青少年。

（二）根据问诊所得的初步印象，作进一步检查

　　临床检查主要判断肿块的发病部位，单发或多发，肿块的质地和活动度。

　　1. 肿块的部位　　颈部肿块好发于上颈部和中颈部，按照正中或颈侧部来鉴别比较好分类。

　　好发于颈部正中的常见的肿块为甲状舌管囊肿，皮样、表皮样囊肿，淋巴管畸形一般位置广泛，可以涉及正中和侧部，一般多偏一侧。

　　颈侧部可以按照胸锁乳突肌前缘来进一步划分，好发于胸锁乳突肌前缘之前的肿块常见的为下颌下腺肿瘤、慢性下颌下腺炎、舌下腺囊肿口外型。好发于胸锁乳突肌前缘之后的常见的有鳃裂囊肿、颈动脉体瘤、神经源性肿瘤、转移淋巴结、腮腺下极肿瘤、恶性淋巴瘤。

异位甲状腺、颈部淋巴结炎及淋巴结核可发病于颈部各个部位，无明确好发部位。

2. 肿块的性质 质地柔软的肿块常常考虑淋巴管畸形、舌下腺囊肿口外型。质地中等的肿块一般包括各种囊肿。质地硬的肿块一般常见于肿瘤。下颌下腺炎和淋巴结炎症性肿块触诊或压迫有疼痛感。

根据肿块的活动度也可以进一步来鉴别肿块的性质，良性的肿瘤一般活动度较好，恶性淋巴瘤常常比较固定。位于颈部正中，吞咽时随舌骨运动的考虑为甲状舌管囊肿，位于颈侧部，可以左右移动而不能上下移动的肿块神经源性的肿瘤可能性大。

（三）影像学检查

影像学检查在颈部肿物的鉴别具有重要的地位。目前用于临床的主要有 B 超、CT、MRI 和血管造影。B 超、CT 或 MRI 对于颈部肿物应为常规检查。

1. B 超 首先 B 超可以辨别肿块的性质，是否为占位性病变，是否为实性肿瘤或囊性病变。甲状舌管囊肿，皮样、表皮样囊肿和腮裂囊肿行 B 超检查时可以明确显示为周界清楚的囊性病变，结合发病部位，可以作出初步诊断。下颌下腺炎症 B 超检查表现为腺体的整体增大，无占位性病变，帮助排除肿瘤性疾病。其他的肿瘤性病变表现为实性占位。

2. CT 增强 CT 扫描能提供更多的信息，帮助鉴别颈部肿块。甲状舌管囊肿，皮样、表皮样囊肿和腮裂囊肿在 CT 片上可以明确显示为周界清楚的圆形或椭圆形囊性病变，结合发病部位，可以作出初步诊断。舌下腺囊肿口外型显示为不规则的囊性病变，偶尔会看到顺下颌舌骨肌延伸到口底。淋巴管畸形表现为分隔不等的低密度囊性病变，边界不规则，范围有时很广泛。颈动脉体瘤位于颈总动脉分叉处，将颈内外动脉向两边推移，肿瘤的血运丰富。神经鞘瘤位于胸锁乳突肌深面，将颈鞘血管向前外推移，与腮裂囊肿可以进行鉴别。恶性淋巴瘤或恶性肿瘤颈部淋巴结转移表现为颈鞘周围的囊实性病变，病变血运较丰富，偶尔还表现为多个淋巴结的融合。

3. MRI MRI 在颈部肿物的诊断方面同 CT 类似，但较 CT 可以提供更多的软组织信息。

4. 血管造影 一般用于以上检查怀疑颈动脉体瘤的患者，通过血管造影可以明确是否为颈动脉体瘤，同时了解肿瘤的供血分支，可以进行栓塞，为下一步治疗作好准备。

（四）穿刺检查

怀疑囊性肿物的病变可以进行普通的穿刺，通过穿刺液来帮助进一步明确诊断。皮样、表皮样囊肿穿刺检查可抽出乳白色豆渣样分泌物。淋巴管畸形穿刺为淡黄色清亮的淋巴液。舌下腺囊肿口外型穿刺液为拉丝状黏液，清亮。腮裂囊肿的穿刺液为黄绿色或棕色的、清亮的、含或不含胆固醇的液体。甲状舌管囊肿穿刺液为透明微混浊的黄色稀薄或黏稠性液体。皮样、表皮样囊肿可穿刺抽出豆渣样或皮脂样物。

（陈 光）

第十三节 颌骨膨隆

一、概述

颌骨的良恶性肿瘤都可以表现为颌骨膨隆，可以伴发疼痛、麻木等不适，也可以无任何症状。病理种类复杂，2005 年的 WHO 牙源性肿瘤组织学分类，将颌骨病变主要分为"牙源性肿瘤和瘤样病变"、"与骨相关的肿瘤及其他病变"。其他的表现为颌骨膨隆的还可以为骨肉瘤、腺源性肿瘤、颌骨血管畸形等。牙槽脓肿和颌骨的急慢性骨髓炎，都伴有颌骨膨隆，但是更主要的以炎症的各种症状为主，结合病史、症状及各种检查不难鉴别。需要注意的是，应与囊肿、肿瘤和骨纤维异常增殖症继发的感染作出鉴别。主要鉴别的病变如下：

（1）牙源性肿瘤成釉细胞瘤、角化囊性瘤、黏液瘤、中央性颌骨癌。

（2）与骨相关的肿瘤或病变骨化纤维瘤、骨纤维异常增殖症、巨颌症、巨细胞肉芽肿、巨细胞瘤。

（3）朗格汉斯细胞病。

（4）囊肿根尖囊肿、含牙囊肿、面裂囊肿。

（5）颌骨肉瘤。

（6）婴儿黑色素性神经外胚瘤。

（7）颌骨动静脉畸形。

二、诊断

1. 问清病史及症状特点　尽管这一组疾病都表现为颌骨膨隆，但是根据其他的一些症状的出现，可以初步进行判断。

（1）无症状性颌骨膨隆：囊肿、骨化纤维瘤、成釉细胞瘤、角化囊性瘤、黏液瘤、骨纤维异常增殖症、巨颌症、巨细胞肉芽肿、巨细胞瘤、朗格汉斯细胞病和婴儿黑色素性神经外胚瘤，这一类病变大部分患者无任何不适感。

（2）疼痛：分为病变本身引起的疼痛症状，如巨细胞瘤、中央性颌骨癌和骨肉瘤等颌骨的恶性肿瘤；另一类是病变伴发炎症引起的疼痛，如囊肿继发感染、骨纤维异常增殖症伴感染等。

（3）感觉麻木：颌骨的恶性肿瘤侵犯神经，会引起该神经分布区域的皮肤黏膜感觉麻木。下颌骨中央性癌和肉瘤常常伴发下唇麻木，上颌骨或上颌窦恶性病变导致相应的上唇或牙龈感觉麻木。

（4）牙齿松动：颌骨的恶性肿瘤破坏骨质，会导致该区域的牙齿松动，大的囊肿也会引起部分牙齿有一定的松动度。

（5）出血：颌骨动静脉畸形的患者常常伴有该主诉，不同程度的出血，严重的出血常急诊到医院进行止血。

（6）年龄：婴儿黑色素性神经外胚瘤好发于婴儿。含牙囊肿、面裂囊肿、骨纤维异常增殖症、巨颌症、朗格汉斯细胞病、颌骨动静脉畸形常见儿童或青年人。成釉细胞瘤、角化囊性瘤、颌骨肉瘤好发于青年或中年人。中央性颌骨癌常见于中年或老年人。

2. 根据问诊所得的初步印象、作进一步检查。　这组患者多数检查仅为颌骨膨隆表现，但其中几种疾病有其一定的特点，可以作为鉴别诊断根据。1 岁以下患者，病变发生于上颌前部，在牙槽嵴呈现蓝黑或灰红色肿块，无蒂，常常为婴儿黑色素性神经外胚瘤的典型特征。位于下颌骨磨牙后方，表现为牙龈溃烂或增生，牙齿松动，要考虑中央性颌骨癌。颌骨膨隆，临床常伴有较为明显的牙龈出血，且出血量多的要考虑颌骨动静脉畸形的可能。

3. 影像学检查　影像学检查在颌骨膨隆疾病的鉴别诊断具有最重要的参考价值。常用的影像学检查为曲面体层片和 CT。每一种颌骨膨隆病变可有其较为典型的影像学表现，然而，这种典型的影像学表现并不在每一个患者身上体现，仍需要结合其他方法来进一步诊断，如活检。对于怀疑为颌骨动静脉畸形的患者，血管造影可以明确肿瘤的供血分支，同时进行栓塞，为下一步治疗作好准备。

成釉细胞瘤典型 X 线表现：多房性囊肿样阴影，单房较少，周围囊壁边缘常不齐整，呈半月形有切迹及有密度增高的骨白线，肿瘤生长可导致牙移位、囊内牙根呈锯齿状或截根状吸收。

牙源性角化囊肿的生长方式特殊，主要沿颌骨长轴方向生长，X 线表现为单房或多房性透射区，牙齿可有移位，边缘致密的骨白线明显。

以上两种疾病的 X 线表现有时很难作出明确的判断，需参考其他指征进行鉴别。

黏液瘤 X 线表现为大小不等的斑片状或蜂窝状阴影，像火焰状结构。

中央性颌骨癌 X 线表现为骨质溶解性破坏，典型的呈口小底大的坛形破坏，边缘不规则，骨密质完整性可被破坏。结合临床检查可以初步诊断。

骨化纤维瘤的 X 线表现为周界清晰的密度减低区内有大小不一成团的钙化物。

骨纤维异常增殖症 X 线表现为颌骨无清晰边界的弥漫性增大，为毛玻璃样结构，可伴囊性透射影。

骨化纤维瘤和累及一个部位的骨纤维异常增殖症有时也很难鉴别，病理学上诊断也需要根据 X 线的表现。

巨颌症 X 线片表现为颌骨对称性膨胀，可见颌骨呈多房状，由纤维骨分隔为不规则的房室，边界清楚，有少量骨间隔，骨皮质膨胀变得很薄，有些病例其皮质可被穿通、破坏。病变范围可自双侧下颌升支至颊部。双上颌也可被侵，上颌窦可扩大。病变区无牙是常见征象。该疾病 X 线特征明显，可以初步诊断。

巨细胞肉芽肿和巨细胞瘤 X 线表现可呈单房或多房骨密度减低影像，病变增大后可出现明显的颌骨膨胀，骨皮质变薄，呈溶骨性破坏影像。

朗格汉斯细胞病 X 线表现颌骨破坏可表现为囊腔状，颌骨膨大，骨皮质变薄或缺损，可发生病理性骨折，伴有软组织肿胀；亦有的似恶性肿瘤的破坏。

颌骨肉瘤 X 线平片检查均呈溶骨破坏性表现，成骨显著的骨肉瘤可在瘤体内见到硬化性骨，骨膜形成的瘤骨或反应性新生可呈日光放射状。

颌骨动静脉畸形 X 线片表现为蜂窝状或肥皂泡状影像。下颌孔常呈漏斗状扩大，下颌管可见弯曲、扩张影像。根据病史和检查确诊。

（陈 光）

第二章

龋病

第一节　概述

　　龋病是一种以细菌为主要病原，多因素作用下的，发生在牙齿硬组织的慢性、进行性、破坏性疾病。龋的疾病过程涉及多种因素，现代研究已经证明牙菌斑中的致龋细菌是龋病的主要病原。致龋细菌在牙菌斑中代谢从饮食中获得的糖或碳水化合物生成以乳酸为主的有机酸，导致牙齿中的磷灰石结构脱矿溶解。在蛋白酶进一步的作用下，结构中的有机物支架遭到破坏，临床上表现为牙齿上出现不能为自体修复的龋洞。如果龋洞得不到及时的人工修复，病变进一步向深层发展，可以感染牙齿内部的牙髓组织，甚至进入根尖周组织，引起更为严重的机体的炎症性病变。

　　根据近代对龋病病因学的研究成果，一般将龋病定义为一种与饮食有关的细菌感染性疾病。这一定义强调了细菌和糖在龋病发病中的独特地位。然而，从发病机制和机体的反应过程来看，龋病又不完全等同于发生在身体内部的其他类型感染性疾病。

　　早期的龋损，仅表现为一定程度的矿物溶解，可以没有牙外形上的缺损，更没有临床症状，甚至在一般临床检查时也不易发现。只有当脱矿严重或形成窝洞时，才可能引起注意。若龋发生在牙的咬合面或唇颊面，常规临床检查时可以见到局部脱矿的表现，如牙表面粗糙、呈白垩状色泽改变。若病变发生在牙的邻面，则较难通过肉眼观察发现。临床上要借助探针或其他辅助设备，如 X 线照相，才可能发现发生在牙邻面的龋。龋的早期常无自觉症状，及至出现症状或发现龋洞的时候，往往病变已接近牙髓或已有牙髓病变。

一、流行病学特点

　　1. 与地域有关的流行特点　　龋是一种古老的疾病，我国最早关于龋病的记载可以追溯到三千年前的殷墟甲骨文中。但近代龋病的流行并引起专业内外人士的广泛注意，主要是在欧美国家。20 世纪初，随着食品的精化，一些西方国家的龋病患病率几乎达到了人口的 90% 以上，严重影响人民的身体健康和社会经济生活。那时，由于高发病地区几乎全部集中在发达国家和发达地区，有西方学者甚至将龋病称为"现代文明病"。用现在的知识回顾分析当时的情况，可以知道，这些地区那时候之所以有那么高的龋发病率，是与当时的高糖饮食有关的。过多的摄入精制碳水化合物和不良的口腔卫生习惯是龋病高发的原因。到了近代，西方国家投入了大量资金和人力对龋齿进行研究。在逐步认识到了龋病的发病原因和发病特点的基础上，这些国家逐步建立了有效的口腔保健体系、采取了有效的口腔保健措施，从而使龋病的流行基本得到了控制。目前，在一些口腔保健体系健全的发达国家和地区，无龋儿童的比例超过了 70%。然而，经济和教育状况越来越影响口腔保健和口腔健康的程度。在欠发达的地区和国家，由于经济和教育水平低，口腔保健知识普及率低，口腔保健措施得不到保障，龋病的发病率仍保持在较高的水平，并有继续上升的趋势。目前，世界范围内，龋病发病正在向低收入、低教育人群和地区转移。现在没有人再会认为龋病是"现代文明病"了。

　　2. 与年龄有关的流行特点　　流行病学的研究表明，人类龋病的发病经历几个与年龄有关的发病高峰。这些与年龄有关的发病高峰,主要与牙齿的萌出和牙齿周围环境的变化有关。乳牙由于矿化程度和解剖上的特殊性(如窝沟多而深)更容易患龋;初萌的牙由于矿化尚未成熟更容易患龋,窝沟龋也多在萌出后的早期阶段发生。这样形成了一个6～12岁的少年儿童龋病的发病高峰。龋的危害在这个阶段表现得最为突出。由于这一特点,有学者甚至认为,龋病主要是一种儿童病。然而,龋病的发生实际是贯穿人的一生的。尤其到了中年以后,由于生理和病理的原因,牙根面暴露的机会增加,牙菌斑在根面聚集的机会增加,如果得不到有效的清洁,患龋的机会就会增加,因此形成了中老年根龋的发病峰期。这种与年龄有关的发病高峰可以通过大规模的流行病学调查发现,主要与牙齿的发育、萌出、根面暴露和口腔环境随年龄的改变有关。

3. 与饮食有关的流行特点 人的饮食习惯因民族和地区而异。然而,随着食品加工业的发展,不分地区和种族,人类越来越多地接触经过精细加工的食品。西方人较早接触精制碳水化合物,饮食中摄入蔗糖的量和频率普遍较高。在以往缺少口腔保健的情况下,他们的龋患病率自然很高。而我国的西藏和内蒙古自治区,食物中的纤维成分多,蔗糖摄入少,人的咀嚼功能强,自洁力强,龋的患病率就低。人类饮食的结构并不是一成不变的。近代的西方国家由于认识到龋与饮食中碳水化合物尤其是蔗糖的关系,开始调整饮食结构和进食方法,已经收到了十分显著的防龋效果。然而在大量发展中国家,随着经济的发展,文化和饮食的精化和西化,人对糖的消耗量增加,如果缺乏良好的口腔卫生教育,缺乏有效的口腔卫生保健措施和保健体系,龋齿的发病率则会显著增加。

4. 与教育和经济状况有关的流行特点 经过百年的研究,人们对龋病的发病过程已经有了较为清晰的认识,具备了一系列有效的预防和控制手段。但这些知识的普及与人们受教育的程度和可以接受口腔保健措施的经济状况密切相关。在发达国家,多数人口已经享受到了有效的口腔医学保健所带来的益处,所以整个人口的患龋率降低,龋病的危害减少。但即使在这样的国家仍有部分低收入人群和少数民族获益较少。世界范围内,患龋者正在向低收入和受教育程度低的人群转移,这已经成为比较突出的社会问题。对于发展中国家来说,经济开放发展的同时,必须注意相应健康知识的普及和保健预防体系的建立。

二、龋对人类的危害

龋齿的危害不仅局限在受损牙齿本身,治疗不及时或不恰当还可导致一系列继发病症。由龋齿所引发的一系列口腔和全身问题,以及由此对人类社会和经济生活的长远影响是无论如何都不应该忽略的。

患了龋病,最初为患者本人所注意的常是有症状或可见牙齿上明显的缺损。轻微的症状包括食物嵌塞或遇冷遇热时的敏感症状。当主要症状是持续的疼痛感觉时,感染多已波及牙髓。多数患者是在牙齿发生炎症,疼痛难忍,才不得不求医的。这时候已经不是单纯的龋病了,而可能是发生了牙髓或根尖周围组织的继发病变。在口腔科临床工作中,由龋病导致牙髓炎和根尖周炎而就诊的患者占了很大的比例,有人统计可占综合口腔科的50%以上,也有人报告这些患者可占因牙痛就诊的口腔急诊患者人数的70%以上。急性牙髓炎和根尖周炎可以给患者机体造成很大痛苦,除了常说的牙疼或牙敏感症状外,严重的根尖周组织感染若得不到及时控制,还可继发颌面部的严重感染,甚至危及生命。慢性的根尖周组织的感染实际上是一种存在于牙槽骨中的感染病灶,也可以成为全身感染的病灶。龋齿得不到治疗,最终的结果必然是牙齿的丧失。要恢复功能则必须进行义齿或种植体的修复。如果对早期丧失的牙齿不及时修复还会形成剩余牙齿的排列不齐或咬合的问题。严重时影响美观和功能,不得不通过正畸的方法予以矫正。另一方面,不适当的口腔治疗可能造成新的龋病危险因素。在龋齿有关的后续一系列治疗中(如义齿修复、正畸治疗),口腔环境可能发生一些更加有利于龋齿发生的改变,如不恰当的修复装置可能破坏正常的口腔微生态环境,进一步增加患者患龋病和牙周病的危险性。

龋及其有关疾病对身体健康的影响是显而易见的,但对人类社会生活和经济生活的长远影响却往往被忽略。由于龋的慢性发病特征,早期常不被注意。一旦发生症状,则需要较复杂的治疗过程和较多的治疗费用。人有28～32颗牙齿,相关治疗的费用在任何时候、任何地点都是很大的。如果将社会和个人花在龋齿及其继发病症的治疗和预防的费用总量与任何一种单一全身疾病的费用相比较,人们就会发现，龋病不仅是一个严重影响人类健康的卫生问题，还可能是一个重要的经济问题，甚至引起严重的社会问题。或许这就是世界卫生组织曾将龋病列在肿瘤和心血管疾病之后，作为影响人类健康的第三大疾病的理由之一。

（陈　光）

第二节　龋的病因

牙齿硬组织包括牙釉质、牙本质、牙骨质，是高度矿化的组织。牙齿硬组织离开人体是最不易被微生物所破坏的组织，但在体内则恰恰相反，是最容易被破坏且不能再生的组织。关于龋病的病因，尽管迄今尚不能宣布龋病的病原已经完全清楚，也没有十分完整和肯定的病因学理论，但已有的科学证据和临床实践越来越支持化学细菌致龋的理论。化学细菌致龋理论是目前应用最广的病因学理论。

一、化学细菌致龋理论

很早就有人提出："酸致牙齿脱矿与龋形成有关。"但在相当一段时间并没有实验依据证明这种推测。直至 100 多年前，W. D. Miller 通过一系列微生物学实验，证明了细菌代谢碳水化合物（或糖）产酸，酸使矿物溶解，并形成类似临床上早期釉质龋的白垩样变，提出了著名的"化学细菌学理论"，又称"化学寄生学说"。Miller 提出上述学说主要依据的是体外的脱矿实验，包括以下几点。

（1）将牙齿放在混有糖或面包和唾液的培养基中孵育，观察到牙齿脱矿。

（2）将牙齿放在混有脂肪和唾液，不含糖的培养基中孵育，未见牙齿脱矿。

（3）将牙齿放在混有糖或面包和唾液中的培养基中，煮沸后再孵育，未见牙齿脱矿。

与此同时，Miller 从唾液和龋损部位中分离出多种产酸菌。Miller 认为，龋可分为两个阶段，第一阶段是细菌代谢糖产酸，酸使牙齿硬组织溶解，第二阶段是细菌产生的蛋白酶溶解牙齿中的有机物。目前，已有多种方法可以在体内或体外形成类似早期龋脱矿的龋样病损（caneslike lesion or carious lesion）。但是迄今为止，由于釉质中有机物含量极低，还没有足够的证据能够说明釉质在龋损过程有蛋白溶解的过程。

Miller 的学说基本主导了过去 100 年来的龋病病因和预防研究。甚至可以说，近代龋病病因学的发展均没有超出这一学说所涉及的范围。近代龋病学的主要发展即对致龋微生物的认定，确定了龋是一种细菌感染性疾病。这一认识形成于 20 世纪 50 年代。1955 年 Orland 等学者的经典无菌和定菌动物实验，一方面证实了龋只有在微生物存在的情况下才能发生，同时也证明了一些特定的微生物具有致龋的特征。在随后的研究中，研究者进一步证明了只有那些易于在牙面集聚生长并具有产酸和耐酸特性的细菌才可称为致龋菌。进而，一系列研究表明变形链球菌是非常重要的致龋菌。一部分学者乐观地认为，龋是由特异性细菌引起的细菌感染性疾病。由此引发了针对主要致龋菌变形链球菌的防龋疫苗研究。但是近代的研究表明，龋病形成的微生态环境十分复杂，很难用单一菌种解释龋发生的过程。更为重要的是，人们已经发现，所有的已知致龋菌总体来讲又都是口腔或牙面上的常驻菌群，在产酸致龋的同时，还可能担负维持口腔生态平衡的任务。

从病原学的角度来看，将龋病定义为细菌感染性疾病是正确的，但龋病的感染过程和由此激发的机体反应并不完全等同于身体其他部位的细菌感染性疾病。首先，细菌的致龋过程是通过代谢糖产生的有机酸实现的，而不是由细菌本身直接作用于机体或机体的防御体制。其次，龋病发生时或发生后并没有足够的证据表明机体的免疫防御系统有相应的抗病原反应。因此，通过抗感染的方法治疗或预防龋齿还有许多未知的领域和障碍。

另外，在龋病研究中有一个重要的生态现象不容忽视，即细菌的致龋作用不是孤立发生的，而必须是通过附着在牙表面的牙菌斑的微生态环境才能实现。甚至可以说，没有牙菌斑，就不会得龋齿。

二、其他病因学说

除了化学细菌学说之外还有众多其他致龋理论，可见于各类教科书尤其是早期的教科书。感兴趣的读者可以查阅相关的龋病学专著。比较重要的有蛋白溶解学说和蛋白溶解-螯合学说。

蛋白溶解学说起源于对病损过程的组织学观察。光学显微镜下观察发现,牙釉质中存在釉鞘、釉板等含有较多有机物的结构。有学者认为,龋发生的过程中,先有这些有机物的破坏,然后才是无机物的溶解。在获得一些组织学证据之后,Cottlieb 和 Frisbie 等学者在 20 世纪 40 年代提出了蛋白溶解学说。但今天看来,这一学说很难成立。首先,釉质中的有机物含量极低,即使在牙本质这样含有较多有机物的组织中,有机物也是作为矿化的核心被高度矿化的矿物晶体包绕,外来的蛋白酶如果溶解组织中的有机物必须先有矿物的溶解,才可能接触到内层的胶原蛋白。其次,电子显微镜的研究已经基本上否认了釉鞘、釉柱的实质性存在。研究表明,光学显微镜下看到的釉柱或柱间质只是晶体排列方向的变化,而无化学构成的不同。

蛋白溶解-螯合学说是 1955 年由 Schatz 和 Martin 提出的,他们提出:"龋的发生是细菌生成的蛋白酶溶解有机物后,通过进一步的螯合作用造成牙齿硬组织溶解形成龋。"然而,这一学说只有理论,没有实验或临床数据支持,近代已很少有人提及。

三、龋病病因的现代理论

现代主要的龋病病因理论有三联因素或四联因素理论,后者是前者的补充,两者都可以认为是化学细菌致龋理论的继续和发展。

(一)三联因素论

1960 年,Keyes 作为一个微生物学家首先提出了龋病的三联因素论,又称"三环学说"。三联因素指致龋细菌、适宜的底物(糖)和易感宿主(牙齿和唾液)。三环因素论的核心是三联因素是龋病的必需因素,缺少任何一方都不足以致龋。其他因素都是次要因素,或者通过对必要因素的影响发挥致龋作用(图 2-1)。

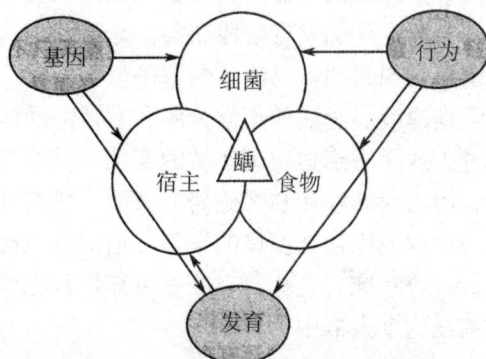

图 2-1 龋是多因素相关的疾病

1. 致龋细菌 黏附在牙面上,参与牙菌斑的形成并具有产生有机酸和其他致龋物质的能力,同时又具有能够在较低 pH 条件下生存和继续产酸的能力(耐酸)。细菌的代谢产物是造成牙齿硬组织破坏的因素,所以可以认为细菌是病原因素。目前对已知的致龋菌研究最多的是变形链球菌族,因为它能够合成多聚糖(主要是葡聚糖)。葡聚糖作为菌斑的基质,在牙菌斑的形成中起重要作用。而牙菌斑是细菌在牙面上赖以生存的生态环境,没有这样的环境,龋同样是不能发生的。研究较多的致龋细菌还有乳酸杆菌和放线菌。前者具有强的产酸和耐酸能力,在龋坏的组织中检出较多,一般认为在龋的发展中起重要作用;后者则参与根面菌斑的形成,与牙根龋的发生关系密切。

关于致龋菌的研究经历了一个多世纪。19 世纪末 Miller 的研究证明了细菌发酵产酸并提出了著名的化学细菌致龋学说。早期由于在龋坏部位发现较多的乳酸杆菌,乳酸杆菌作为致龋菌受到较多关注。及至 20 世纪 50 年代,通过动物实验证明了只有在细菌存在的情况下才能够发生龋,单一的细菌可以致龋。利用定菌鼠的方法,确定了一些细菌的致龋性。从 20 世纪 60 年代开始,由于发现了变链家族在利用蔗糖合成多聚糖中的作用,龋病病原学的研究更多地聚焦在变形链球菌和绒毛链球菌上。这一阶段的成果，极大地增加了人们对菌斑形成过程的了解。相当一段时间，口腔变异链球菌作为主要的致龋菌受到了广泛的重视和深入研究。许多学者乐观地希望通过防龋疫苗消灭龋齿。然而经过多年的努力，防龋疫苗的工作进展缓慢。主要的不是技术方面的问题，而是病原学上的问题，即目前的病原学研究尽管有大量的证据表明变异链球菌是口腔中最主要的致龋菌，但还不能够确定地认为它就是龋病发病中的特异致龋菌。既然龋尚不能肯定为是一种特异菌造成的疾病，这就无法估计针对某种特异细菌的疫苗所能产生的防龋效果的大小。由于防龋疫苗的使用是一项涉及面广，需要有相当投入的工作，如果事先对其预期效果和安全性没有科学的评估和预测，很难进入临床实验阶段。而没有临床实验的验证，防龋疫苗根本不可能进入临床应用。

近年的研究表明，除了前述的变链、乳杆和放线菌外，一组非变链类口腔链球菌在龋病的进展过程中起作用。可以认为非变链类链球菌有致龋能力，并可能在龋病的初始期起作用。

2. 适宜的底物（糖） 口腔中有许多细菌具有代谢糖产酸的功能。由于牙菌斑糖代谢生成的主要有机酸是乳酸，这些细菌又可称为产乳酸菌。产乳酸菌在生物界具有许多有益功能，如分解发酵乳类制品，有利于人类消化。口腔中产乳酸菌生成的乳酸，一方面在维持口腔生态平衡中可能存在有益的一面，另一方面如果得不到及时清除，在菌斑中滞留，则导致牙齿持续的脱矿，显然是不利的。一些口腔细菌具有利用糖合成多聚糖的功能，包括细胞内多糖和细胞外多糖。前者可以为细菌本身贮存能量，后者则作为菌斑的基质。在所有的糖类物质中，蔗糖最有利于细菌产酸和形成多糖，因此，蔗糖被认为具有最强的致龋性。糖的致龋性是通过局部作用产生的，不经口腔摄入不会致龋。但是，具有甜味作用的糖代用品，如木糖醇，经过细菌代谢时不产酸也不合成多糖，所以是不致龋的。

3. 易感宿主（牙齿和唾液） 牙齿自身的结构、矿化和在牙列中的排列，牙齿表面物理化学特性，唾液的质和量等多种因素代表了机体的抗龋力。窝沟处聚集的菌斑不易清除，窝沟本身常可能有矿化缺陷，因而更易患龋。排列不齐或邻近有不良修复体的牙齿由于不易清洁，菌斑易聚集，更易患龋。牙齿表面矿化不良或粗糙，增加了表面聚集菌斑的可能，也增加患龋的机会。牙齿自身的抗龋能力，包括矿化程度、化学构成和形态完善性，主要在牙的发育阶段获得。牙齿萌出后可以通过局部使用氟化物增加表层的矿化程度，也可以通过窝沟封闭剂封闭不易清洁的解剖缺陷。

机体抗龋的另一个重要的因素是唾液。唾液的正常分泌和有效的功能有助于及时清除或缓冲菌斑中的酸。唾液分泌不正常，如分泌过少或无法到达菌斑产酸的部位，都会增加患龋的机会。

与龋病发病的有关因素很多，但大量的临床和实验研究表明，所有其他因素都是与上述三联因素有关或通过上述因素起作用。不良的口腔卫生增加菌斑的聚集、增加有机酸在局部的滞留，是通过影响微生物的环节起作用的；而低收入低教育水准，意味着口腔保健知识和保健条件的缺少，影响对致龋微生物和致龋食物的控制，从而导致龋在这个人群中多发。

（二）龋的四联因素论

又称四环学说。20 世纪 70 年代，同样是微生物学家的 Newbrun 在三联因素的基础上加上了时间的因素，提出了著名的四联因素论。四联因素的基本点是：①龋的发生必须具备致龋菌和致病的牙菌斑环境；②必须具备细菌代谢的底物（糖）；③必须是在局部的酸或致龋物质聚积到一定浓度并维持足够的时间；④必须是发生在易感的牙面和牙齿上。应该说，四联因素论较全面地概括了龋发病的本质，对于指导进一步研究和预防工作起了很大的作用。但严格讲，无论是三联因素论还是四联因素论作为发病机制学说似乎更为合适，而不适合作为病因论。因为除了微生物之外，食物和牙齿无论如何不应归于病原因素中。

四、其他与龋有关的因素

如前节所述，致龋细菌、适宜的底物（糖）和易感宿主是三个最关键的致龋因素。然而，与龋有关的因素还有很多，龋是一种多因素的疾病。但是所有其他因素都是通过对关键因素的影响而发生作用的。

1. 微生物 致龋细菌具有促进菌斑生成、产酸和耐酸的能力，是主要的病原物质。除此之外，其他的微生物也可以对龋的发生和发展起作用。正常情况下口腔微生物处于一个生态平衡的状态。一些细菌可能本身不致龋，但却可以通过影响致龋菌对龋的过程产生作用。譬如：口腔中的血链球菌，本身致龋性很弱。血链球菌在牙面的优先定植，有可能减少变异链球菌在牙面的黏附和生长，进而减少龋的发生。另外一些非变链类链球菌产酸性不高，但对于维持牙菌斑的生存有作用，有助于龋的形成；或对产生的有机酸有缓冲作用，有助于龋的抑制。

2. 口腔保健　口腔保健包括有效的刷牙，去除菌斑和定期看医师。有效的口腔保健措施和有效的实施是减少龋齿的重要因素。

3. 饮食　食物中的碳水化合物是有机酸生成反应自底物，尤其是蔗糖，被认为是致龋因素，甚至认为是病因之一。根据细菌代谢食物的产酸能力，将食物可简单地分为致龋性食物和非致龋性食物。致龋性食物主要是含碳水化合物的食物和含糖的食物。根据糖的产酸性排列，依次是蔗糖、葡萄糖、麦芽糖、乳糖、果糖等。食物的致龋性还与食物的物理形态有关。黏性、易附着在牙面的，更有助于糖的作用。除了这些对致龋有作用的食物之外，剩下的多数应该是非致龋性的。关于抗龋性的食物，由于很难从实践中予以证实或检验，很少这样说。非致龋性食物多为含蛋白质、脂肪和纤维素的食物，如肉食、蔬菜等。一些食品甜味剂不具备碳水化合物与细菌代谢产酸的结构，不具备产酸性，因此不致龋，如木糖醇和山梨醇。

由于糖与龋的密切关系，预防龋齿必须控制糖的摄入。然而还应该认识到人类的生存需要充足的营养和能量。糖尤其是蔗糖是人类快速获取能量的重要来源。从营养学的角度，不可能将糖或碳水化合物从食谱中取消。唯一能做的是减少进食的频率、减少糖在口腔中存留的时间。

4. 唾液因素　唾液作为宿主的一部分，归于与龋有关的关键宿主因素。唾液的流量、流速和缓冲能力决定了对酸的清除能力，与龋关系密切。影响唾液流量的因素除了唾液腺损伤和功能障碍之外，还与精神因素等有关。

5. 矿物元素　牙齿的基本矿物组成是羟磷灰石，是磷酸钙盐的一种，主要成分为钙和磷。环境中的钙、磷成分有助于维护矿物的饱和度，有助于减少牙齿硬组织的溶解，还有助于再矿化发生。氟是与牙齿健康关系最密切的元素。人摄入了过量的氟可能导致氟牙症，严重的时候还会导致骨的畸形，成为氟骨症。但环境中微量的氟，如牙膏中的氟、口腔菌斑中的氟，则有利于抑制脱矿和增加再矿化的作用，达到预防龋的效果。其他和龋有关的元素多是与牙矿物溶解有关的元素，如锶、钼、镧元素，有抑制脱矿的作用，而镁、碳、硒元素有促进脱矿的作用。

6. 全身健康与发育　牙齿发育期的全身健康状况可以影响牙的发育和矿化，进而对牙齿对龋的易感性产生影响。

7. 家族与遗传　双生子的研究结果表明，人对龋的易感性极少与遗传有关，主要的是由环境因素决定的。但是遗传对龋相关的其他因素有明显的作用，如牙的形态包括窝沟形态，受遗传因素影响较大。而人的饮食习惯与家庭生活环境有关。

8. 种族　种族间龋患的差异主要来源于饮食习惯、卫生保健方式、社会文化教育方面的差异，与种族本身的差异不大。

9. 社会经济及受教育的程度　经济状态的差异决定了人接受教育、口腔保健知识和获得口腔保健措施的程度，因此与龋有关。

（陈文杰）

第三节　龋的发病过程和发病机制

龋齿的发病过程要经过牙菌斑形成、致龋菌在牙菌斑环境内代谢糖产酸形成多聚糖、酸使牙齿硬组织溶解成洞几个重要环节（图2-2）。

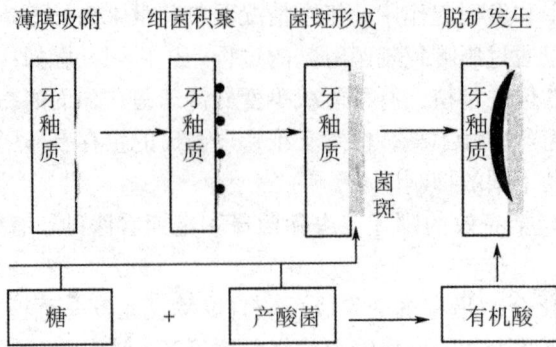

图 2-2 龋的发病过程

一、牙菌斑形成

牙菌斑指附着在牙表面的膜样物质，即牙表面生物膜，含有微生物（菌斑容量的60% ~70%）、基质和水。细菌是牙菌斑微生物中的主体，基质主要由细菌分泌的多糖组成。其他成分包括细菌代谢生成的有机酸、来自唾液或龈沟液的成分等。

牙菌斑的形成开始于获得性膜的形成。获得性膜是牙面上沉积的唾液薄膜，其沉积机制类似静电吸附的作用，与牙表面的能量分布和唾液成分的结构有关。获得性膜的主要蛋白成分有糖蛋白、唾液蛋白、粘蛋白等。纯粹的唾液薄膜在光学显微镜下观察，是一种无细胞的均质结构。获得性膜可以在清洁后的牙面迅速形成并在数小时的时间内达到稳定的状态，且不易为一般的清洁措施清除。获得性膜的形成在很大程度上决定了牙面对细菌的吸引力。

几乎在获得性膜形成的同时，细菌就可以借其在牙面上黏附，并在其中生长、发育形成稳定的细菌菌落。细菌向获得性膜的黏附靠的是膜表面电荷间的吸引。最早借助获得性膜定居在牙面上的是球菌，而后才有其他菌类的黏附和生长。

黏附到牙面的细菌要经过生长、繁殖，同时吸聚其他细菌，才可能成为成熟的菌斑。细菌间的集聚可以借助各自膜表面的结构特征，相互吸引结合，更主要的是通过合成细胞外多糖尤其是不溶于水的多糖来完成。细菌利用蔗糖合成葡聚糖成为菌斑的基质，而一些细菌表面结合的葡糖基转移酶（GTF）对葡聚糖有很强的亲和力，从而形成了细菌集聚的基础。葡聚糖在细菌与牙面、细菌与细菌之间起桥梁作用，促进细菌对牙面获得性膜的黏附和细菌间的集聚，是菌斑成熟的关键成分。

早期形成的菌斑质地疏松，随着时间的延长，菌斑内部的细菌数量增多、密度增加、渗透性降低、有毒产物增加。一般认为3天后的菌斑中细菌种类、成分和密度基本恒定，是为成熟菌斑。成熟菌斑深处接近牙面的部分常呈厌氧状态或兼性厌氧状态。

成熟的菌斑结构致密，渗透性减弱，成为相对独立的微生态环境，有利于细菌产酸，不利于酸的扩散和清除。菌斑中的液态环境称牙菌斑液，是牙齿硬组织溶解的液态环境。现代研究证明，龋齿只有在菌斑聚集的部位才可以发生，甚至可以说，没有菌斑，就不会得龋。

二、牙菌斑中的糖代谢

人进食时摄入的糖尤其是小分子的蔗糖、葡萄糖、果糖，可直接进入菌斑，为致龋细菌代谢利用。细菌在菌斑内的糖代谢包括分解代谢和合成代谢，还包括代谢生成的物质在菌斑内外的贮运。

1. 分解代谢　对于龋病有意义的是菌斑的无氧酵解过程。由于菌斑深层缺氧，细菌代谢糖主要通过无氧酵解过程，生成有机酸。菌斑和菌斑液中可以检测到甲酸、乙酸、乳酸、丙酸、琥珀酸、丙酮酸和丁酸等多种短链有机酸，但若干临床漱糖实验表明，糖代谢后增加最明显的是乳酸。菌斑中存在的其他有机酸很可能是乳酸进一步代谢的中间产物。乳酸的生成可以改变菌斑的 pH 值，增加菌斑液的脱矿能力。静止的状态下，菌斑中的 pH 大约在6左右，进食糖后可以在极短的时间内达到5.0以下。牙齿脱矿的临界 pH 为 5.5，是根据唾液中的平均钙磷水平确定的，即在此水平时，菌斑液保持过饱和状态的 pH。在正常情况下，漱糖后菌斑的 pH 在 3 分钟即可达到临界 pH 以下的最低点，然后逐渐提高，并可以在 30 分钟左右恢复正常。但在特殊情况下，如唾液不能够及时进入菌斑，或唾液量整体减少时，漱糖后的菌斑 pH 可以较长时间保持在较低水平，如临界 pH 以下。

2. 合成代谢　包括细菌利用糖合成细胞内和细胞外两类多糖。细胞内多糖的合成是将细胞外的糖转化为细胞内多糖储存的过程。在外源性糖源缺乏时，细胞内多糖可以作为细菌生存和获取能量的来源。细胞外多糖的合成是细菌通过糖基转移酶的作用合成多聚糖的过程。形成的多聚糖有葡聚糖、果聚糖和杂聚糖，是菌斑基质的主要成分。

细菌合成多糖的能力靠其内在的酶系统，与致龋能力密切相关。

三、牙齿硬组织的脱矿机制

牙齿硬组织在口腔环境中的脱矿实际上是固态物质在不饱和的液态介质中的溶解过程。牙菌斑中的液态环境即牙菌斑液，是决定牙齿硬组织溶解的介质。在菌斑的饥饿情况下，菌斑液对牙齿矿物来说，基本是过饱和的。而在糖代谢后，菌斑液可以呈现对牙齿硬组织高度不饱和的状态。这种状态是牙齿溶解脱矿、形成龋的基础。

（一）基本化学条件

无论是在体内还是在体外，矿物溶解或沉积的基本物理化学条件是环境溶液中对于该种矿物的饱和状态。牙釉质、牙本质和牙骨质中的主要无机矿物成分为羟磷灰石，其基本分子成分是 $Ca_{10}(PO_4)_6(OH)_2$，在局部的环境溶液中必须满足下列条件：$(Ca^{2+})^{10}(PO_4^{3-})^6(OH^-)^2 < Ksp$，即溶液中的总活度积小于羟磷灰石的溶度积才可能发生矿物晶体的溶解；反之，则可能出现沉淀。上式左侧表示溶液中组成羟磷灰石成分各种离子的总活度积，Ksp 是羟磷灰石的溶度积常数，即在达到化学平衡条件下的溶液中各种离子的总活度积。根据实验的结果，牙釉质的溶度积常数大约在 10^{-55} 左右。在牙齿硬组织发育矿化时，基质蛋白除作为晶体成核的中心或模板外，还起着调节局部环境化学成分的作用，使之有利于晶体的沉积或溶解。

（二）脱矿和再矿化

龋齿在形成过程中，要经过牙菌斑形成，细菌聚集，利用底物产酸，酸使牙齿脱矿等过程。在这一系列过程中，最重要最具实际意义的步骤是牙齿矿物成分的脱矿或溶解。由于口腔菌斑环境的不断变化，牙齿早期龋的过程不是一个连续的脱矿过程，而是一个动态的脱矿与再矿化交替出现的过程。

1. 从物理化学机制方面认识牙齿的脱矿与再矿化过程　我们可以将牙齿看作简单的由羟磷灰石 [化学式为 $Ca_{10}(PO_4)_6(OH)_2$] 组成的固态物质。作为固体的牙齿，在正常的口腔环境下是不会发生溶解或脱矿的。这一方面是由于组成牙齿的矿物在化学上是十分稳定的，另一方面是由于牙齿周围的液态环境（唾液）含有足够量的与牙齿矿物有关的钙、磷成分，对于牙齿矿物是过饱和的。

然而在龋的情况下，牙面上首先必须存在足够量的菌斑。牙菌斑由于其独特的结构和成分，其液体环境（菌斑液）是相对独立的，在唾液无法达到的区域尤其明显。牙菌斑含致龋细菌，在糖代谢时可以产生大量有机酸，改变菌斑液中钙、磷的活度（有效离子浓度）的比例，使牙齿处于一种极度不饱和的液态环境中。这样，由于与牙表面接触的液态环境发生变化，即由正常的对矿物过饱和的唾液变成了对矿物不饱和的菌斑液，牙齿矿物溶解开始。这一过程的决定因素，或者说诱发这一过程的动力是菌斑液对牙齿矿物的饱和度降低，即由饱和状态变为不饱和状态。

关于菌斑液中对牙釉质矿物饱和度（DS）的概念，为简单起见，可以用下式表示：

$$DS = (Ca^{2+})^5 (PO_4^{3-})^3 (OH) / Ksp$$

Ksp，代表牙釉质中磷灰石的溶度积常数。$DS = 1$，意味着固-液处于一种平衡状态，既不会有脱矿也不会有再矿化。$DS < 1$，表明液体环境中对牙齿矿物是不饱和的，可能诱发脱矿。$DS > 1$，表明液体环境中对牙齿矿物是过饱和的，可能促进再矿化。无论是唾液还是牙菌斑液，在没有接触任何糖类物质并产酸时，都处于一种过饱和的状态。

2. 从化学动力学的角度看　无论脱矿还是再矿化过程都可以是简单的热动力学现象，涉及晶体表面反应和物质转运两个过程。

（1）控制晶体表面反应速率的因素是矿物饱和度：对于脱矿过程来说，饱和度越低，则脱矿速率越大。但对于再矿化来说，则比较复杂。首先，再矿化形成羟磷灰石所需要的饱和度范围很窄。过度的饱和状态常常会诱发自发性沉淀，形成其他类型的不定型的非晶体状态的磷酸钙盐。有机物在脱矿晶体表面的附着也会限制矿物的再沉积。另外，唾液中一些固有的蛋白成分也有抑制晶体形成的作用。

（2）反应物质在牙齿组织中的转运又称为扩散过程，扩散的动力来自于界面两侧的浓度梯度。脱矿时，一方面氢离子或其他酸性物质需扩散进入牙齿内部的晶体表面，另一方面溶解的物质需要从牙齿内部晶体表面的反应部位扩散出来。这样，扩散的速率在一定程度上控制着脱矿速率。而再矿化时，反应物质扩散进入脱矿组织之后，常先在接近表面的组织中沉积，从而限制了反应物质向深部组织的扩散。因此，再矿化很难是一个完全的脱矿过程的逆反应过程。

（陈文杰）

第四节　龋的病理表现

龋的病理过程起源于细菌代谢糖产生的酸在牙表面集聚滞留。由于浓度梯度差，菌斑中的酸可以沿牙齿组织中结构薄弱、孔隙较多的部位扩散，在牙齿组织内部的微环境形成对矿物不饱和的状态，使无机矿物盐溶解。牙齿内部溶解的矿物盐，如钙和磷，依浓度梯度向牙齿外扩散，到达表层时可有矿物盐的再沉积，形成表层下脱矿的早期病理现象。

之后，随着脱矿的加重，细菌或细菌产生的蛋白溶解酶可以侵入脱矿的组织中，导致牙齿组织中的有机支架破坏，组织崩解，形成龋洞。

龋是一个缓慢的过程，在这个过程中，口腔微环境经历脱矿（局部矿物不饱和的情况下产生，如吃糖产酸时）和再矿化（局部矿物过饱和时，如使用氟化物）的多个动力学循环，形成脱矿—再矿化的动态平衡过程，从而形成龋的特殊组织病理学特征。

一、釉质龋

1. 平滑面龋　龋到了成洞的阶段，由于组织完全溶解，局部空洞，组织学上所能观察到的东西很少。临床上利用离体牙，通过组织病理学手段所能观察到的实际上是早期釉质龋的情况。所谓早期釉质龋，临床表现为白垩斑，肉眼见釉质表面是完整的，呈白垩色，无光泽，略粗糙，较正常组织略软，但未形成实际意义上的龋洞或缺损。这种情况，如果得到有效控制，如去除了病原，并给以再矿化的条件，病变可能逆转变硬，而无须手术治疗。

临床上很难确定活动性的或再矿化了的早期龋。用于组织病理学观察的临床白垩斑，多数实际上是已经再矿化了的早期龋。利用病理学的手段观察釉质早期龋，要将离体龋坏的牙齿制作成均匀厚度的磨片，观察的厚度要小于$80\mu m$。投射光下，用普通光学显微镜下观察，可见龋损区色暗，吸光度明显增加，如果用硝酸银染色可见龋坏组织有还原银沉淀。由于牙釉质具有各向异性的双折射特征，观察早期釉质龋的病理结构需借助偏光显微镜。在偏振光下，交替在空气介质、水介质和喹啉介质中观察，自牙的外表面向内可将病损分为四层。

（1）表层：将发生在牙平滑面釉质上的白垩斑纵向制成的牙磨片平铺在载玻片上，浸水观察，可以清楚地分辨出发生病损的部位，呈外大内小的倒锥形。位于最表面可见一层$10\sim30\mu m$的窄带，矿化程度高于其下的部分，形成表层下脱矿重于表层的龋病脱矿的独特现象，称为表层下脱矿。表层的存在，一方面可能是这一部分的釉质溶解度比较低，另一方面可能与深层溶解物质在此处的再沉积有关。一些学者习惯于说："早期龋的时候釉质表层是完好的。"这是不准确的。近代的矿物学研究表明，表层本身是有矿物丧失的。即使从临床上看，早期龋的表面也有很多实质性的改变，如较正常组织粗糙、色泽暗淡。在自然龋过程中所观察到的表层，矿物丧失量一般都大于5%。所以，对早期龋表面的描述，用表面大体完整似乎较接近实际。

（2）病损体部：这是釉质早期脱矿的主体，矿物丧失量可多达50%以上。由于大量矿物的丧失，釉质的内在折射率发生变化，从而形成临床上可见的白垩状改变。

若用显微放射照相法观察早期龋病变，只能区别上述两层。

（3）暗层：这一层是只有在偏光显微镜才可能观察到的一种病理现象。将磨片浸在喹啉中，由于喹啉折射率接近釉质，其分子大于暗层的微隙而不能进入，从而使此层的折射率有区别于釉质和浸透喹啉的损伤体部，得以显示和区别。暗层的宽窄不一，并且不是所有的病损都能够观察到暗层。

（4）透明层：之所以这样称呼，是因为这一区域在光镜下观察，其透光性甚至高于正常的釉质组织。但实际上，这一部分组织也是有矿物丧失的，可以看做是脱矿的最前沿。

对釉质早期龋的分层，是英国著名口腔病理学家Darling于20世纪50年代提出的。基于光学显微镜主要是偏振光显微镜的观察结果，但是至今对各层形成的机制还没有完整的解释，而且利用偏振光显微镜对病损各层的矿物或孔积率进行定量是很粗糙的。因为偏振光定量研究需要利用不同折光指数的介质，其基本前提是所观察材料的晶体方向必须是垂直或平行光源。这种情况在釉质和牙本质都是难以达到的，因此使用偏振光显微镜的结果作量化解释时，要慎重。偏振光下观察到的色泽改变，受牙齿晶体排列方向和偏振光的方向的影响，是变化的，不宜作为描述矿物含量的指标。

2. 点隙窝沟龋　有人将窝沟龋的病理学变化等同于两个侧壁的平滑面龋。但实际上，窝沟的两壁无论从组织学上还是局部环境上都无法等同于两个平滑面。尤其在疾病的发展模式上，窝沟龋有其独特性。窝沟龋的进展常在侧壁尚未破坏的情况下，早期即可到达釉牙本质界，沿釉牙本质界潜行发展，形成临床上难以早期发现的隐匿龋。

临床上在诊断窝沟龋的时候要充分了解窝沟龋的这一特征。

二、牙本质龋

牙本质的矿物含量与组织结构均有别于牙釉质，因此，牙本质龋的临床病理过程和病理表现也有别于牙釉质龋。首先，牙本质中的有机质含量达20%，无机矿物是围绕或是包绕有机基质而沉积的。龋损过程中首先必须有无机矿物的溶解，然后可以有细菌侵入到脱矿的牙本质中，分解蛋白溶解酶，使胶原酶解。仅有矿物的破坏而无胶原酶解，常常还可恢复。另外，牙本质存在小管样结构和小管液，有利于有机酸和细菌毒素的渗透，有时在病变早期，当病变的前沿离牙髓还有相当距离的时候就已经对牙髓产生了刺激。病理学上所观察到的龋损牙本质存在四个区域，反映了牙本质的龋损过程。

1. 坏死崩解层　位于窝洞底部病损的最外层。此处的牙本质结构完全崩解，镜下可见残留的组织和细菌等。质地松软，品红染色阳性，用一般的手用器械即可去除。

2. 细菌侵入层　牙本质重度脱矿，细菌侵入牙本质小管并在其中繁殖。牙本质小管表现为扩张，胶原纤维变性、酶解，形成大的坏死灶。临床上这一层质地软、色泽暗、品红染色阳性，容易辨认。多数可以通过手用器械去除。

3. 脱矿层　小管结构完整，但有明显的脱矿表现，无细菌侵入、色泽较正常牙本质暗、品红染色阴性，一些学者认为此层应予保留。但临床医师主要根据对硬度的感觉和色泽的观察，判断去腐的标准，很难准确掌握这一层的去留。若有意保留这一层，常常造成去腐不足，无法阻止龋的进展，易造成日后的继发龋。

4. 透明层　又称硬化层，多见于龋损发展比较缓慢时，为牙本质最深层的改变。光镜下观察，此层呈均质透明状，小管结构稍显模糊，是为矿物沉积所致。对于慢性龋损，这层的硬度有时较正常牙本质硬，故又称之为硬化层或小管硬化。形成硬化牙本质是机体的重要防御功能。这一层有时可以着色，临床上可根据其硬度的情况决定去留。如果较正常组织软，一般应去除。如果较正常组织硬，并且表面有光泽，则可予保留。

龋损可以诱发相应髓腔一侧形成修复性牙本质，又称三期牙本质或反应性牙本质，是机体的一种防御性反应。修复性牙本质一般小管结构较少、结构致密，有利于抵御病原因素对牙髓的直接侵害。

三、牙骨质龋

见于根面龋。牙骨质龋脱矿模式也具有表层下脱矿的特征。镜下可见早期的牙骨质龋出现矿化较高的表层。但由于牙骨质很薄，临床上常见的牙骨质龋表现多为表面破损、凹陷，聚集较多细菌。病变会很快到达牙本质，形成位于根面的牙本质龋。

牙釉质、牙本质和牙骨质龋的共同特征是先有无机物的溶解，后有有机基质的破坏（酶解）。临床龋病过程是脱矿与再矿化的动态学发展过程。在有机基质破坏之前，去除病原，人为加强再矿化措施，有可能使脱矿病损修复。但一旦有机基质崩解破坏，则只能靠手术的办法予以修复。

四、牙髓对龋的病理反应

可以引起牙髓反应的外界刺激包括物理和化学的两个方面。所有刺激必须通过牙髓，牙本质复合体传至牙髓组织。首先引起反应的细胞是牙髓细胞。早期的釉质龋引起的牙髓反应可以不明显。随着病变的深入，如病变接近或到达釉牙本质界的部位，细菌毒素或细菌的代谢产物有可能接触并刺激进入釉质的牙本质纤维或通过渗透作用直接刺激牙本质小管。这种刺激经小管液的流动、神经纤维传导或其他途径，引起牙髓的防御性反应。牙髓防御性反应的直接结果是在相应龋病变的牙髓腔一侧形成修复性牙本质。当龋的病变进入牙本质层时，细菌代谢产物和外界刺激（温度刺激和压力刺激）会直接通过牙本质小管，进入牙髓组织。当龋的病变进入牙本质深层时，细菌本身也可能进入牙髓组织，引起牙髓的不可逆性病变。除了细菌及其代谢产物对牙髓的刺激外，原本发育矿化过程中埋在牙本质中的一些细胞因子，如多种多肽，由于牙本质矿物的溶解，也可能释放进入牙髓，产生刺激。牙髓应对各种抗原刺激最早期的反应是牙髓中的树突样细胞在病变部位牙髓腔一侧的聚集。随着修复性牙本质的不断形成，树突样细胞聚集程度会降低，说明了修复性牙本质对于外界抗原的阻击作用。然而，当龋的病变已经到达修复性牙本质层时，牙髓中的树突样细胞会再度在牙髓腔病变一侧聚集。这种现象说明，牙髓对龋的反应程度并不完全反映病变的深度，而主要与病变部位牙本质的渗透性和龋进展的速度有关。一般慢性龋时，有较多的修复性牙本质形成，而急性龋时，则缺少修复性牙本质的形成。龋病部位细菌的代谢产物尤其是病原菌直接进入牙髓组织，则可能很快导致牙髓组织的不可逆性病变。

（陈文杰）

第五节　龋的临床表现和诊断技术

一、临床表现

本节龋齿的概念作为疾病的诊断名词，指牙齿硬组织因龋出现缺损，病变局限在牙齿硬组织，没有引起牙髓的炎症或变性反应。临床检查中，如温度诊和活力测试，牙髓反应均为正常。

龋的临床表现可以概括为患者牙齿色、形、质的变化和患者感觉的变化。正常的牙釉质呈半透明状，牙本质的颜色为淡黄色。正常牙齿的颜色主要是透过牙釉质显现出来的牙本质色。牙釉质表面应该光滑、无色素沉着。牙釉质的硬度高于牙本质和牙骨质，但任何正常的牙齿硬组织都不可能通过手用器械去除，如挖匙。

1. 颜色的改变　牙齿表面色泽改变是临床上最早可以注意到的龋的变化。当龋发生在牙的平滑面时，擦去表面的菌斑或软垢，吹干后可见病变部位表面粗糙、光泽消失，早期呈白垩色，进一步着色还可以呈棕黄色或黑褐色。当龋发生在窝沟的部位，清洗吹干后可见沟口呈白垩色，进一步发展可见墨浸样的改变，提示龋已经位于牙本质深层。这是由于其下的牙本质严重脱矿着色并透过正常的半透明的釉质反映出的特有颜色。发现窝沟墨浸样变，一般病变范围已经在牙本质层，病变的范围甚至超过色泽改变的范围。

2. 外形缺损 龋最显著的临床特征是形成了不可为自体修复的牙体组织的实质性缺损。临床上可以看到、探到或检查到龋洞。

临床上所看到的龋洞大小不一定反映病变的大小。如发生在窝沟的龋，有时即使沟内脱矿严重，甚至病变到达了牙本质的深层，临床所见的龋洞也不是很大。遇到这种情况，可以通过墨浸样颜色的改变判断龋洞的大小。位于牙邻面、根面的龋洞常无法通过肉眼见到，要使用探针仔细探查。龋洞如果发生在光滑面或邻面，临床上可以看到或用牙用探针探到。探诊时，要从正常牙面开始，遇到龋洞时会感到牙面的连续性消失，探针可以被洞壁卡住。有时候，有必要通过照 X 线片，如咬合翼片，可以发现病变部位的密度较周围正常组织明显降低。

3. 质地的改变 龋造成的牙体组织的实质性缺损，称为龋洞。龋洞中充满感染脱矿的牙体组织和食物碎屑，质地松软，容易与正常组织区别。对于发生在窝沟的小龋洞，当用探针探入洞底时，会感到洞底较正常牙组织软。

4. 患者感觉的变化 波及牙釉质浅层的早期龋损，患者可以完全没有临床症状。一般是当龋损发展到牙本质层并出现龋洞时，患者才有冷热刺激或食物嵌塞时的敏感症状，但都是一过性的，刺激消失，症状随之消失。当龋发展至牙本质深层时，症状会明显一些。患者一般也是在这个时候就诊。

二、好发部位和好发牙齿

了解龋的好发部位和好发牙齿，有助于早期发现、诊断和及时治疗。

1. 好发部位 龋的好发部位与菌斑聚集部位和发育薄弱部位有关，如牙的沟裂部位、两牙相邻不易清洁的部位。常见的不易清洁的部位，如牙列不齐时，修复体和正畸装置边缘，都是龋的好发部位。

好发部位还与患者的年龄有关。3 岁以前的幼儿多为前牙的邻面龋，这与饮食有关；3～5 岁则多见乳磨牙的窝沟龋，与牙齿初萌有关；而到了 8 岁左右，乳磨牙的邻面龋开始多起来，与颌骨生长后牙间隙增大有关。青少年多发恒牙窝沟龋和上前牙的邻面龋，而中老年人则多见根面龋。

2. 好发牙齿 上前牙邻面、磨牙窝沟、义齿基牙、排列不齐的牙齿，都是常见的易患龋的牙齿。乳磨牙和第一恒磨牙是窝沟龋的好发牙齿，这是因为乳磨牙和第一恒磨牙一般在出生前开始发育并有部分矿化，出生后继续发育和矿化。由于经历新生儿环境的变化，这些牙更容易出现发育和矿化上的缺陷，因此患龋率较其他牙高。下颌前牙由于接近唾液导管口，表面光滑、易于自洁，因而很少发生龋。如果龋波及下颌前牙，该患者一般可被认作高危个体。

临床检查龋齿时，要注意对好发部位和好发牙齿的检查，同时要加强对患者的防龋指导。

三、龋的诊断技术

1. 问诊 问诊是诊病的基础。即便对于已发现的明显龋洞或患者没有明确的主诉，也要认真询问患者对患牙的感觉，以免判断片面或错误。龋洞由于直观，往往容易让人忽略问诊。其实问诊在所有疾病中都是重要的。龋病诊断过程中的询问，除了对患者患牙自觉症状的询问外，还应该针对与龋有关的因素，对患者的整体口腔保健情况有了解。这样的基本了解有助于接下来制定有效的针对个案的治疗计划。

2. 视诊 首先应该对待查患牙进行必要的清洁，牙齿表面应无软垢。然后，用气枪吹干表面。观察牙表面色泽的变化，应该在光线良好的条件下进行。如白垩色变、墨浸样变等都是由于牙体组织晶体破坏形成的特有光学现象。视诊重点观察边缘嵴、邻面、窝沟、牙颈部的变化。注意利用口镜和调整光照的角度。观察邻面龋的时候，要调整外部光源的角度，让光垂直透过观察区，在舌侧用口镜仔细观察。

3. 探诊 使用不同型号和大小的牙科探针，可以发现早期的窝沟龋和发生在邻面的龋。探查邻面时，要从正常牙面开始，注意感觉牙面的连续性。探查邻面牙颈部时，要注意感觉冠部牙釉质向根面牙骨质的过渡。探诊的同时还要感受牙齿硬度的变化。牙齿表面连续性发生变化或牙组织变软，都提示龋的可能性。探诊还有助于判断病变的深度和牙髓的反应。深龋时对探诊一般反应敏感，而死髓牙则对探诊完全无反应。探诊还有助于发现有否露髓。若已经见到暴露的牙髓部分，应避免对暴露部分的进一步探查，以免引起探诊患者的剧疼感觉。总之，探诊时，动作要轻柔，用力要恰当。

4. X线照相检查　对于视诊和探诊不能确定的龋损或需要进一步确定龋损范围，应照患牙的X线片。需确定邻面龋时，理想的牙X线片应是咬合翼片。龋损部位的密度一般显示较周围正常组织低，但是X线片所显示的病变范围一般都小于临床上实际的脱矿范围。

5. 温度诊　温度诊对于确定牙髓的状态很有帮助。正常牙齿表面所能容忍的温度范围一般在10～60℃之间。临床在进行热温度诊时，一般用超过60℃的牙胶棒，冷测试可用自制的小冰棒（直径同牙胶棒）。测试时应放在唇颊或舌面的中部测试，以正常的对侧同名牙或邻牙作为对照。温度诊所测试的是牙髓的状态，受牙组织的厚度影响，因此要遵循上述原则所规定的测试部位。有些情况下，如老年患者，常规的测试部位无法测试牙髓的反应时，则可以根据情况，将温度测试的牙胶棒或小冰棒直接放在牙颈部、咬合面或窝洞内进行测试。

6. 光学检查　通过投射光直接检查或荧光反射获取局部图像。可用于发现早期邻面龋。优点是不需照X线片，缺点是灵敏度目前还达不到临床的要求。但此类技术有很好的应用前景。随着投射光源的改进，光学检查有可能部分或全部取代X线照相术用于对龋进行早期诊断。

7. 电导检测　根据龋坏组织电导值与正常组织的差别，区别不同深度的龋损。但影响因素多，灵敏度和可靠度均有待改进。

8. 龋损组织化学染色　碱性品红可以使变性的胶原组织和细菌着色，从而有助于区别正常的牙本质组织。根据这种原理有商品化的龋蚀检知液，用于临床指导去腐过程，对于初学者有一定帮助。

9. 其他相关技术　目前有许多商品化的测试菌斑产酸性和检测致龋菌的方法，有些已被用于测试个体对龋的危险程度。但由于龋的多因素致病特征，这些方法离临床实用尚有相当距离。

（陈文杰）

第六节　龋的临床分类与鉴别诊断

一、临床分类

（一）按病变侵入深度的分类

根据龋坏的深度分类，是最常用的临床分类方法，简单、可操作性强，有利于临床治疗方法的选择。这里，龋作为诊断名词，特指已经形成龋洞但又无牙髓临床病变的状况。临床上分为浅龋、中龋、深龋。但是，浅中深三级之间临床上并没有一个十分清楚的界限。

1. 浅龋　发生在牙冠部牙釉质或根面牙骨质。可以发生在牙的各个牙面，发生在牙冠部，龋的范围局限在牙釉质层，无明显临床症状。龋发生在邻面时，一般可用探针在探诊时发现，或在拍X线片时发现。发生在咬合面窝沟的浅龋，多在探诊时发现。洞口可有明显的脱矿或着色，洞底位于釉质层，用探针探查可以探到洞底，卡探针，质软。发生在牙根面的浅龋，多见于中老年人牙根暴露的情况。表面可呈棕色，质软，探查时可以感觉表面粗糙。浅龋时，一般患者很少有自觉症状，多数是在常规检查时发现。

2. 中龋　病变的前沿位于牙本质的浅层。临床检查时可以看到或探到明显的龋洞，或在X线照相时发现。由于牙本质具有小管样的结构，小管内有小管液，受到刺激后可以向牙髓传导，或直接通过埋在牙本质中的成牙本质细胞胞浆突传至牙髓，引起相应的牙髓反应，如形成修复牙本质。

中龋时，患者多有自觉症状。主要表现为冷或热的食品进入窝洞，刺激窝洞引起的一过性敏感症状。有一部分患者，龋损发展缓慢，由于修复性牙本质的形成，可无明显临床症状。临床温度诊和牙髓活力测试时，患牙的反应应该是与正常的对照牙类似。

中龋的诊断要结合患者的牙龄，考虑牙本质的厚度和致密度，处理时应有所区别。刚萌出的牙齿，牙本质小管粗大、渗透性强，病变发展快，修复性牙本质量少，病变距正常牙髓的距离短，即使观察到的病变位于釉牙本质界的下方，其临床症状也会比较明显，处理时仍应特别注意护髓。而发生在中老年人的中龋，常有较多的修复牙本质形成，牙本质小管矿物密度高、渗透性弱，对刺激的反应也较弱。

3. 深龋　病变进展到牙本质深层，临床上可观察到明显的龋洞，患者有明显遇冷热酸甜的敏感症状，也可有食物嵌塞时的短暂疼痛症状，但没有自发性疼痛。探诊时敏感，去净腐质后不露髓。常规温度诊检查时反应正常。

发生在点隙沟裂处的深龋，有时临床上仅可见窝沟口的小洞，但墨浸样改变的范围较大，提示牙本质的病变范围很大。拍咬合翼X线片可显示病变范围，但较实际病变范围要小。有时病变沿着釉牙本质界发展，内部病变范围很大，但外部表现很轻。

以上按病变侵入深度的分类方法，有利于临床诊断治疗时使用。但确定治疗方案时，还应同时考虑病变进展的速度，患牙的牙龄等因素。

临床检查记录时，有时也可采取流行病学调查时的记录方法，即五度分类法。其中Ⅰ、Ⅱ、Ⅲ度相应为浅、中、深龋，Ⅳ度龋则相应为已出现自发痛症状或牙髓病变，发生在牙本质深层的龋，Ⅴ度龋则指患牙已为残冠或残根。

浅、中、深龋的分类方法多数是为了临床治疗的方便，如浅龋多数使用简单的充填治疗即可；中龋在保护牙髓的前提下也可进行充填治疗；而对于深龋则需要谨慎处理。除了要仔细鉴别牙髓状况之外，还要特别注意在治疗过程中保护牙髓。

在浅龋成洞之前，病变区仅表现为颜色的改变，而无牙体组织的明显缺损。常可见于牙的平滑面，擦去菌斑软垢之后，牙釉质表面可以是白垩色，也可以为棕色或褐色改变，但牙表面连续性正常。由于受累牙齿仅有部分脱矿和色泽改变，而没有成洞，此时一般不需手术干预。有人也将这种情况称为早期釉质龋，认为可以通过去除病因和再矿化治疗停止病变发展。对于不易判断的窝沟早期龋或可疑龋，应随访，定期检查，一旦发展成洞，则必须进行手术干预。

（二）按病变速度的分类

这种分类方法有利于对患者的整体情况综合考虑，有利于及时采取措施。

1. 急性龋　龋的发展速度可以很快，从发现到出现牙髓病变的时间可以短至数周。病变如发生在窝沟，可在窝沟底部沿釉牙本质界向两侧和牙本质深部发展，则形成临床上不易发现的隐匿性龋。病变部的牙本质质地较湿软，范围较广，容易以手用器械去除。由于进展速度快，可早期侵犯牙髓，就诊时可能已有牙髓病变。检查和诊断时要特别注意。由于发展速度快，病理上很难见到在牙髓腔一侧的修复性牙本质形成。

多发生在儿童和易感个体。儿童新萌出的牙结构比较疏松，尤其是牙本质中小管数目多，矿物成分少，有利于酸和细菌代谢物质的扩散。而另一方面，儿童期食糖不容易得到控制，口腔卫生的良好习惯没有养成，使局部的致龋力增强。窝沟发育的缺陷，如矿化不全、沟陷深、牙釉质缺如，都使病变发展迅速。成年人中当患有唾液分泌方面的问题，如分泌量过少时，则影响唾液的清洁缓冲功能，使局部菌斑的pH较长时间保持在一个低水平，致龋力相对加大，也可出现急性龋的情况。

2. 猛性龋（猖獗龋）　特殊类型的急性龋。表现为口腔在短期内（6～12个月）有多个牙齿、牙面，尤其在一般不发生龋的下颌前牙甚至是切端的部位发生龋。可见于儿童初萌牙列，多与牙齿的发育和钙化不良有关，也可见于患者唾液腺功能被破坏或障碍时，如头颈部放疗后出现的龋损增加或患口干症时。有学者将由于头颈部放疗导致的猛性龋称为放射性龋。

3. 慢性龋　一般情况下龋呈现慢性过程、病变组织着色深、病变部位质地稍硬、不易用手用器械去除。多数情况下成年人发生的龋是这样。由于病程缓慢，在牙髓腔一侧可有较多的修复性牙本质形成。

4. 静止龋　由于致龋因素消失，已有的病变停止进展并再矿化。可见于发生在邻面的早期龋，如果相邻的患牙已拔除，患龋部位可以在口腔咀嚼时达到自洁，病变脱矿部位由于唾液的作用而再矿化。也见于磨牙患急性龋潜行发展时，使釉质失去支持，在咀嚼力的作用下破坏、崩溃、脱落，暴露的牙本质呈浅碟状，菌斑不能聚集，病变牙本质在唾液和氟化物的作用下再矿化，病变静止。临床检查时病变部位可以有轻度着色，但质地坚硬同正常组织或更硬，表面光亮。

（三）按病变发生的组织和部位分类

1. 釉质龋　发生在牙釉质的龋。由于牙釉质的主要成分是无机矿物磷灰石，脱矿是釉质龋的主要病理表现。正常釉质是半透明的，早期脱矿可以使釉质内部的结晶体光学性质发生变化，也可以使矿物含量降低，微孔增多，使早期釉质龋的光折射率发生变化，病变区呈白垩样色泽变化或呈位于釉质的浅洞。

2. 牙本质龋　病变发展到牙本质的龋。由于牙本质成分中含有较多的有机质，因而致龋过程不同于牙釉质，既有矿物的溶解，还应有胶原蛋白的溶解。有时候，牙本质的脱矿现象可以很严重，但只要胶原蛋白的基本结构存在，一旦致龋因素和受细菌感染的牙本质去除后，仅为少量脱矿的部分仍可修复或再矿化。再矿化的牙本质有时可能较正常组织矿化程度要高，如在静止龋时的牙本质。

3. 牙骨质龋　发生在牙骨质的龋，多见于中老年患者因牙周病暴露的牙骨质表面。由于牙骨质是一种类骨的组织，对于牙骨质在龋的状态的破坏机制，至今没有明确的答案。但可以肯定的是，矿物溶解总应是先于有机质的破坏的。

4. 根龋　发生在暴露的牙根表面的龋。多见于中老年人，一部分是由于患者患牙周病而导致牙根较早暴露，另一部分是由于牙周组织的生理性退缩。临床上常可见到有一部分患者，牙冠的部分很少有龋，但到了老年牙根暴露则多龋，提示根面龋的发病机制有可能不同于冠部的釉质龋。

5. 窝沟龋　发生在牙的点隙沟裂处的龋。这种情况多与该处的发育和解剖有关，常见于牙齿初萌的头几年。

6. 平滑面龋　发生在颊舌平滑面的龋。常见于唇颊牙颈部，由于菌斑聚集并得不到及时清洁而致。

7. 邻面龋　发生在牙的近远中面的龋。两个相邻的部位是最不易清洁的位置，因而更易患龋。

（四）按发病特点的分类

1. 继发龋　在已有修复体边缘或底部发生的龋。临床可见修复体边缘牙组织着色变软，拍 X 线片显示修复体周围牙组织密度降低。

2. 再发龋　已对原发龋病灶修复后在同一牙齿其他部位发生的龋损。用以与继发龋区别。

另外，在临床上有根据致病因素命名龋的，如放射治疗龋、喂养龋、奶瓶龋、青少年龋，不一一列举。

二、鉴别诊断

1. 与牙齿发育和矿化不良的鉴别　局部的或全身的疾病可导致牙齿的发育和矿化不良，表现为牙表面有实质性的缺损和色泽变化。如釉质发育不全时牙表面可出现陷窝状的缺陷，应与龋齿鉴别。一般这种缺陷呈不规则型、表面有光泽、质地坚硬。发生在咬合面常累及牙尖，而龋则主要累及窝沟。发育不全的缺陷还常发生在前牙的唇面和切缘，容易与龋鉴别。但是，釉质的这种缺陷也可能继发龋，表现为缺陷部位菌斑聚集，牙体组织脱矿变软。导致牙齿发育和矿化不良的非龋疾病还有氟牙症、四环素牙等多种疾病，多有矿化不良和色泽改变。多数情况下，牙表面组织有光泽、质地硬，容易与龋鉴别。有表面发育缺陷的牙，菌斑不易被清除，也可能成为龋的好发部位。

2. 与其他非龋疾患的鉴别　楔状缺损是发生在牙颈部的牙体组织缺损，但病变部位质地同正常组织，表面有光泽、无菌斑积累。酸蚀症和其他非龋性牙体组织缺损致牙本质暴露可出现牙本质敏感症，表现为对过冷和过热的敏感，但用暂封性材料覆盖敏感部位后，敏感症状消失。楔状缺损的部位有时也是菌斑易积聚的部位，有时可同时发生龋。

3. 深龋与可逆性牙髓炎的鉴别　龋深达牙本质深层，去腐干净后也未露髓，但进行常规温度诊检查时，出现较正常对照牙敏感的反应，如刺激时的一过性敏感症状。询问病史中从未出现自发痛症状，应考虑牙髓充血的可能，可诊断为可逆性牙髓炎。治疗应为间接盖髓观察，暂时充填，待充血症状消失后，再行永久充填。部分可逆性牙髓炎也可能进展为不可逆的牙髓炎。

4. 深龋与死髓牙的鉴别 有些情况下，尤其是在急性龋的时候，深龋时的毒素可以在龋还没有到达牙髓的情况下感染牙髓，致牙髓坏死，而患者可以没有临床症状。应通过温度诊、探诊和电活力测试予以鉴别。有时龋的过程缓慢，形成修复牙本质层后，可能降低牙对温度的反应性。遇到这种情况可以将温度测的部位放在窝洞内进行测试。必要时应拍 X 线片，观察根尖周组织的情况。

5. 深龋与慢性牙髓炎的鉴别 龋可以到达牙本质深层但未露髓，但龋坏过程产生的毒素可以穿过部分脱矿的牙本质刺激牙髓引起牙髓的慢性炎症。慢性牙髓炎一般会有相应的自发痛症状，但也因人而异。对于临床症状不明显的病例，可通过仔细询问病史、温度诊和电活力测试仔细鉴别。如临床有自发痛的经历，温度诊时较正常牙敏感或有延迟性疼痛，则应诊断为慢性牙髓炎。拍 X 线片有助于诊断。深龋时根尖周膜应该是正常的，而慢性牙髓炎时，有时可见根周膜的轻度增宽。

对于诊断不清或无法确定的病例，可先行间接盖髓治疗，随访观察，确诊后再行永久充填。

（陈文杰）

第七节 龋齿治疗方案

龋病的临床特点决定了确定其治疗方案时的特殊性。首先，由于龋的早期主要表现为矿物盐溶解，临床无症状，因此不易发现。其次，龋又是进行性发展的疾病，不能通过组织再生自行修复，形成龋洞必须由受过专门训练的口腔医师修复。同时，因龋就诊的患者常常存在其他的口腔卫生或口腔保健方面的问题，医师应该在修复局部龋洞的同时，指出患者口腔保健中的问题，指导患者养成好的口腔卫生习惯，使其具备正确的口腔科就诊态度和主动防治早期龋齿的主观愿望。

概括起来，在制订龋的治疗计划时，应该综合考虑。要考虑患者目前的主要问题，及时终止病变发展、防止对牙髓的损害、恢复外观和功能；还必须考虑患者整体的口腔情况，为患者制订个性化的整体预防和治疗计划。同时，要教育指导患者，调动其自身的防治疾病的主观能动性。患者自身对疾病的认知程度对于控制龋齿是十分关键的。治疗一个龋齿，教育一个患者，使其形成良好的口腔保健习惯，是医者的责任。

一、个案综合分析

1. 个案的龋危险性评估 龋病的发病因素很多，但对于每个就诊的患者来说，应该有其特殊或主要的原因。要全面询问患者的饮食习惯、口腔卫生保健方法、用氟情况和全身健康状况，同时要仔细检查患者每个牙齿的发育和矿化、牙面菌斑聚集、牙的排列、有无修复体和唾液分泌情况，要对患者当前的龋患情况有完整的了解，结合所收集的资料和已有的知识对其给出综合的龋危险性评估，以便有针对性地给患者以具体的指导和制订治疗方案。龋危险性评估要根据患者年龄、目前患龋程度、以往龋病史、牙齿发育排列状态、唾液分泌情况等综合考虑。多个龋齿同时存在、唾液分泌量少、牙齿矿化程度差，都应该判断为高危患者。一般情况下，根据临床发现，医师可以给出一个大致的个案龋危险性评估意见。更准确的龋危险性评估则是一项长期而复杂的研究工作，需依靠多个数据的综合分析，得出具体的具有指导意义的龋危险指数。

2. 具体而有针对性的饮食分析 尽管糖的消耗尤其是糖的进食频率是与龋齿最为密切的因素，但糖又是人类快速获取能量的最佳来源。因此，笼统地对患者讲不吃糖或少吃糖是起不到防止或减少龋齿的作用的。只有让患者真正了解了糖在龋齿发病中的作用，同时具体地与患者共同分析自己在饮食方面存在的问题及应该了解和注意的事项，才可能有助于预防和减少龋。要告诉患者什么时候不宜吃糖，如睡前或患口干症；吃糖后应该做些什么，如漱口和刷牙；应该怎样合理安排吃糖，如减少零食的次数；哪些食物更容易产酸致龋，如蔗糖、果糖等；哪些食物不致龋，如蔬菜、肉类等。

3. 菌斑控制指导 口腔卫生指导最主要的目的是教会患者自我控制菌斑的方法。让患者知道，清洁的牙面是不会得龋齿的。多数患者都有刷牙的习惯，但多数人做不到有效地清洁各个牙面。医师应该让患者了解哪些部位需要清洁，具体指导患者有效的清洁方法，包括如何使用牙线等。

4. 使用氟化物　氟的抗龋作用已为临床实践所证明，要教育每一个患者尤其是龋高危者，有规律地使用含氟牙膏。对儿童患者和高危患者，还应在每次就诊时，为牙面局部涂布氟化物，加强抗龋效果。

5. 定期看医师　要求患者定期到口腔科医师处检查，以便早期发现和处理早期的龋齿。一般患者每年检查一次。对于高危患者要加大频率，最少每年 2 次，必要时每 3 个月一次。对于猛性龋的患者除了严密观察，更应该积极预防和治疗。

龋病的治疗并不复杂，但治疗方案确定前的综合考虑则是一件需认真考虑的事情，是对医者综合素质的检验。口腔医师不仅是医者，还应成为口腔医学知识的教育者和传播者。

二、制订治疗计划

1. 告知义务　医务人员要对患者尽到告知义务，使患者充分了解自己口腔患龋的实际情况，了解医师计划采取的措施，知道自己应做的事情和应付的费用。制订治疗计划需要患者或其家属和监护人的参与。

2. 处理主诉牙　患者寻医就诊，一般都有主诉症状。医者首先应该针对患者的主诉症状或主诉牙进行诊断并制订治疗计划、采取措施。即使对于多发的问题，也必须遵循上述原则。对患龋的牙，如果确定没有牙髓病变的临床表现和 X 线影像表现，可以直接充填修复。如果存在牙髓充血或可疑炎症表现，则最好采取二步法充填，即先将龋坏的组织清理干净，用对牙髓无刺激或有安抚作用的暂时充填材料充填，一至数周后无反应，则可进行永久性充填修复或嵌体修复。对于龋坏范围尚未波及牙髓的病例应尽可能地保存牙髓活力。

3. 停止龋的发展　在对主诉牙进行了适当的处理后，要针对全口患龋的情况采取措施。对于口腔内同时发现多个牙齿患龋或者患龋呈急性发展的患者，应该采取措施，首先阻止龋的发展和蔓延。对于已有的龋洞，首诊时就应尽可能去净龋坏组织，以暂时封闭材料封闭窝洞，停止龋的发展。然后，再根据情况逐个修复龋损的牙齿。在处理龋坏牙的同时，应对易感牙齿采取措施，如牙面局部涂氟和窝沟封闭。

4. 修复龋损、恢复功能　对于多个牙齿同时患龋的病例要在停止和控制了龋发展之后，逐个的修复缺损的部分。修复龋病缺损可根据情况选择充填修复或嵌体修复。要根据个案与患者讨论选择修复的方法和所用材料。

5. 制定和落实预防措施　治疗期间和治疗后患者的口腔保健情况直接决定牙体修复体的效果和寿命。为此，必须针对患者的具体情况，制定个性化的口腔保健方法。复诊时应该检查患者执行的情况。

6. 定期复查防止复发　龋齿的治疗仅靠门诊的工作或只是修复了龋坏的部分是不够的。补了洞，不等于治了病。要求患者定期复查。复查的频率依据患龋的程度和危险性而定。一般间隔应在 6 个月到一年的时间。对于个别高危个体，应 3 个月一次。复查时除了检查口腔卫生和患龋情况之外，还应检查患者执行口腔保健计划的情况。

三、龋损修复治疗的基本原则

对于尚未形成窝洞的早期龋，可以通过去除病原物质、改变局部环境和再矿化的方法予以处理，并应定期复查。对于已形成龋洞的病损，只能人工修复，修复时应该遵循下述原则。

1. 生物学原则　去除龋损感染的组织，保护正常牙髓组织不受损害，尽可能保留健康的牙体组织，修复龋损、恢复功能、恢复美观，是治疗龋齿需要遵循的基本生物学原则。

感染的牙齿组织含有大量细菌和细菌毒素，修复前如果不能将其彻底去除，势必会使感染扩散。不能阻止病变的进一步发展，是造成龋复发的主要原因。另一方面，脱矿后的牙体组织渗透性增加，如果没有去净存在于洞缘的脱矿牙体组织，势必使洞缘的封闭性降低，增加微渗漏，增加外界刺激对窝洞深部组织的刺激，是治疗失败的重要原因。

牙本质 - 牙髓复合体是富含神经的生物组织。目前治疗龋齿时，主要依赖高速旋转的器械去除病变组织和预备窝洞。机械操作时的压力，器械摩擦产生的热、冷却过程造成的组织脱水及治疗所用药物和材料等因素都可能对牙本质，牙髓复合体尤其是牙髓组织造成不可逆的损伤。因此，治疗过程要特别注意对牙本质－牙髓复合体的保护。对所用器械设备要经常检查，及时更换损坏的部件，如变形的齿轮、钝旧的钻、喷水不准确的手机等。临床操作要十分的轻柔和仔细，避免过度用力、牙齿脱水及长时间切削等。同时，要充分了解所使用的材料和药物特性，避免药物或材料对牙髓的刺激。备好的窝洞应该立即封闭，避免牙本质小管的二次感染。

为了获得良好的通路和固位，龋齿治疗的过程中有时不得不牺牲部分正常的牙体组织。但是，保留健康的组织始终应该是牙体治疗应该追求的目标。粘接修复技术比较以往的银汞合金充填术和嵌体修复术能够较多地保留健康组织，是一项十分有前途、需要改进和发展的技术。

2. 功能和美学的原则 龋损修复的根本目的是恢复功能和美观。功能的恢复除了外形的考虑之外，咬合的考虑不可忽略。修复完好的牙齿应有良好的咬合关系。对美观的考虑，一是外形，一是色泽。良好的外形和色泽是恢复自然美的两要素。目前的直接粘接修复术和间接嵌体修复术均可达到较理想的美观修复效果。

修复后的牙齿除了自身的外形和色泽之外，还应该与相邻牙齿和组织有良好的生物学关系，不应形成新的食物嵌塞和菌斑滞留区。

3. 固位和抗力的原则 修复龋损需用生物相容的材料，这种材料必须与牙齿紧密结合或牢固地存在于窝洞中才可以行使功能。寻求合适的固位方法一直是龋损修复的重点。概括起来，目前获取固位的方法主要有两种，机械固位和化学粘接固位。

（1）机械固位：是应用银汞合金充填术修复牙体组织缺损的主要固位方法。充填前要求制作一定洞形，利用洞形的壁和形状通过摩擦和机械锁扣使充填材料获得固位。为了获得足够的抗力形，对抗咀嚼过程的各种力，充填体必须有一定厚度和强度。然而所有这些都不利于保留更多的健康牙体组织，不是理想的固位方法。粘接修复技术依赖材料与牙齿的化学粘接获取固位，是牙体修复所追求的目标。

（2）化学粘接固位：理想的粘接修复技术只需要全部或部分去除病变的牙体组织，在不破坏健康牙体组织的情况下，利用材料的化学粘接作用获得固位，利用材料的优越物理性能获得抗力。近代，粘接修复技术有了很大的发展。一方面，粘接剂的发展，已经突破了单纯粘接牙釉质或牙本质的界限。一种粘接剂可以同时对牙釉质和牙本质获得类似釉质和牙本质自然粘接的力量；另一方面，充填材料尤其是高分子的树脂类材料通过增加填料和改变填料特性的方法，已经获得基本能够满足咀嚼功能要求的复合树脂。然而，由于粘接修复材料中的基质材料为高分子的聚合材料，所以存在聚合收缩和材料老化的问题。尽管近年来的研究已经在克服这些问题方面有了巨大的发展，相关的材料也有了很大的改进，但是仍需要更多的长期临床观察和临床效果评估。

（陈文杰）

第三章

牙体硬组织非龋性疾病

牙体硬组织非龋性疾病（non - carious tooth disease）是牙体硬组织受到某些全身或者局部、物理或者化学等不利因素引起的疾病，是口腔常见病之一。

牙是人类赖以生存的咀嚼器官的重要组成部分，在个体发育及行使咀嚼、吞咽和表情等功能的过程中不断接受物理和化学因素的作用。适度的作用是维系功能的必要条件，但不利因素或过度作用则会造成牙体硬组织的损伤，并可继发牙髓和根尖周组织的疾病。造成牙体硬组织非龋性疾病的原因很多，如各种物理和化学原因，造成的牙体组织缺损和牙的损伤及与牙磨损、楔状缺损等非龋性疾病并存的受到外界刺激会发生酸痛症状的牙本质敏感症。

牙体硬组织非龋性疾病包括：牙发育异常、着色牙、牙损伤和牙本质过敏症等。

牙在生长发育期间，由于受到某些全身或局部不利因素的影响，使牙在结构、形态、数目和萌出方面出现异常，且常同时伴有牙的颜色改变，影响美观。

牙体硬组织非龋性疾病还包括各种由物理或化学原因所致的牙体缺损和牙的损伤。

牙本质过敏症虽非一种独立疾病，但它常与磨损、楔状缺损等非龋性牙体疾病并存。

第一节 牙发育异常和着色牙

一、釉质发育不全

釉质发育不全（enamel hypoplasia）指在牙发育期间，由于全身疾病、营养障碍或严重的乳牙根尖周感染导致釉质结构异常。根据致病的性质不同，分为釉质发育不全（enamel hypoplasia）和釉质矿化不全（enamel hypocalcification）两种类型。前者系釉质基质形成障碍所致，临床上常有牙体组织实质缺损；后者则因为釉质基质形成正常而矿化不良所致，临床上一般无牙体组织实质缺损。发育不全和矿化不全既可单独发病，也可同时存在。

（一）病因

1. 严重营养障碍　维生素 A、维生素 C、维生素 D 及钙磷的缺乏，均可影响成釉细胞分泌釉质基质和矿化。维生素 A 缺乏，对上皮组织的影响很明显，而釉质为上皮组织的成釉细胞所形成；维生素 C 缺乏时，成釉细胞不能分化成高柱状细胞而蜕变成扁平细胞，使釉质发育不全。对天竺鼠的动物实验证明，维生素 C 缺乏首先导致成牙本质细胞变性，不能形成正常的牙本质，而是不规则的、排列不齐的牙本质小管钙化组织，严重时甚至可使牙本质发育停止。成牙本质细胞变性后可影响釉质正常发育。维生素 D 严重缺乏时，钙盐在骨和牙组织中的沉积迟缓，甚至停止；一旦形成釉质基质，由于得不到及时的矿化，基质不能保持它的形状而塌陷，这些都是釉质表面上形成凹陷和矿化不全的原因。

2. 内分泌失调　甲状旁腺与钙磷代谢有密切关系。甲状旁腺功能降低时，血清中钙含量降低，血磷正常或偏高。临床上出现手足抽搐症，其牙也可能出现发育缺陷，肉眼能见到牙面横沟或在镜下才能见到加重的发育间歇线。

3. 婴儿和母体的疾病 小儿的一些疾病，如水痘、猩红热等均可使成釉细胞发育发生障碍。严重的消化不良，也可成为釉质发育不全的原因。而孕妇患风疹、毒血症等也可能使胎儿在此期间形成的釉质发育不全。发病急、病程短的疾病，仅使釉质形成一条窄的横沟缺陷，如果正值牙发育的间隙期，则不致引起釉质发育不全。

4. 局部因素 常见于乳牙根尖周严重感染，导致继承恒牙釉质发育不全。这种情况往往见于个别牙，以前磨牙居多，又称特纳（Turner）牙。1912 年，首先由 Turner 报道：一个小男孩因患严重的麻疹，萌出的恒牙在牙面上呈对称性的白色条纹，与相邻牙釉质截然不同，说明牙釉质形成时曾受到干扰。另一患者为小女孩，表现为局部牙釉质发育不良，牙面上有稍淡的黄斑，釉质完整。追问病史，曾有乳牙因根尖周脓肿而拔除的病史。

特纳牙不同于其他釉质发育不全累及口内多数牙，其往往只涉及单个牙。若患牙为尖牙或前磨牙，通常是因乳牙根尖感染较重，影响了后继恒牙的发育。若为前牙，则多由于创伤因素所致，受创乳牙被推入下方发育中的恒牙胚，从而扰乱了恒牙釉质的发育。

（二）病理变化

在磨片上，釉质部分有凹陷，凹陷处的釉护膜能经数年而不被磨掉。在凹陷底部，有加重的釉质发育间隙线（芮氏线）。釉丛和釉梭明显且数目多。釉质易被染料浸透，故釉质中常有色素沉积。与釉质发生障碍同一时期发生的牙本质部分，也有增多的球间牙本质和牙本质发育间隙线（欧氏线）。

（三）临床表现

根据釉质发育不全的程度可将其分为轻症和重症。

1. 轻症 釉质形态基本完整，仅有色泽和透明度的改变，形成白垩状釉质，这是由于矿化不良、折光率改变而形成的，一般无自觉症状。

2. 重症 牙面有实质性缺损，即在釉质表面出现带状或窝状的棕色凹陷。

（1）带状（横沟状）缺陷：在同一时期釉质形成全面遭受障碍时，可在牙面上形成带状缺陷。带的宽窄可以反映障碍时间的长短，如果障碍反复发生，就会有数条并列的带状凹陷出现。

（2）窝状缺陷：由于成釉细胞成组地破坏，而其邻近的细胞却继续生存并形成釉质所致。严重者牙面呈蜂窝状。

另外，还有前牙切缘变薄，后牙牙尖缺损或消失。由于致病因素出现在牙发育期才会导致釉质发育不全，故受累牙往往呈对称性。所以可根据釉质发育不全的部位，推断致病因素作用的时间。

（四）防治原则

釉质发育不全系牙在颌骨内发育矿化期间所留下的缺陷，而在萌出以后被发现，并非牙萌出后机体健康状况的反映。所以，对这类患牙再补充维生素 D 和矿物质是毫无意义的。由于这类牙发育矿化较差，往往容易磨耗。患龋后发展较快，应进行防龋处理。

牙发生着色、缺陷的可通过光固化复合树脂修复、烤瓷冠修复等方法进行治疗。

二、遗传性牙本质障碍

遗传性牙本质障碍（hereditary dentine disorders）可分为遗传性牙本质发育不全（dentinogenesis imperfect，DGI，DI）及遗传性牙本质发育不良（dentine dysplasia，DD）。

牙本质发育不全共有 3 种类型。

牙本质发育不全Ⅰ型（DGI－Ⅰ）：患有 DGI－Ⅰ型者伴有成骨不全症。乳恒牙通常均呈琥珀色、半透明，显著磨损。影像学表现为牙根又细又短，牙本质肥厚，从而导致萌出前或刚萌出的牙髓腔闭锁。但这种现象在同一个体内可能也会有所差异，可能有的牙髓腔完全闭锁，而其他牙的牙本质表现正常。

牙本质发育不全Ⅱ型（DGI－Ⅱ）：DGI－Ⅱ与 DGI－Ⅰ牙特征相似，但完全通透且无成骨不全症。该型一个显著特征为牙颈部明显缩窄以致形成一个球根状的牙冠。DGI－Ⅱ型中无正常牙。神经性听力损失也曾作为伴发的罕见特征被报道。

牙本质发育不全Ⅲ型（DGI-Ⅲ）：该型发现于马里兰州和华盛顿特区因 Brandywine 河而与世隔绝的 3 个种族人口中。临床表现各异，除了牙大小及色泽与 DGI-Ⅱ型相似外，该型患者乳牙髓腔增大，大量暴露。影像学上表现为牙由于牙本质萎缩而中空，因而称为"壳状牙"。

牙本质发育不良分为 2 种类型。

牙本质发育不良Ⅰ型（DD-Ⅰ）：DD-Ⅰ型的牙临床表现与正常牙无明显差异，包括色泽、形状、外观均正常。但影像学表现为牙根尖锐，呈圆锥形，根尖缩窄。恒牙萌出前髓腔闭锁，因而剩余的牙髓呈与釉牙骨质界平行的新月形，而乳牙则牙髓完全闭锁。即使未患龋病牙也常出现根尖阴影。

牙本质发育不良Ⅱ型（DD-Ⅱ）：又称遗传性乳光牙本质，该型乳牙表现与 DGI-Ⅱ型相似。但恒牙可能不受影响或仅在影像学上轻微异常，如髓腔呈枝叶状畸形（thistle-tube deformity）及髓石。与 DD-Ⅰ型不同，DD-Ⅱ型根长正常，无根尖阴影。

本节仅讨论第Ⅱ型：即遗传性乳光牙本质（hereditary opalescent dentin）。因具有遗传性，牙外观有一种特殊的半透明乳光色而得名。其发病率为 1/8 000~1/6 000。

（一）病因

本病属于常染色体显性遗传病，可在一家族中连续出现几代，亦可隔代遗传。男、女患病率均等，乳、恒牙均可受累。亲代一人患病，子女有 50% 发病概率，符合常染色体显性遗传规律。

我国科研人员通过对 3 个遗传性乳光牙本质家系的分析，发现了位于 4q21 区域染色体长臂的 DSPP（dentin sialophosphoprotein 牙本质涎磷蛋白）几种不同类型的突变都可导致该病的发生。该基因的突变在其中 2 个家系还引发进行性高频耳聋。科研人员不仅鉴定了部分遗传性乳光牙本质的一个新的表型——进行性高频耳聋，还首次发现在牙中特异表达的基因 DSPP 在内耳中也有表达，表明 DSPP 基因产物在牙本质发育及内耳正常功能中发挥了极为重要的作用，为该病的诊断和治疗带来了希望。

在这 3 个家系中，其中 1 个不伴有进行性耳聋的家系为 DSPP 基因内含子 3 的供点处发生了 1 个 G-A 的改变，在转录过程中可能导致 DSPP 基因外显子 3 的缺失；第 2 个家系在外显子 2 有 1 个 C-A 的变换，造成了 Pro-Thr 的改变；另一个家系在外显子 3 有 1 个 G-A 的转变，从而造成密码子 ValPhe 的改变，使蛋白跨膜区中 2 个相邻氨基酸残基发生错义突变，导致了疾病的发生。

近年来随着基因研究的发展，有观点认为遗传性牙本质发育不全与成骨不全症是两种独立的疾病。目前除 DD-Ⅰ型外，其余各型牙本质缺损定位基因已明确。

（二）病理变化

釉质结构基本正常，釉牙本质界失去小弧形的排列而呈直线相交，有的虽呈小弧形曲线，但界面凹凸较正常牙为浅。牙本质形成较紊乱，牙本质小管排列不规则，管径较大，数目较少，有的区域甚至完全没有小管，并可见未钙化的基质区域。由于不断较快地形成牙本质，成牙本质细胞蜕变消失，有的细胞被包埋于基质。

遗传性乳光牙磨片内，髓腔也由于被不断形成的牙本质充满而消失。

（三）临床表现

牙冠呈微黄色半透明，光照下呈现乳光。釉质易从牙本质表面分离脱落使牙本质暴露，从而发生严重的咀嚼磨损。在乳牙列，全部牙冠可被磨损至龈缘，造成咀嚼、美观和语言等功能障碍。严重磨损导致低位咬合时，还可继发颞下颌关节功能紊乱等疾病。X 线片可见牙根短。牙萌出后不久，髓室和根管完全闭锁。

（四）治疗原则

由于乳牙列常有严重咀嚼磨损，故需用覆盖面和切缘的𬌗垫预防和处理。在恒牙列，为防止过度的磨损，可用烤瓷冠，也可用𬌗垫修复。

三、先天性梅毒牙

先天性梅毒牙（congenital syphilitic teeth）包括半月形切牙和桑椹状磨牙等。主要见于恒牙，乳牙极少受累。10%～30%的先天性梅毒患者有牙表征。

（一）发病机制

在牙胚形态发生期，由于炎症细胞浸润，特别在成釉器中有炎性渗出，致使成釉细胞受害，部分釉质的沉积停止。又由于牙本质的矿化障碍，前期牙本质明显增多，因而牙本质塌陷，形成半月形损害。

毒牙多见于第 11，16，21，26，31，32，36，41，42，46 号牙，少见于乳牙列，可能与下列因素有关：①梅毒对组织损害最严重的时期，是在胚胎末期及出生后第 1 个月；②如果梅毒在胚胎早期即严重侵犯组织，则可导致胎儿流产，当然不会遗留畸形牙；③梅毒螺旋体不易经过胎盘而直接作用于胎儿。

（二）病理变化

牙胚周围有螺旋体，牙乳头和牙囊有炎症。在发育共同胚胎镜下可发现，梅毒牙的病理改变是：釉质明显缺少或完全缺失，牙本质生长线明显，球间牙本质增多，前期牙本质明显增宽，牙颈部可见含细胞牙本质和骨样牙本质。

（三）临床表现

1. 半月形切牙　亦称哈钦森牙（Hutchinsonteeth）。Hutchinson 发现先天性梅毒患者有 3 项特征：①间质性角膜炎；②中耳炎或耳聋；③半月形切牙。这种切牙的切缘比牙颈部狭窄，切缘中央有半月形缺陷，切牙之间有较大空隙。

2. 桑椹状磨牙（mulberry molars）　Fournier 于 1884 年首次发现先天性梅毒患者第一恒磨牙的牙尖皱缩，表面粗糙，釉质呈多个不规则的小结节和坑窝凹陷，散在于近𬌗面处，故有桑椹状之称；牙尖向中央凑拢，牙横径最大处在牙颈部。

3. 蕾状磨牙（Pfluger teeth, moon teeth）　Henry Moon 于 1877 年第一次进行描述：第一恒磨牙较正常牙小，圆顶状；近中面观，牙尖聚拢，但冠部无沟隙或缺损环绕；除了外形畸形外，牙表面光滑。

同其形态的特异性 Jacobi 等（1992 年）和 Putkonen（1962 年）将其称为蕾状磨牙。

1924 年，Pfluger 对此类牙又进行如下描述：牙尖处横径缩窄，𬌗面收缩，颈部为全牙横径最大处，他认为第一磨牙虽不似桑椹状，但牙尖向中央凑拢，致使𬌗面收缩，有如花蕾，因而得名。Moon 则称此类牙为圆屋顶式牙，这也是先天性梅毒牙特征之一。X 线片示：先天性梅毒牙的第一磨牙，牙根较短。

另外，牙萌出过早或过迟；先天性无牙畸形；由口角向颊部的放射状瘢痕；前额隆突而鼻梁塌陷等都可用作辅助诊断的标志，更有力的证据应是血清学检查。

（四）防治原则

在妊娠早期治疗梅毒，是预防先天性梅毒的有效方法。若在妊娠后 4 个月内用抗生素行抗梅毒治疗，95%的婴儿可免得先天性梅毒。这样也就可以防止梅毒牙的发生。对梅毒牙可用修复学方法或光固化复合树脂修复。

四、着色牙

（一）概述

着色牙（discoloration of teeth）是口腔中常见的疾病，各个年龄组人群均可发生；既可以发生在乳牙，也可以发生在恒牙。根据病因的不同，又可以分为内源性着色牙（intrinsic discoloration）和外源性着色牙（extrinsic discoloration）两大类。

内源性着色牙指的是由于受到疾病或药物的影响，牙内部结构包括釉质、牙本质等均发生着色，常伴有牙发育的异常，活髓牙和无髓牙均可以受累。外源性着色牙主要指由于药物、食物、饮料（如茶叶、咖啡、巧克力等）中的色素沉积在牙表面引起牙着色，牙内部组织结构完好，只影响牙的美观，不影响牙的功能。

1. 病因　着色牙的病因众多，大致可分为外源性着色和内源性着色。

（1）外源性着色：外源性着色由多种原因造成，包括附着在牙表面的菌斑、产色素细菌、饮料、食物等。

（2）内源性着色：内源性着色的病因根据牙萌出情况而有所不同。在牙未萌出前，影响牙胚胎发育及硬组织形成的原因包括系统性疾病，如婴幼儿高胆红素血症、血液系统疾病、四环素类药物的应用等；而在牙萌出后，由于化学物质、外伤、抗生素使用等也可引起内源性牙着色。

2. 临床表现　如下所述。

（1）外源性着色：主要表现为在牙的表面，如牙颈部、牙近远中邻面、下颌牙舌面和上颌牙腭面有条状、线状或者块状的色素沉着。根据着色原因不同，可有多种色素沉着，严重者覆盖整个牙面，极大影响了美观。

（2）内源性着色：由于许多内源性着色均发生在牙萌出前牙冠形成时期，因此，通常为多个牙同时受累，且常伴有牙结构的发育缺陷，如四环素牙、氟斑牙。而外伤引起的牙着色主要是由于创伤时血管破裂，血细胞游离到髓腔，发生溶血，释放出血红蛋白及铁离子，与硫化氢结合形成硫酸铁进入牙本质小管而导致牙着色。

3. 治疗　如下所述。

（1）外源性着色牙：一般采用常规口腔卫生清洁措施包括超声波洁牙、喷砂洁牙均可去除，严重者可能需经过多次反复清洁才能去除。

（2）内源性着色牙：内源性着色牙的治疗方法主要包括树脂修复、牙漂白、烤瓷冠修复等，可根据牙着色的程度不同而选择不同治疗方法。

（二）氟牙症

氟牙症（dental fluorosis）又称氟斑牙或斑釉（mottled enamel），具有地区性分布特点，为慢性氟中毒早期最常见且突出的症状。氟牙症在世界各国均有报道。我国氟牙症流行区很多，如东北、内蒙古、宁夏、陕西、山西、甘肃、河北、山东、贵州、福建等地都有慢性氟中毒区。氟中毒除了影响牙外，严重者同时患氟骨症，应引起高度重视。

1. 病因　1931 年，Churchill 首先肯定水中氟含量过高是本症的病因。同年 Smith 用氟化物做大鼠实验，证明氟含量过高可产生此症。一般认为水中含氟量以 1ppm（1mg/L）为宜，该浓度既能有效防龋，又不致发生氟牙症。但个体因素及其他生活条件，包括对氟的感受性也有一定差异。饮用水是摄入氟的一个最大来源，水氟摄入是按年龄、气候条件和饮食习惯综合决定的。水氟的最适浓度主要取决于当地的年平均最高气温，美国为 0.7~1.2ppm，广州约为 0.7ppm。我国地域辽阔，南北气温相差甚大，因此不能只有一个适宜浓度，故我国现行水质标准氟浓度为 0.5~1ppm 应是适宜的。

食物中氟化物的吸收，取决于食物中无机氟化物的溶解度以及钙的含量。如果加入钙的化合物，则氟的吸收就显著减少。动物实验证实，充足的维生素 A、维生素 D 和适量的钙、磷，可减轻氟对机体的损害。这说明氟含量过高并不是造成氟牙症的唯一原因，因为水中含氟量较高的地区，也不是人人罹患此症。

另外，能否发生氟牙症还取决于过多氟进入人体的时机。氟主要损害釉质发育期牙胚的成釉细胞，因此，过多的氟只有在牙发育矿化期进入机体，才能发生氟牙症。若在 6~7 岁之前，长期居住在饮水中含氟量高的流行区，即使日后迁往他处，也不能避免以后萌出的恒牙受累，反之，如 7 岁后才迁入高氟区者，则不出现氟牙症。

2. 发病机制　碱性磷酸酶可以水解多种磷酸酯，在骨、牙代谢中提供无机磷，作为骨盐形成的原料。当氟浓度过高时，可抑制碱性磷酸酶的活性，从而造成釉质发育不良、矿化不全和骨质变脆等骨骼疾病。

3. 病理表现 为柱间质矿化不良和釉柱的过度矿化。这种情况在表层的釉质更显著，表层釉质含氟量是深层釉质的 10 倍左右。由于氟牙症表层釉质呈多孔性，易于吸附外来色素（如锰、铁化合物）而产生氟斑。重型氟牙症的微孔量可达 10% ~ 25%，位于釉柱间，并沿横纹分布。如果这种多孔性所占的体积大，釉质表面就会塌陷，形成窝状釉质发育不全。

4. 临床表现 如下所述。

（1）氟牙症临床表现的特点是在同一时期萌出牙的釉质上有白垩色到褐色的斑块，严重者还并发釉质的实质缺损。临床上常按其程度而分为白垩型（轻度）、着色型（中度）和缺损型（重度）3 种类型。

（2）多见于恒牙，发生在乳牙者甚少，程度亦较轻。这是由于乳牙的发育分别在胚胎期和婴儿期，而胎盘对氟有一定的屏障作用。但如氟摄入量过多，超过胎盘筛除功能的限度时，也能不规则地表现在乳牙上。

（3）对摩擦的耐受性差，但对酸蚀的抵抗力强。

（4）严重的慢性氟中毒患者，可有骨骼的增殖性变化，骨膜、韧带等均可钙化，从而产生腰、腿和全身关节症状。急性中毒症状为恶心、呕吐、腹泻等。由于血钙与氟结合，形成不溶性的氟化钙，可引起肌痉挛、虚脱和呼吸困难，甚至死亡。

5. 鉴别诊断 本病主要应与釉质发育不全相鉴别。

（1）釉质发育不全白垩色斑的边界比较明确，而且其纹线与釉质的生长发育线相平行吻合；氟牙症为长期性的损伤，故其斑块呈散在的云雾状，边界不明确，并与生长发育线不相吻合。

（2）釉质发育不全可发生在单个牙或一组牙；而氟牙症发生在多数牙，尤以上颌前牙为多见。

（3）氟牙症患者有在高氟区的生活史。

6. 防治原则 最理想的预防方法是选择新的含氟量适宜的水源，或分别应用活性矾土（Al_2O_3）或药用炭（活性炭）去除水源中过量的氟，但后者费用昂贵，难以推广。对已形成的氟牙症可用磨除、酸蚀涂层法、复合树脂修复和烤瓷冠修复等方法处理。

（三）四环素牙

四环素是由金霉素催化脱卤生物合成的抗生素，早在 1948 年即开始用于临床。1950 年，国外有报道四环素族药物引起牙着色称四环素牙（tetracycline stained teeth）；其后又陆续报道四环素沉积于牙、骨骼及指甲等，而且还能引起釉质发育不全。国内直至 20 世纪 70 年代中期才引起注意。目前，随着四环素类药物使用的减少，这类疾病的发病已逐渐少见。

1. 发病机制 在牙的发育矿化期，服用的四环素族药物，可被结合到牙组织内，使牙着色。初呈黄色，在阳光照射下则呈明亮的黄色荧光，以后逐渐由黄色变成棕褐色或深灰色。这种转变是缓慢的，并能被阳光促进，所以切牙的唇面最先变色。一般说来，前牙比后牙着色明显；乳牙着色又比恒牙明显，因为乳牙的釉质较薄、较透明，不易遮盖牙本质中四环素结合物的颜色。牙着色程度与四环素的种类、剂量和给药次数有关。一般认为，缩水四环素、地美环素、盐酸四环素引起的着色比土霉素、金霉素明显。在恒牙，着色程度与服用四环素的疗程长短呈正比关系，但是短期内的大剂量服用比长期服相等总剂量的作用更大。

由于釉质和牙本质同时形成在同一基底膜的相对侧，所以同一次的剂量能在两种组织中形成黄色层；但在牙本质中的沉积比在釉质中高 4 倍，而且在釉质中仅为弥散性的非带状色素。这是由于牙本质磷灰石晶体小，总表面积比釉质磷灰石晶体大，因而使牙本质吸收四环素的量较釉质为多。又由于黄色层呈波浪形，似帽状，大致相似于牙的外形，所以一次剂量引起的着色能在一个牙的大部分表面看到。在牙着色的同时，还有骨组织的着色，但是后者可随骨组织的生理代谢活动而使着色逐渐去除，然而牙的着色却是永久的。此外，四环素还可在母体通过胎盘引起乳牙着色。

四环素对牙的影响主要是着色，有时也并发釉质发育不全。四环素分子有螯合性质，可与牙组织形成稳固的四环素正磷酸盐复合物，此物质能抑制矿化的 2 个相，即核化和晶体的生长。

2. 临床表现 四环素对牙着色和釉质发育不全的影响与下列因素有关：①四环素族药物本身的颜

色，如地美环素呈镉黄色、土霉素呈柠檬黄色。②降解而呈现的色泽，四环素对光敏感，可以在紫外线或日光下变色。③四环素在牙本质内，因结合部位的深浅而使牙本质着色的程度有所不同，当着色带越靠近釉牙本质界时，越易着色。因而在婴儿早期，形成外层牙本质时，用药影响最大。④与釉质本身的结构有关，在严重釉质发育不全、釉质完全丧失时，着色的牙本质明显外露；如果轻度釉质发育不全，釉质丧失透明度而呈白垩色时，可遮盖着色的牙本质，反而使牙色接近正常。

根据四环素牙形成阶段、着色程度和范围，四环素牙可以分为以下 4 个阶段。

（1）第一阶段（轻度四环素着色）：整个牙面呈现黄色或灰色，且分布均匀，没有带状着色。

（2）第二阶段（中度四环素着色）：牙着色的颜由黄色至黑灰色。

（3）第三阶段（重度四环素着色）：牙表面可见到明显的带状着色，颜色呈黄 – 灰色或黑色。

（4）第四阶段（极重度四环素着色）：牙表面着色深，严重者可呈灰褐色，任何漂白治疗均无效。

四环素牙引起牙着色和釉质发育不全，都只在牙发育期才能显现出来。一般说来，在 6 ~ 7 岁或以后再给药，不致引起令人注目的牙着色。

3. 防治原则 为防止四环素牙的发生，妊娠和哺乳的妇女及 8 岁以下的小儿不宜使用四环素类药物。

着色牙可通过光固化复合树脂修复、烤瓷冠修复或漂白等方法进行治疗。

（1）牙的漂白治疗：着色牙的漂白治疗主要用于牙冠比较完整的轻、中度氟斑牙，四环素牙，变色无髓牙。漂白治疗的方法主要分为外漂白和内漂白两种。外漂白方法根据是在口腔诊室内完成还是在家中自行完成又可分为诊室内漂白治疗和家庭漂白治疗。目前最常用的漂白剂为过氧化氢，其他还有过氧化脲、过硼酸钠等。

过氧化氢是一种强氧化剂，着色牙漂白时最常用的剂量为 30% 过氧化氢，其确切的漂白机制至今不很清楚，主要为一种氧化反应，当过氧化氢和牙接触时，形成具有巨大氧化能力的游离根，在这个反应过程中被漂白物质向漂白剂提供电子。由于过氧化氢的分子量与水相似，所以，易被吸收进釉质从而氧化牙中的色素。漂白治疗的成功很大程度上取决于牙变色的程度、着色原因及色素进入牙组织中时间的长短。过氧化氢不仅对釉质产生作用，而且对牙本质、牙骨质也会产生作用，甚至对牙髓组织造成损害。

过氧化脲的漂白作用是利用它逐渐分解生成过氧化氢来实现的。过氧化脲分解后可生成过氧化氢、脲、二氧化碳、氨等。

诊室内漂白术：诊室内漂白术（in – office vital bleaching technique）使用药物大多为强氧化剂，如：30% 过氧化氢、10% ~ 15% 过氧化脲素等药物，置于牙冠表面进行漂白。在放置药物的同时还可辅助加用激光照射、红外线照射等方法增加脱色效果。

1）适应证：由于诊室内漂白使用的药物由釉质表面向牙本质渗入，因此，药物的漂白作用是由外向内逐步深入，越到牙本质深层效果越不明显。对于重度的四环素牙等疗效就相对较差。一般适用于完整的氟斑牙，轻、中度四环素牙，外染色牙和其他原因引起的轻、中度变色牙，而且主要是活髓牙。

2）漂白方法：a. 由于漂白剂对牙龈及口腔软组织有灼伤，因此，在治疗前可先用凡士林涂布牙龈及软组织表面以保护牙龈及软组织；b. 在治疗前应去除牙表面附着的菌斑及色素，然后用小刷子蘸不含氟的漂白粉清洁牙面，冲洗后隔湿，上橡皮障；c. 在牙表面放置含过氧化氢漂白液的纱布或凝胶；d. 使用漂白灯或激光、红外线等加热装置照射，注意温度不要过多，以免引起组织损伤；e. 治疗结束后，冲洗牙面，移去橡皮障及凡士林；f. 询问患者是否有牙敏感症状或其他不适，给予适当处理；g. 治疗时间一般为每周 1 次，每次 30 ~ 45min，根据治疗效果持续 2 ~ 6 次。

（2）家庭漂白术：家庭漂白术（in – home bleaching）又称夜间漂白技术（nightguard vital technique）或托盘漂白术（matrix bleaching），该技术采用托盘和 10% ~ 15% 过氧化脲进行治疗。它不仅大大缩短了患者的就诊时间和次数，而且可以同时对全口牙进行漂白。对于外源性着色、内源性着色和因增龄所致的颜色改变效果较好，对于氟斑牙也有不同程度的漂白效果，但对于四环素牙，尤其是中、重度四环素着色牙效果稍差。

操作步骤：①藻酸盐印模材料取模，灌制石膏模型；②在石膏模型上加工、修整托盘，托盘达龈下0.5mm处；③经医师指导，在托盘内加入漂白凝胶，戴上后去除多余漂白剂；④治疗期间勿饮水及漱口，睡觉前戴人，第2天晨取出，再用清水漱口。若在白天使用，平均每1.5~2h更换1次漂白剂，但每天使用不超过12h；⑤2~6周为1个疗程；⑥若有问题及不良反应出现，及时向医师汇报。

家庭漂白技术治疗的效果与漂白的时间和剂量有关，取决于每日戴托盘的时间长短、天数、患者本身的条件及内部颜色对漂白剂的敏感性等因素。根据目前的临床治疗效果分析，没有一种漂白术在所有情况都有效，尤其是四环素着色牙的治疗，因此，诊室内漂白术和家庭漂白术联合应用可能比单独使用一种方法效果更好。

（3）无髓牙漂白术：无髓牙漂白术（non - vital bleaching technique）最早出现于1884年，又称内漂白术或诊间漂白术（walking bleach technique）。主要是将漂白剂置于打开的牙髓腔内进行漂白治疗的一种方法，常用漂白剂有过氧化氢、过氧化脲等，其适应证主要是完成根管治疗术后的着色牙。

漂白时，首先去除根管充填材料至根管口下2~3mm处，以光固化玻璃离子黏固剂封闭根管。把蘸有漂白药物的棉球封于髓腔内，隔2~3d复诊，4~7次为1个疗程。漂白结束后，冲洗髓腔，然后用复合树脂充填窝洞。

无髓牙漂白术的主要并发症为牙的再着色和牙颈部外吸收。

经随访发现，内漂白的远期效果与近期效果存在差别，1~5年或以后明显再着色的发生率为3%~7%，45%~60%的牙有染色，牙颈部外吸收发生率约为6.9%。牙颈部外吸收发生的确切机制尚不清楚，大多数学者认为与漂白剂渗出有关。过氧化氢可能通过牙本质小管进入牙颈部牙周膜，使之防御功能减弱，细菌在暴露的牙本质小管中繁殖，引起周围组织感染，继发牙颈部硬组织吸收，如果漂白后发生牙外吸收，只能拔除。

五、牙形态异常

（一）过小牙、过大牙、锥形牙

牙的大小若与骨骼和面部的比例失去协调，就有过大或过小之感。个别牙若偏离了解剖上正常值的范围，且与牙列中其他牙明显不相称时，称为过小牙（microdontia）或过大牙（macrodontia）。过小牙多见于上颌侧切牙、第三磨牙和额外牙。如为圆锥形时则称锥形牙（conic shaped teeth），即牙的切端比颈部狭窄。有时上颌中切牙冠过大，而牙根并不长，过大牙应和临床上更为常见的融合牙相区别。

全口牙都呈过大或过小的情形极少，这种情形可能与遗传或内分泌有关，全口性过小牙，可发生于外胚层发育不良、Down综合征、先天性脑垂体功能减退的患者。单侧牙过大，可见于颜面偏侧肥大者。

前牙区的过小牙常影响美观，如有足够长度的牙根，可用复合树脂或冠修复，以改善美观。

过大牙冠而牙根小者，导致菌斑的积聚和牙周病的发生，加上又有碍美观，可考虑拔牙后修复。

（二）融合牙、双生牙、结合牙

融合牙（fused teeth）常由2个正常牙胚融合而成。在牙发育期，可以是完全融合，也可以是不完全融合。引起融合的原因，一般认为是压力所致。如果这种压力发生在2个牙钙化之前，则牙冠部融合，如果这种压力发生在牙冠发育完成之后，则形成根融合为一，而冠分为二的牙。牙本质总是相通连的。无论是乳牙或恒牙均可发生融合牙，最常见于下颌乳切牙。此外，正常牙与额外牙有时也可发生融合。

双生牙（geminated teeth）系由一个内向的凹陷将一个牙胚不完全分开而形成不完全的双生牙。通常双生牙为完全或不完全分开的牙冠，有一个共同的牙根和根管。双生牙在乳牙列与恒牙列皆可发生。双生乳牙常伴有其继承恒牙的先天性缺失。

结合牙（concrescence of teeth）为2个牙的牙根发育完全以后发生粘连的牙。在这种情况下，牙借助增生的牙骨质结合在一起。引起结合的原因据认为是由于创伤或牙拥挤，以致牙间骨吸收，使两邻牙靠拢，以后增生的牙骨质将两牙粘连在一起。结合牙偶见于上颌第二磨牙和第三磨牙区，这种牙形成时间较晚，而且牙本质是各自分开的，所以结合牙容易与融合牙或双生牙相区别。

乳牙列的融合牙或双生牙，有时可延缓牙根的生理性吸收，从而阻碍其继承牙的萌出。因此，若已确定有继承恒牙，应定期观察，及时拔除。发生在上颌前牙区的恒牙双生牙或融合牙，由于牙大且在联合处有深沟，因此，对美观有影响。对这种病例应用复合树脂处理，一则可改善美观，再则可消除菌斑滞留区。此外，还可做适当调磨，使牙略微变小，以改进美观。

（三）畸形中央尖

畸形中央尖（abnormal central cusp）多见于下颌前磨牙，尤以第二前磨牙最多见，偶见于上颌前磨牙。常为对称性发生。一般均位于殆面中央窝处，呈圆锥形突起，故称中央尖。此外，该尖也可出现在颊嵴、舌嵴、近中窝和远中窝。形态可为圆锥形、圆柱形或半球形等，高度 1~3mm。半数的中央尖有髓角伸入。

1. 病因　一般认为发生此种畸形是由于牙发育期，牙乳头组织向成釉器突起，在此基础上形成釉质和牙本质。

2. 临床表现　中央尖折断或被磨损后，临床上表现为圆形或椭圆形黑环，中央有浅黄色或褐色的牙本质轴，在轴中央有时可见到黑色小点，此点就是髓角，但在此处即使用极细的探针也不能探入。圆锥形中央尖，萌出后不久与对颌牙接触，即遭折断，使牙髓感染坏死，影响根尖的继续发育。这种终止发育的根尖呈喇叭形，但也有一些中央尖逐渐被磨损，修复性牙本质逐渐形成，或属无髓角伸入型。这类牙有正常的活力，牙根可继续发育。因此，发现畸形中央尖时，应根据不同情况，给予及时相应的处理。

3. 治疗　内容如下所述。

（1）对圆钝而无妨碍的中央尖可不做处理。

（2）尖而长的中央尖容易折断或被磨损而露髓。牙刚萌出时若发现这种牙尖，可在麻醉和严格的消毒下，将此尖一次磨除，然后制备洞形，按常规进行盖髓治疗。另一种方法是在适当调整对殆牙的同时，多次少量调磨此尖，这样可避免中央尖折断或过度磨损，且可在髓角部形成足够的修复性牙本质而免于露髓。

（3）中央尖折断，已引起牙髓或根尖周病变时，为保存患牙并促使牙根继续发育完成，可采用根尖发育形成术或根尖诱导形成术。

（四）牙内陷

牙内陷（dens invaginatus）为牙发育时期，成釉器过度卷叠或局部过度增殖，深入到牙乳头中所致。牙萌出后，在牙面可出现一囊状深陷的窝洞。常见于上颌侧切牙，偶发于上颌中切牙或尖牙。根据牙内陷的深浅程度及其形态变异，临床上可分为畸形舌侧窝、畸形根面沟、畸形舌侧尖和牙中牙。

1. 畸形舌侧窝　是牙内陷最轻的一种。由于舌侧窝呈囊状深陷，容易滞留食物残渣，利于细菌滋生，再加上囊底存在发育上的缺陷，常引起牙髓的感染、坏死及根尖周病变。

2. 畸形根面沟　可与畸形舌侧窝同时出现。为一条纵形裂沟，向舌侧越过舌隆突，并向根方延伸，严重者可达根尖部，甚至有时将根一分为二，形成一个额外根。畸形根面沟尚未引起病变时，一般很难被诊断。有时在 X 线片上显示线样透射影，易被误认为副根管或双根管。畸形根面沟使龈沟底封闭不良，上皮在该处呈病理性附着，并形成骨下袋，成为细菌、毒素入侵的途径，易导致牙周组织的破坏。

3. 畸形舌侧尖　除舌侧窝内陷外，舌隆突呈圆锥形突起，有时突起成一牙尖。牙髓组织亦随之进入舌侧尖内，形成纤细髓角，易遭磨损而引起牙髓及根尖周组织病变。

4. 牙中牙　是牙内陷最严重的一种。牙呈圆锥状，且较其固有形态稍大，X 线片示其深入凹陷部好似包含在牙中的 1 个小牙，其实陷入部分的中央不是牙髓，而是含有残余成釉器的空腔。

对牙内陷的治疗，应视其牙髓是否遭受感染而定。早期应按深龋处理，将空腔内软化组织去净，形成洞形，行间接盖髓术。若去腐质时露髓，应将内陷处钻开，然后根据牙髓状态和牙根发育情况，选择进一步处理的方法。若牙外形也有异常，在进行上述治疗后酌情进行冠修复，以恢复牙原来的形态和美观。

对畸形根面沟的治疗，应根据沟的深浅、长短及对牙髓牙周波及的情况，采取相应的措施：①如牙髓活力正常，但腭侧有牙周袋者，先做翻瓣术，暴露牙患侧根面，沟浅可磨除，修整外形；沟深制备固位形，常规玻璃离子黏固剂或复合树脂黏结修复，生理盐水清洗创面，缝合，上牙周塞治疗剂，7d 后拆线。②如牙髓无活力伴腭侧牙周袋者，可在根管治疗术后，即刻进行翻瓣术兼裂沟的处理。

若裂沟已达根尖部，由于相互交通造成了牙周组织广泛破坏，则预后不佳，应予拔除。

（五）釉珠

釉珠（enamel pearl）是牢固附着于牙骨质表面的釉质小块，大小似粟粒，呈球形。它多位于磨牙根分叉内或其附近，或见于釉牙骨质界附近的根面上。

釉珠的发生起因于一小团错位的成釉细胞或者由于上皮根鞘的一小团上皮异常分化，再度出现成釉功能而形成釉珠。在显微镜下观察，常见的釉珠完全为釉质所构成，釉珠基底直接附丽在牙本质上。有的釉珠包含有牙本质，但含有牙髓者甚为罕见。釉珠能影响牙龈与牙体之间的良好附着关系，形成滞留区，引起龈炎。它还可能妨碍龈下刮治术。另外，釉珠在 X 线片上可被误为髓石或牙石，故应加以鉴别。釉珠一般不必治疗，必要时可将其磨去。

六、牙数目异常

牙数目异常主要是指额外牙（supernumerary tooth）和先天性缺额牙（congenital anodontia）。正常牙数之外多生的是额外牙，而根本未曾发生的牙是先天性缺额牙。

额外牙的发生可能来自形成过多的牙蕾，也可能是牙胚分裂而成。额外牙可发生在颌骨任何部位，但最多见的是"正中牙"，位于上颌两中切牙之间，常为单个，但也可成对。"正中牙"体积小，牙冠呈圆锥形，根短。上颌第四磨牙也较常见，位于第三磨牙远中侧。此外，额外牙还可在下颌前磨牙或上颌侧切牙区出现。额外牙可萌出或阻生于颌骨内，如有阻生，常影响邻牙位置，甚至阻碍其正常萌出，亦可导致牙列拥挤，成为牙周病和龋病的发病因素。乳牙的额外牙少见。

先天性缺额牙又可分为个别缺牙、多数缺牙和全部缺牙 3 种情况。个别缺牙多见于恒牙列，且多为对称性，最多见者为缺少第三磨牙。其次为上颌侧切牙或下颌第二前磨牙缺失。缺额牙也可为非对称性，在下颌切牙区内缺少个别牙。缺额牙在乳牙列很少见。个别缺额牙的原因尚不清楚，但一般认为有家族遗传倾向。

全口多数牙缺额或全口缺额牙，称无牙畸形，常为全身性发育畸形的局部表现。无牙畸形常伴有外胚叶发育不全，如缺少毛发、指甲、皮脂腺、汗腺等，如追溯家族史，可能找到遗传关系。

部分无牙畸形比全口无牙畸形多见。

七、牙萌出异常

牙发育到一定程度，每组牙都在一定的年龄萌出，牙萌出异常有早萌、迟萌等现象。

早萌即萌出过早，多见于下颌乳切牙。在出生时，或出生后不久即萌出，如系正常乳牙，因牙胚距口腔黏膜过近所致，也可能为多生牙。早萌的牙根常发育不全，甚至无牙根，因而附着松弛，常自行脱落，亦可尽早拔除。

个别恒牙早萌，多系乳牙早脱所致。多数或全部恒牙早萌极为罕见。在脑垂体、甲状腺及生殖腺功能亢进的患者，可出现恒牙过早萌出。

萌出过迟、异位和萌出困难：全口牙迟萌多为系统病或遗传因素的影响，个别乳牙迟萌可能与外伤或感染有关。一般乳牙很少有异位或萌出困难。恒牙迟萌或异位，往往因乳牙滞留，占据恒牙位置或乳牙过早脱落，造成邻牙移位，以致间隙不够。恒牙萌出困难，常见于上颌切牙，因乳切牙过早脱落，长期用牙龈咀嚼，使局部黏膜角化增强，龈质坚韧肥厚所致，必要时需切去部分龈组织，露出切缘以利萌出。

（陈文杰）

第二节　牙外伤

牙外伤多由外力所致，也可称为牙的急性损伤，包括牙周膜的损伤、牙体硬组织的损伤、牙脱位和牙折等。这些损伤既可单独发生，亦可同时出现。对牙外伤患者，首先应注意查明有无颌骨或身体其他部位的损伤，在受外力打击或车祸等，尤其要注意排除脑部的损伤情况，现将常见的牙急性损伤分述如下。

一、牙振荡

牙振荡（concussion of the teeth）是牙周膜的轻度损伤，通常不伴牙体组织的缺损。

（一）病因

由于较轻外力，如在进食时骤然咀嚼硬物所致，也可遭受轻微的外力碰撞所致。

（二）临床表现

伤后患牙有伸长不适感，轻微松动和叩痛，龈缘还可有少量出血，说明牙周膜有损伤。若做牙髓活力测试，其反应不一。通常受伤后无反应，而在数周或数月后反应开始恢复。3 个月后仍有反应的牙髓，则大多数能继续保持活力。伤后一开始牙髓活力测试有反应的患牙，若后来转变成无反应，则表示牙髓已发生坏死，同时牙可变色。

（三）治疗

1～2 周应使患牙休息。必要时降低咬合以减轻患牙的𬌗力负担。松动的患牙应固定。受伤后 1 个月、3 个月、6 个月、12 个月应定期复查。观察 1 年后，若牙冠不变色，牙髓活力测试正常，可不进行处理；若有牙髓坏死迹象时，应进一步做根管治疗术。必须记住，在年轻恒牙，其活力可在受伤 1 年后才丧失。

二、牙脱位

牙受外力作用而脱离牙槽窝者称为牙脱位（dislocation of the teeth）。由于外力的大小和方向不同，牙脱位的表现和程度不一，轻者偏离移位，称为不全脱位；重者可完全离体，称为全脱位。

（一）病因

碰撞是引起牙脱位的最常见原因。在个别情况下，由于器械使用不当，拔牙时亦可发生邻牙脱位。

（二）临床表现

根据外力方向，可有牙脱出、向根尖方向嵌入或唇（舌）向移位等情况。牙部分脱位常有疼痛、松动和移位等表现，同时因患牙伸长而出现咬合障碍。X 线片示牙根尖与牙槽窝的间隙明显增宽。牙向深部嵌入者，则临床牙冠变短，其𬌗面或切缘低于正常邻牙。牙完全脱位者，则可见牙完全离体或仅有少许软组织相连，牙槽窝内空虚。牙脱位不论是部分还是完全性者，均常伴有牙龈撕裂和牙槽突骨折。牙脱位后，可以发生以下并发症。

1. 牙髓坏死　其发生率占牙脱位的 52%，占嵌入性脱位的 96%。发育成熟的牙与年轻恒牙相比，前者更易发生牙髓坏死。

2. 牙髓腔变窄或消失　发生率占牙脱位的 20%～25%。牙髓腔内钙化组织加速形成，是轻度牙脱位的反应，严重的牙脱位常导致牙髓坏死。牙根未完全形成的牙受伤后，牙髓常能保持活力，但也更易发生牙髓腔变窄或闭塞。嵌入性脱位牙，其牙髓坏死的发生率很高，故很少出现牙髓腔闭塞。

3. 牙根外吸收　有人认为坏死牙髓的存在能促使牙根的吸收。牙根吸收最早在受伤 2 个月后发生。此外，约有 2% 病例并发牙内吸收。

4. 边缘性牙槽突吸收　嵌入性和𬌗向性脱位牙特别易丧失边缘牙槽突。

（三）治疗

保存患牙是治疗牙脱位应遵循的原则。

1. 部分脱位牙 应在局部麻醉下复位，再结扎固定4周。术后3个月、6个月和12个月进行复查，若发现牙髓已坏死，应及时做根管治疗。

2. 嵌入性的牙脱位 在复位后2周应做根管治疗术，因为这些牙通常伴有牙髓坏死，而且容易发生牙根吸收。对嵌入性脱位牙的年轻恒牙，不可强行拉出复位，以免造成更大的创伤，诱发牙根和边缘牙槽突的吸收。因此，对症处理，继续观察，任其自然萌出是最可取的处理方法，一般在6个月内患牙能萌出到原来的位置。

3. 完全脱位牙 在0.5~2h进行再植，90%患牙可避免牙根吸收。因此，牙脱位后，应立即将牙放入原位，如牙已落地污染，应就地用生理盐水或无菌水冲洗，然后放入原位。如果不能即刻复位，可将患牙置于患者的舌下或口腔前庭处，也可放在盛有牛奶、生理盐水或自来水的杯子内，切忌干藏，并尽快到医院就诊。

对完全脱位牙，还应根据患者年龄、离体时间的久暂，做出如下具体的处理方案。

（1）根尖发育完成的脱位牙：若就诊迅速或复位及时，应在术后3~4周再做根管治疗术。因为这类牙再植后，牙髓不可能重建血循环，势必坏死，进而引起炎症性的牙根吸收或根尖周病变。如果再植前做根管治疗术，延长了体外时间，将导致牙根吸收。一般人牙再植后3~4周，松动度减少，而炎症性吸收又正好于此时开始。所以再植后3~4周做根管治疗是最佳时期。

如果脱位在2h以后再就诊者，牙髓和牙周膜内细胞已坏死，不可能期望牙周膜重建，因而只能在体外完成根管治疗术，并经根面和牙槽窝刮治后，将患牙置入固定。

（2）年轻恒牙完全脱位：若就诊迅速或自行复位及时者，牙髓常能继续生存，不要贸然拔髓，一般疗效是良好的。动物实验证明，再植3个月后，93%的牙髓全部被造影液充盈，仅有7%的牙髓坏死。牙髓血管的再生主要由新形成的血管从宽阔的根端长入髓腔，也有与原来的血管发生吻合，说明这类牙再植后，有相当强的修复力。

当然，若就诊不及时或拖延复位时间，则只能在体外完成根管治疗术，搔刮根面和牙槽窝后再植，预后是欠佳的。

（四）牙再植后的愈合方式

1. 牙周膜愈合 即牙与牙槽之间形成正常牙周膜愈合。这种机会极少，仅限于牙脱位离体时间较短，牙周膜尚存活，而且又无感染者。

2. 骨性粘连 牙根的牙骨质和牙本质被吸收并由骨质所代替，发生置换性吸收，从而使牙根与牙槽骨紧密相连。临床表现为牙松动度减少，X线片示无牙周膜间隙。这种置换性吸收发生在受伤后6~8周，可以是暂时性，能自然停止，也可以呈进行性，直至牙脱落。这个过程可持续数年或数十年。

3. 炎症性吸收 在被吸收的牙根面与牙槽骨之间有炎症性肉芽组织，其中有淋巴细胞、浆细胞和分叶粒细胞。再植前牙干燥或坏死牙髓的存在，都是炎症性吸收的原因。炎症性吸收在受伤后1~4个月即可由X线片显示，表现为广泛的骨透射区和牙根面吸收。如系牙髓坏死引起，及时采取根管治疗术，常能使吸收停止。

三、牙折

（一）病因

外力直接撞击，是牙折的常见原因，也可因咀嚼时咬到砂石、碎骨等硬物而发生。

（二）临床表现

按牙的解剖部位可分为冠折、根折和冠根联合折3型。就其损伤与牙髓的关系而言，牙折又可分为露髓和未露髓两大类。

1. 冠折（crown fracture） 前牙可分为横折和斜折，后牙可分为斜折和纵折。

2. 根折（root fracture） 外伤性根折多见于牙根完全形成的成人牙，因为年轻恒牙的支持组织不如根形成后牢固，在外伤时常被撕脱或脱位，一般不致引起根折。引起根折的外力多为直接打击和面部着地时的撞击。根折按其部位可分为颈1/3、根中1/3和根尖1/3。最常见者为根尖1/3。其折裂线与牙长轴垂直或有一定斜度，外伤性纵折很少见。X线片检查是诊断根折的重要依据，但不能显示全部根折病例。摄片时中心射线必须与折裂线一致或平行时，方能在X线片上显示折裂线，如果中心射线的角度大于正、负15°～20°时，很难观察到折裂线，在此种情况下，CBCT有助于根折的诊断。X线片和CBCT不仅有助于根折的诊断，而且也便于复查时比较。

一些患者就诊时，牙髓活力测试无反应，但6～8周或以后可出现反应。据推测，无活力反应是牙髓在外伤时血管和神经受损伤所引起的"休克"所致，随其"休克"的逐渐恢复而再出现活力反应。

根折恒牙的牙髓坏死率为20%～24%，而无根折外伤恒牙的牙髓坏死率为38%～59%，其差别可能是因为根折断端的间隙，利于牙髓炎症引流的缘故。根折后是否发生牙髓坏死，主要取决于所受创伤的严重程度，断端的错位情况和冠侧段的动度等因素。根折时可有牙松动、叩痛，如冠侧断端移位可有龈沟出血，根部黏膜触痛等。有的根折早期无明显症状，数日或数周后才逐渐出现症状，这是由于水肿和咬合使根折断端分离所致。

3. 冠根联合折 占牙外伤总数的一小部分，以斜行冠根折多见，牙髓常暴露。

（三）治疗

1. 冠折 缺损少，牙本质未暴露的冠折，可将锐缘磨光。牙本质已暴露，并有轻度敏感者，可行脱敏治疗。敏感较重者，用临时塑料冠，内衬氧化锌丁香油糊剂黏固，待有足够修复性牙本质形成后（6～8周），再用复合树脂修复牙冠形态，此时须用氢氧化钙制剂垫底，以免对牙髓产生刺激。牙髓已暴露的前牙，对牙根发育完成者应用牙髓摘除术；对年轻恒牙应根据牙髓暴露多少和污染程度做活髓切断术，以利于牙根的继续发育，目前大多数观点认为，当根端发育完成后，还应行根管治疗术，因为钙化过程将持续进行并堵塞根管，而在以后做桩核冠修复需要做根管治疗时，却难以进行根管预备和桩的置入，导致难以完成桩核冠修复。牙冠的缺损，可用复合树脂或烤瓷冠修复。

应该特别指出，凡仍有活力的牙髓，应在治疗后1个月、3个月、6个月及以后数年中，每6个月复查1次，以判明牙髓的活力状况。牙的永久性修复都应在受伤后6～8周进行。

2. 根折 根折的治疗首先应是促进其自然愈合，即使牙似乎很稳固，也应尽早用夹板固定，以防活动。除非牙外伤后已数周才就诊，而松动度又较小就不必固定。

一般认为根折越靠近根尖其预后越好。当根折限于牙槽内时，对预后是很有利的，但折裂累及龈沟或发生龈下折时，常使治疗复杂而且预后亦差。

对根尖1/3折断，在许多情况下只上夹板固定，无须牙髓治疗，就可能出现修复并维持牙髓活力，那种认为根折牙应进行预防性牙髓治疗的观点是不正确的。因为根折后立即进行根管治疗常有可能把根管糊剂压入断端之间，反而影响其修复。但当牙髓有坏死时，则应迅速进行根管治疗术。

对根中1/3折断可用树脂夹板固定，如牙冠端有错位时，在固定前应复位。复位固定后，每个月应复查1次，检查树脂夹板是否松脱，必要时可更换树脂夹板。复查时，若牙髓有炎症或坏死趋势，则应做根管治疗术。根管可用牙胶尖和MTA等材料进行根管充填，有利于断端的修复和根面的牙骨质沉积。当因治疗需要将根尖部断块用手术方法去除后，因冠侧段过短而支持不足时，常需插入钛合金根管骨内种植以恢复牙原来的长度，同时牙冠部用夹板固定。这样骨组织会在金属"根"周围生长而将病理动度消除这期疗效有待观察，目前这种方法已较少采用，可以采用拔牙后种植的方法，这样疗效更佳。

颈侧1/3折断并与龈沟相交通时，将不会出现自行修复。如折断线在龈下1～4mm，断根不短于同名牙的冠长，牙周情况良好者可选用：①切龈术，使埋藏于软组织内的牙根相对延长；②正畸牵引术；③牙槽内牙根移位术，常规根管预备和充填。

根管口用磷酸锌黏固剂暂封。局部黏膜下浸润麻醉。唇侧弧形切口，翻开黏骨膜瓣，用骨凿去除根尖骨壁，暴露根尖，牙挺挺松牙根，再用牙钳将牙根断端拉出至龈缘，将敲下的唇侧牙槽骨骨板置入根尖部间隙，以维持牙根的理想位置，缝合黏骨膜瓣，置牙周塞治药固定牙根，术后2周去除敷料。术后

3个月，行桩冠修复。

黏着夹板技术是固定根折最简便的方法，其步骤如下。

（1）将患牙复位，拭净唇面，并用95％乙醇擦拭、吹干，隔湿。以同法处理两侧健康牙（至少每侧1个牙）。

（2）取0.4mm直径不锈钢丝，其长度相当于患牙冠宽度加上两侧至少各1个正常牙的宽度，将其弯成弓形，使它与这些牙的唇面外形相一致。

（3）将牙唇面中1/3处酸蚀30~60s（根据不同产品而定），用蒸馏水洗净拭干，用黏结剂和复合树脂将夹板固定两侧健康牙上，凝固后，再以同法将患牙固定在钢丝上，此时应保证患牙位于固有的位置。最后拍摄X线片检查根折断端对位是否良好。在下颌前牙，应将弓形夹板放在牙舌面，以免妨碍咬合。固定3~4个月后应重新进行临床检查，摄X线片和活力试验，以后应每隔6个月复查1次，共2~3次。根折愈合后，用金刚砂石磨除复合树脂，并松开钢丝，取下，磨光牙面。

（1）两断端由钙化组织联合，与骨损伤的愈合很相似。硬组织是由中胚叶组织分化出的成牙骨质细胞所形成的。在活髓牙的髓腔侧则有不规则牙本质形成。

（2）结缔组织将各段分开，断面上有牙骨质生长，但不出现联合。

（3）未联合的各段由结缔组织和骨桥分开。

（4）断端由慢性炎症组织分开，根端多为活髓，冠侧段牙髓常坏死。这种形式实际上不是修复和愈合的表现。

第1种形式的愈合主要见于没有错位和早期就进行了固定的患牙。根折牙未做固定或未做咬合调整时则可出现第2种和第3种形式的愈合。与这3种组织学修复形式相应，X线片也可观察到3种修复形式，即看不到或几乎看不到折线，断端间有狭窄的透射区，断端边缘变圆钝，断端之间可见到骨桥等。

根折牙常发生髓腔钙化。因外伤而髓腔变小的牙髓以胶原成分增加为特征，同时伴有细胞数目减少。

3. 冠根联合折 凡可做根管治疗，又具备桩核冠修复适应证的后牙冠根折，均应尽可能保留。对前牙的冠根折，可参考与口腔相通的牙颈部根折的治疗原则处理。

（李 玟）

第三节 牙慢性损伤

一、磨损

（一）病因

单纯机械摩擦作用而造成的牙体硬组织慢性磨耗称为磨损（abrasion）。如果磨损是在正常咀嚼过程中造成的，这种生理性磨损称为咀嚼磨损。其他不是由于正常咀嚼过程所致的牙磨损，为一种病理现象，统称为非咀嚼磨损。

（二）临床表现

1. 咀嚼磨损 亦称磨耗（attrition），一般发生在𬌗面或切缘，但在牙列紊乱时，亦可发生在其他牙面。由于乳牙的存留时间比恒牙短，因此其咀嚼磨损的程度不如恒牙。恒牙萌出数年至数十年后，后牙𬌗面和前牙切缘就有明显的咀嚼磨损。开始在牙尖或嵴上出现光滑的小平面，切缘稍变平，随着年龄的增长，咀嚼磨损也更加明显，牙高度降低，𬌗斜面变平，同时牙近远中径变小。在牙的某些区域，釉质完全被磨耗成锐利的边缘，牙本质暴露。咀嚼时由于每个牙均有轻微的动度，相邻牙的接触点互相摩擦，也会发生磨损，使原来的点状接触成为面状接触，很容易造成食物嵌塞、邻面龋及牙周疾病。

磨损的程度取决于牙的硬度、食物的硬度、咀嚼习惯和咀嚼肌的张力等。磨损程度与患者年龄、食物的摩擦力和咀嚼力成正比，而与牙的硬度成反比。

2. 非咀嚼磨损　由于异常的机械摩擦作用所造成的牙硬组织损耗，是一种病理现象。不良的习惯和某些职业是造成这类磨损的原因。如妇女用牙撑开发夹，木匠、鞋匠、成衣工常用牙夹住钉、针或用牙咬线。磨牙症也会导致严重的磨损。

（三）病理变化

在牙本质暴露部分形成死区或透明层，髓腔内相当于牙本质露出的部分形成修复性牙本质，牙髓发生营养不良性变化。修复性牙本质形成的量取决于暴露牙本质的面积、时间和牙髓的反应。随着修复性牙本质的形成，牙髓腔的体积可逐渐缩小。

（四）生理意义

均匀适宜的磨损对牙周组织的健康有重要意义。例如：由于牙尖被磨损，减少了咀嚼时来自侧方的压力，保持冠根长度的协调，从而不致于由于杠杆作用而使牙周组织负担过重。

（五）并发症

磨损也可引起各种并发症，或成为致病的因素。

1. 牙本质过敏症　这种酸痛的症状有时可以在数月内逐渐减轻而消失，有时可持续更长的时间而不见好转。敏感的程度常因人而异，一般说来磨损的过程愈快，暴露面积愈大，则酸痛越明显。

2. 食物嵌塞　咀嚼食物时，由于有由边缘嵴和发育沟所确立的𬌗面外形，通常有利于食物偏离牙间隙。牙被磨损后，平面代替了正常凸面，从而增加了牙尖向对颌牙间隙楔入食物的作用，因磨损牙冠变短及邻面磨损都可引起食物嵌塞，并促使牙周病和邻面龋的发生。

3. 牙髓和根尖周病　系由于过度磨损使髓腔暴露所致。

4. 颞颌关节功能紊乱综合征　严重的𬌗面磨损可导致颌间垂直距离过短，从而引起颞颌关节病损。

5. 咬合创伤　不均匀的磨损能遗留高陡牙尖，从而造成咬合创伤。

6. 创伤性溃疡　不均匀磨损遗留的过锐牙尖和边缘能刺激颊、舌黏膜，可引起局部溃疡。

（六）治疗

（1）生理性磨损，若无症状无须处理。

（2）去除和改正引起病理性磨损的原因。

（3）有牙本质过敏症时，应做脱敏处理。

（4）对不均匀的磨损需做适当的调𬌗，磨除尖锐牙尖和边缘。

（5）有牙髓和根尖周病时，按常规进行牙髓病、根尖周病治疗。

（6）有食物嵌塞者，应恢复正常的接触关系和重建𬌗面溢出沟。磨损过重且有颞颌关节综合征时，应做𬌗垫或覆盖义齿修复，以恢复颌间垂直距离。

二、磨牙症

睡眠时有习惯性磨牙或白昼也有无意识地磨牙习惯者，称为磨牙症（bruxism）。磨牙症是咀嚼系统的一种功能异常运动。上、下颌牙接触时间长，用力大，对牙体、牙周、颞颌关节、咀嚼肌等组织均可引起损害。

（一）病因

1. 心理因素　情绪紧张是磨牙症最常见的发病因素。惧怕、愤怒、抵触及其他各种情绪使患者难以及时发泄时，这些情绪便被隐藏在下意识中，但能周期性地通过各种方式表现出来，磨牙症就是这种表现方式之一。据观察，在精神病患者中，磨牙症是常见的现象。小儿的磨牙症，可能与长期咬玩具有关。

2. 𬌗不协调　被认为是磨牙症的另一个主要因素。正中关系与正中𬌗之间的早接触是最常见的磨牙症始动因素，平衡侧接触则为另一始动因素。有时调磨这两种𬌗干扰可以治愈磨牙症。

3. 全身因素　磨牙症的全身因素已列举于早期文献，诸如：与寄生虫有关、与血压改变有关、与遗传因素有关、与缺钙有关及与胃肠功能紊乱有关等。

4. 职业 有的职业类型有利于磨牙症的发生。运动员常有磨牙症，要求精确性很高的工作如钟表工，也有发生磨牙症的倾向。

（二）临床表现

磨牙症可分为 3 型：①磨牙型，常在夜间入睡之后磨牙，又称夜磨牙。常为别人所听见而被告之，患者本人多不知晓。②紧咬型，常在白天注意力集中时不自觉地将牙咬紧，但没有上、下磨动的现象。③混合型，兼有夜磨牙和白昼紧咬牙的现象。3 型中以夜磨牙较受重视，因常影响他人，特别是配偶。

睡眠时患者做典型的磨牙或紧咬牙动作，并可伴有嘎嘎响声。当磨损超出生理运动范围时，则磨损面较大，全口牙的磨损均严重，前牙又更明显。磨损导致牙冠变短，有的仅为正常牙冠长度的1/2。此时可出现牙本质过敏症、牙髓病、根尖周病及牙折等。由于牙周组织蒙受异常殆力，常引起殆创伤而出现牙松动，食物嵌塞。此外，磨牙症还可引起颌骨或咀嚼肌的疼痛或疲劳感，下颌运动受限，颞颌关节弹响等症状。

（三）治疗

1. 去除致病因素 特别是消除心理因素和局部因素，以减少紧张情绪。施行自我暗示，以进行放松肌肉的锻炼。

2. 殆板的应用 其目的有三：隔断殆干扰始动因素；降低颌骨肌张力和肌电活动；保护牙免受磨损。目的不同，殆板的设计也不尽一样。

3. 调磨咬合 戴用殆板显效之后，可以检查咬合，分次调磨。

4. 修复治疗 为磨牙症者做修复时，不仅要使殆关系良好，而且要达到理想殆，使正中殆与正中关系一致，前伸和侧向殆有平衡接触。

5. 肌电反馈治疗 对磨牙症患者应分两期训练，第 1 期通过肌电反馈学会松弛肌肉。第 2 期用听觉反馈，在一级睡眠期间可告诫磨牙症的发生。

6. 其他 治疗因过度磨损所引起的各种并发症。

三、楔状缺损

楔状缺损（wedge-shaped defect）是牙唇、颊侧颈部硬组织发生缓慢消耗所致的缺损，由于这种缺损常呈楔形因而得名。

（一）病因

1. 刷牙 曾经一直认为这是发生楔状缺损的主要原因，因此，有人将楔状缺损称为刷牙磨损。其理由是：①不刷牙的人很少发生典型的楔状缺损，而刷牙的人，特别是用力横刷的人，常有典型和严重的楔状缺损；②不发生在牙的舌面；③唇向错位的牙楔状缺损常比较严重；④楔状缺损的牙常伴有牙龈退缩。

还有实验证明：横刷法刷牙作为单一因素，即可发生牙颈部缺损。

2. 牙颈部的结构 牙颈部釉牙骨质界处的结构比较薄弱，易被磨去，有利于缺损的发生。

3. 酸的作用 龈沟内的酸性渗出物与缺损有关。临床上有时见到龈缘下硬组织的缺损，就是这种关系的提示。

4. 牙体组织的疲劳 近来有研究表明颊侧牙颈部，是殆力应力集中区。长期的咀嚼殆力，使牙体组织疲劳，于应力集中区出现破坏。在上述病因中，目前认为牙殆部的结构特点，咬殆力量的分布及牙体组织的疲劳也是重要的原因。

（二）临床表现

（1）典型楔状缺损，由 2 个平面相交而成，有的由 3 个平面组成。缺损边缘整齐，表面坚硬光滑，一般均为牙组织本色，有时可有程度不等的着色。

（2）根据缺损程度，可分浅形、深形和穿髓形 3 型。浅形和深形可无症状，也可发生牙本质过敏症。深度和症状不一定呈正比关系，关键是个体差异性。穿髓可有牙髓病、根尖周病症状，甚至发生牙横折。

（3）好发于前磨牙，尤其是第一前磨牙，位于牙弓弧度最突出处，刷牙时受力大，次数多，一般有牙龈退缩。

（4）随年龄增长，楔状缺损有增加的趋势，年龄愈大，楔状缺损愈严重。

（三）治疗和预防

（1）首先应改正刷牙方法，避免横刷，并选用较软的牙刷和磨料较细的牙膏。

（2）组织缺损少，且无牙本质过敏症者，不需做特别处理。

（3）有牙本质过敏症者，应用脱敏疗法。

（4）缺损较大者可用充填法，用玻璃离子体黏固剂或复合树脂充填，洞深或有敏感症状者，充填前应先垫底。

（5）有牙髓感染或根尖周病时，可做牙髓病治疗或根管治疗术。

（6）如缺损已导致牙横折，可根据病情和条件，行根管治疗术后，给予桩核冠修复。无保留价值者则拔除。

四、酸蚀症

酸雾或酸酐作用于牙而造成的牙硬组织损害称为酸蚀症（erosion），是制酸工人和常接触酸人员的一种职业病。

（一）病因

酸蚀症主要由无机酸，如盐酸、硝酸等所致，其中以盐酸的危害最大。硫酸由于沸点较高，不易挥发，一般很少引起酸蚀。患严重胃酸上逆的患者，也可发生本症，但为数较少。此外，碳酸饮料的饮用如何导致酸蚀症的发生。

（二）临床表现

最初往往仅有感觉过敏，以后逐渐产生实质缺损。由于其来自直接接触酸雾或酸酐，因此，多发生在前牙唇面。酸蚀的形式因酸而异：由盐酸所致者常表现为自切缘向唇面形成刀削状的光滑斜面，硬而无变色，因切端变薄而易折断。由硝酸所致者，因二氧化氮难溶于水，故主要发生在牙颈部或口唇与牙面接触易于形成滞留的地方，表现为白垩状，染色黄褐或灰色的脱矿斑块，质地松软，易崩碎而逐渐形成实质缺损。由硫酸所致者，不易引起酸蚀，因二氧化硫气体溶于水后所形成的亚硫酸是弱酸，因此，通常只使口腔有酸涩感，对牙影响甚少。胃酸经常反流的患者，可引起牙舌面或后牙𬌗面的损害。

（三）预防和治疗

（1）改善劳动条件，消除和减少空气中的酸雾，是预防酸蚀症的根本方法。戴口罩，定时用2%苏打液漱口，避免用口呼吸等对预防本症的发生亦有一定作用。

（2）积极治疗相关疾病如反流性食管炎，减少碳酸饮料的摄入等。

（3）局部用药物脱敏处理。

（4）缺损严重者可根据情况采用充填法、修复法处理。并发牙髓病变者，应先做牙髓病治疗，然后再做充填或修复处理。

五、牙隐裂

牙隐裂（cracked tooth）又称不全牙裂或牙微裂。指牙冠表面的非生理性细小裂纹，常不易被发现。牙隐裂的裂纹常渗入到牙本质结构，是引起牙痛的原因之一。由于临床上比较多见，而裂纹又容易被忽略，故临床医师应给予足够的注意。

隐裂牙发生于上颌磨牙最多，其次是下颌磨牙和上颌前磨牙。上颌第一磨牙又明显多于上颌第二磨牙，尤其近中腭尖更易发生，此乃上下颌咀嚼运动时主要的工作尖，承担着最大的𬌗力，且与下颌磨牙中央窝有最合适的尖窝对位关系。上颌磨牙虽有斜嵴，由于磨耗不均匀的高陡牙尖和紧密的咬合关系，也易在殆面的近中或远中窝沟处，两颊尖或两舌尖之间的沟裂处发生隐裂。

（一）病因

（1）牙结构的薄弱环节是隐裂牙发生的易感因素。这些薄弱环节不仅本身抗裂强度低，而且是牙承受正常殆力时，应力集中的部位。

（2）牙尖斜度愈大，所产生的水平分力愈大，隐裂发生的机会也愈多。

（3）创伤性殆力，当病理性磨损出现高陡牙尖时，牙尖斜度也明显增大。正常咬合时所产生的水平分力也增加，形成创伤性殆力，使窝沟底部的釉板向牙本质方向加深加宽，这就是隐裂纹的开始。在殆力的继续作用下，裂纹逐渐向牙髓方向加深，所以创伤性殆力是牙隐裂的重要致裂因素。

（二）临床表现

隐裂位置皆与殆面某些窝沟的位置重叠并向一侧或两侧边缘嵴伸延。上颌磨牙隐裂常与殆面近中舌沟重叠，下颌磨牙隐裂线常与殆面近远中发育沟重叠，并越过边缘嵴到达邻面。但亦有与殆面颊舌沟重叠的颊舌隐裂，前磨牙隐裂常呈近远中向。

表浅的隐裂常无明显症状，较深时则遇冷热刺激敏感，或有咬合不适感。深的隐裂因已达牙本质深层，多有慢性牙髓炎症状，有时也可急性发作，并出现定点性咀嚼剧痛。凡出现上述症状而未能发现患牙有深的龋洞或深的牙周袋，牙面上探不到过敏点时，应考虑牙隐裂存在的可能性。一般可用尖锐的探针检查，如隐裂不明显，可涂以碘酊，使渗入隐裂染色而将其显示清楚。有时将探针置于裂隙处加压，可有疼痛感。沿裂隙磨除，可见裂纹已达牙本质深层。将棉花签置于可疑牙的牙尖上，嘱患者咬合，如出现短暂的撕裂样疼痛，则可能该牙已有隐裂。

（三）治疗

1. 调殆 排除殆干扰，减低牙尖斜度以减小劈裂力量。患牙的殆调整需多次复诊分期进行，当调殆与保存生活牙髓发生矛盾时，可以酌情处理牙髓后再调殆。

2. 均衡全口殆力负担、治疗和（或）拔除全口其他患牙、修复缺失牙 这项工作常被医师们忽略，只注重个别主诉牙的治疗而不考虑全口牙的检查和处理，故治疗后常达不到预期效果。

3. 隐裂牙的处理 隐裂仅达釉牙本质界，着色浅而无继发龋损者，可采用复合树脂为黏合技术进行修复，有继发龋或裂纹着色深、已达牙本质浅层、中层者，沿裂纹备洞，氢氧化钙糊剂覆盖，玻璃离子黏固剂暂封，2周后无症状则换光固化复合树脂。较深的裂纹或已有牙髓病变者，在牙髓治疗的同时大量调整牙尖斜面，彻底去除患牙承受的致裂力量和治疗后及时用全冠修复是至关重要的。在牙髓病治疗过程中，殆面备洞后，裂纹对殆力的耐受降低，尽管在治疗时已降低咬合，然而在疗程中由于咀嚼等原因，极易发生牙体自裂纹处劈裂开。因此，牙髓病治疗开始时可做带环粘上以保护牙冠，牙髓病治疗完毕应及时冠修复。

六、牙根纵裂

牙根纵裂（vertical root fracture）是指发生在牙根的纵裂，未波及牙冠者。由于肉眼不能发现，诊断比较困难。患者多为中、老年。

（一）病因

（1）慢性持续性的创伤殆力，对本病发生起着重要作用。在全口牙中，以承受殆力最大的第一磨牙发生率最高，其中下颌第一磨牙又高于上颌第一磨牙。侧方殆创伤，牙尖高耸，磨耗不均，根分叉暴露皆与患牙承受殆力过大有关。

（2）牙根裂可能与牙根发育上的缺陷有关。磨牙近中根发生牙根纵裂的比例明显超过其他牙根，估计与近中根在解剖结构方面的弱点有关。文玲英通过解剖显微镜观察30例牙根纵裂牙，均为扁根，裂缝通过根管腔，贯穿颊舌径，均未波及牙冠，除1例外，全为双根管。

（3）无髓牙是牙根纵裂的又一因素。无髓牙致牙根裂的内因是牙本质脱水，失去弹性，牙变脆，致使牙抗折力降低，其外因则主要是牙胶侧压充填力过大。Meister 分析了牙根纵裂的病例，约 84% 是牙胶根充时侧向压力过大造成的。根管充填完成后，不合适的桩是造成牙根纵裂的又一因素，锥形桩比平行桩更易引起牙根纵裂，其原因是前者在就位，黏固，特别是受力时产生应力集中，后者产生的应力分布比较均匀。Cooney 指出：锥形桩不仅使固位能力降低，而且在近根尖处产生楔力更明显。此外，桩的直径愈大，产生应力愈大，致根纵折的可能性增加。

（二）临床表现

（1）创伤殆力引起的牙根纵裂早期有冷热刺激痛，咀嚼痛，晚期出现自发痛，咀嚼痛，并有牙龈反复肿胀，有叩痛和松动。绝大多数有牙周袋和牙槽骨破坏，牙周袋较深，甚至达根尖，容易探及，也有不少患牙的牙周袋窄而深，位于牙根裂缝相应的部位，须仔细检查才能发现。

（2）根管充填后引起的牙根纵裂无牙髓症状，早期也无牙周袋或牙槽骨的破坏，随着病程延长，感染通过根裂损伤牙周组织可使牙周病变加重，骨质吸收。

X 线检查对诊断牙根纵裂有重要意义。X 线片显示管腔的下段、中下段甚至全长增宽，边缘整齐。这种根管腔影像的变化，不论其长度如何，均通过根尖孔，且在根尖处变宽。根裂方向与根管长轴一致。源于牙周病者，X 线片上可见牙槽骨的吸收，而源于根管治疗后者，早期无牙槽骨的破坏，晚期方有牙槽骨的病变。

（三）治疗

（1）对于松动明显，牙周袋宽而深或单根牙根管治疗后发生的牙根纵裂，非手术治疗无效，均应拔除。

（2）对于牙周病损局限于裂缝处且牙稳固的磨牙，可在根管治疗后行牙半切除术或截根术。

（李　玫）

第四节　牙本质过敏症

牙本质过敏症（dentine hypersensitivity）又称过敏性牙本质（hypersensitive dentine），是牙在受到生理性范围内的外界刺激，如温度（冷、热）、化学物质（酸、甜）及机械作用（摩擦或咬硬物）等所引起的酸痛症状。其特点为发作迅速、疼痛尖锐、时间短暂，一般可累及到数个牙或全口牙及磨牙，以前磨牙为多见。牙本质过敏不是一种独立的疾病，而是各种牙体疾病共有的症状，发病的高峰年龄在40 岁左右。

一、病因

凡能使釉质完整性受到破坏，牙本质暴露的各种牙体疾病，如磨耗、楔状缺损、牙折、龋病及牙周萎缩致牙颈部暴露等均可发生牙本质过敏症。但并不是所有牙本质暴露的牙都出现症状，通常与牙本质暴露的时间、修复性牙本质形成的快慢有关。虽然临床上多数情况是由牙本质暴露所引起，也是重要的原因，但还不能解释所有的临床表现，如敏感症状可随健康和气候的变化而经历着从无到有和从有到无的过程，这就不是修复性牙本质形成的速度所能解释的。个别釉质完整的牙也能产生敏感。苏联学者称本症为"釉质和牙本质感觉性的增高"，故又有"牙感觉过敏"之称。

二、临床表现及诊断

牙本质过敏症的主要表现为刺激痛，当刷牙，吃硬物，酸、甜、冷、热等刺激时均可发生酸痛，尤其对机械刺激最敏感。检测牙本质过敏症的手段有下列 3 种。

1. 探诊　探诊是临床检查牙敏感症最常用的方法之一。最简单的探诊方法是用尖探针轻轻划过牙的敏感部位，将患者的主观反应分成 4 级：0 度，无不适；1 度，轻微不适或疼痛；2 度，中度痛；3度，重度疼痛且持续。为了定量测量的目的，学者们采用了各种更为复杂的探诊手段。Smith 等发明了一种探诊装置，该装置有一可弯曲的15mm长不锈钢丝接触牙面，可沿牙面曲度划动，用螺旋钮调节钢丝尖端接近和远离牙面，从而改变探诊压力，直到患者感到疼痛，此时的力值定为敏感阈值。为了保证每次测定位置的重复性，可用牙科材料将该装置固定在数个邻牙上。另外一种探针是手持式的，它的尖探针与压力应变片相联结，并通过显示器来反应探诊的力量。这种探针很容易用来探诊牙的敏感面，在探诊过程中力量可连续地逐渐增加，直到有疼痛感觉，该值定为患牙的敏感阈值。当力量达到80g时仍无反应，该牙被认为不敏感。

2. 温度试验 简单的温度测定方法是通过牙科椅的三用气枪将室温的空气吹向敏感牙面，该方法在临床上很常用。空气刺激方法目前已被标准化，气温为18~21℃，气压为60kPa，刺激时间为1s。检查时用手指或棉卷隔离邻牙，患者的反应分成4级。接触式金属探头温度测定仪的探头温度可在12~82℃变动，由探头内的热敏电偶测定并显示。检测初始温度为37.5℃，做冷测时，温度每次降低1℃，直到患者感觉不适，热测法与冷测相似，温度从37.5℃按1℃阶梯逐渐增加，用温度的高低来判断牙的敏感程度。

3. 主观评价 在临床上，学者们也常用患者的主观评价方法来判断牙的敏感程度包括疼痛3级评判法（verbal rating scale，VRS）和数字化疼痛评判法（visual analogue scale，VAS）。VRS系患者将其日常生活中对冷空气、冷热酸甜食物、刷牙等刺激的敏感进行综合和评价，每次复诊时均采用问卷方式，好转定为（-1），无改变为（0），加重为（+1）。3级评判所提供的描述词语有时不足以反映患者的真实感受。VAS是用一条10cm长的直线，一端标有"无不适或无疼痛"，另一端标有"严重不适或剧烈疼痛"，要求患者在直线上做一标记来代表当时的牙敏感程度。只要适当地向患者解释，VAS法很容易被掌握和使用。学者们认为用VAS比VRS重复性更好，能连续地评价疼痛的程度，而且又能满足对敏感刺激不同感受的评价，因此，更适于测定牙的敏感性。

牙本质过敏症可能只对一种刺激敏感，也可能对多种刺激敏感，因此，多数学者认为在临床研究过程中要使用多种手段来测定，其中至少有一种可定量的试验。

三、治疗

牙本质过敏症的发病机制中，流体动力学说被广为接受。根据这个理论，对过敏的有效治疗是必须封闭牙本质小管，以减少或避免牙本质内的液体流动，由于本症存在着自发性的脱敏过程，对任何药物疗效的评价都是极其困难的。常用治疗方法如下。

1. 氟化物 有多种形式的氟化物可用来处理牙本质过敏症。氟离子能减少牙本质小管的直径，从而减少液压传导。体外实验也证明，酸性氟化钠液或2%中性氟化钠液能分别减少24.5%、17.9%的液压传导，用氟化钠电离子透入法所减少的液压传导则高达33%。

（1）0.76%单氟磷酸钠凝胶（pH=6）可保持有效氟浓度，为当前氟化物中效果最好者。

（2）用75%氟化钠甘油反复涂搽敏感区1~2min，也可用橘木尖蘸该药摩擦患处1~2min。

（3）2%氟化钠液离子透入法：①用直流电疗器。正极握于患者手中，负极以氟化钠液润湿，接触过敏区，电流强度为0.5~1mA，以患者无不适感觉为限度，通电时间10min。②电解牙刷导入药物离子，在牙刷柄末端安装一节干电池（1.5V），刷柄为阳极（手握刷柄），刷端为阴极，供透入药物用。用这种牙刷每天刷2~3次，每次3~5min即可，应注意经常检查电流的通路是否正常，电池是否耗电将尽。

2. 氯化锶 为中性盐，高度水溶性，毒性很低。放入牙膏内使用，方便安全。10%氯化锶牙膏在国外应用较广泛，国内也有制品。局部涂搽用75%氯化锶甘油或25%氯化锶液。在被广泛研究的各种药物中，锶对所有钙化组织、包括牙本质在内，具有强大的吸附性。锶对牙本质过敏的作用被认为是通过钙化锶磷灰石的形式，阻塞了张开的牙本质小管所致。

3. 氟化氨银 隔湿，38%氟化氨银饱和小棉球涂搽患处2min，同法反复1次，共4min，擦去药液后漱口。该药有阻塞牙本质小管的作用，同时还能与牙中的羟基磷灰石发生反应，促使牙的再矿化，提高牙的耐脱矿性，防止牙本质小管的再次开放，并使药效持久。经临床观察表明，其稳定性为氨硝酸银的 3 倍左右。

4. 碘化银 隔湿，涂 3% 碘酊 0.5min 后，再以 10% ~30% 硝酸银液涂搽，可见灰白色沉淀附着于过敏区，0.5min 后，同法再涂搽 1~2 次即可。这是利用硝酸银能使牙硬组织内蛋白质凝固而形成保护层，碘酊与硝酸银作用产生新生碘化银沉积于牙本质小管内，从而阻断了传导。

5. 树脂类脱敏剂 主要由甲基丙烯酸羟（基）乙基酯（HEMA）和 GA 构成，也有的由二、三甲基丙烯酸甲基和二季戊四醇－五异丁烯酸磷酸单酯构成。其主要作用机制是使牙本质小管内蛋白质沉淀，阻塞牙本质小管，从而减少牙本质小管通透性而起到脱敏作用。使用时可先用橡皮轮等去除表面食物残渣等，以清洁水冲洗过敏区后隔湿，有条件最好上橡皮障，轻轻吹干，用蘸有脱敏剂的小毛刷涂搽脱敏区，等候 30s，然后用气枪吹干至表面液体较干为止。最后以大量流水冲洗，如果疗效不够显著，可反复多次进行，也有些使用光固化灯进行照射。

6. 激光 Nd：YAG 激光，功率 15W。照射过敏区每次 0.5s，10~20 次为 1 个疗程，是治疗牙本质过敏的安全阈值。作用机制可能是该激光的热效应作用于牙本质小管，可在瞬间使暴露的小管热凝封闭，从而达到脱敏治愈的目的。

7. 其他药物 4% 硫酸镁液、5% 硝酸钾液、30% 草酸钾液皆可用于牙本质过敏的治疗。

8. 修复治疗 对反复药物脱敏无效者，可考虑做充填术或人工冠修复。个别磨损严重而接近牙髓者，必要时，可考虑牙髓病治疗。

（李 玫）

第四章

牙髓病与根尖周病

第一节　病因及发病机制

一、微生物因素

牙髓病和根尖周病的常见类型均由细菌感染所致。

1890 年，Miller 首次证实了在人坏死牙髓组织中有细菌的存在。此后，许多研究亦相继证实了细菌与牙髓病和根尖周病的密切关系。

目前认为，根管和根尖周的感染是以厌氧菌为主的混合感染，厌氧菌在牙髓病和根尖周病的发生和发展中具有重要作用。

（一）优势菌及其代谢产物

1. 炎症牙髓　炎症牙髓中的细菌无明显特异性，细菌的种类与牙髓的感染途径和髓腔开放与否有关。

（1）继发于龋病的牙髓炎：牙本质深层是一个相对缺氧的环境，有利于兼性和专性厌氧菌的生长和繁殖，因此，该类炎症牙髓中所分离到的细菌主要是兼性厌氧球菌和厌氧杆菌，如链球菌、放线菌、乳杆菌和革兰阴性杆菌等。其中龋源性牙髓炎所致的牙髓组织炎症和坏死与牙龈卟啉单胞菌和微小消化链球菌有重要关系。

（2）开放髓腔的牙髓炎：包括真菌在内的多种口腔细菌都能在此类炎症牙髓中检出，但厌氧菌极少能被检出。

2. 感染根管　厌氧菌尤其是专性厌氧菌是感染根管内的主要细菌。较常见的优势菌有卟啉单胞菌、普氏菌、梭形杆菌、消化链球菌、放线菌、真杆菌、韦荣菌等。

（1）原发或继发感染根管：原发感染根管内的微生物种类和继发感染根管内的有所不同，但两种感染根管内均能检出粪肠球菌。

（2）牙髓治疗失败的根管：此类感染根管内占主导地位的是兼性厌氧菌和革兰阳性菌。粪肠球菌容易在牙髓治疗失败的根管内检出，是根管持续感染和再感染的重要微生物之一。

（3）伴有临床症状及体征的感染根管：卟啉单胞菌和普氏菌、消化链球菌、真杆菌等与根尖部出现疼痛、肿胀、叩痛和窦道形成有关；产黑色素普氏菌、牙髓卟啉单胞菌和牙龈卟啉单胞菌与急性根尖周炎症、根管内恶臭关系密切；顽固性根尖周病变和窦道经久不愈可能与放线菌感染有关。

3. 根尖周组织　目前已证实根尖周脓肿内有许多种类的细菌，其中检出率较高的细菌包括消化球菌、消化链球菌、米勒链球菌、口腔类杆菌、卟啉单胞菌、普氏菌和梭形杆菌等。它们或单独致病，或与其他微生物协同参与疾病的发生。参与疾病发生或发展的非细菌微生物主要包括真菌（白念珠菌）、古生菌、螺旋体（口腔密螺旋体）及病毒（疱疹病毒）等。

（二）感染途径

1. 牙本质小管　牙本质含有大量的牙本质小管，当釉质或牙骨质的完整性被破坏后，细菌可通过暴露的牙本质小管侵入牙髓，引发牙髓感染。

（1）龋病：龋病是引起牙髓感染的最常见原因。细菌在感染牙髓之前，其毒性产物可通过牙本质小管引发牙髓炎症反应。当细菌侵入牙本质的深度距牙髓 <1.1mm 时，牙髓即可出现轻度的炎症反应；当细菌距牙髓 <0.5mm 时，牙髓可发生明显的炎症反应；当细菌距牙髓 ≤0.2mm 时，牙髓内即可找到细菌。

（2）非龋性疾病：楔状缺损、磨损、牙体发育畸形等也可造成釉质或牙骨质的缺损。龋病治疗时，窝洞充填前未去净的细菌亦可通过牙本质小管引发牙髓感染。

2. 牙髓暴露　龋病、牙折、楔状缺损、磨损、牙隐裂及治疗不当等均可引起牙髓直接暴露于口腔环境，使细菌直接侵入牙髓。由于细菌毒力、宿主抵抗力、病变范围和引流情况的不同，暴露于口腔菌群的牙髓可以长期处于一种炎症状态，也可以迅速坏死。

3. 牙周袋途径　根尖孔及侧支根管是牙髓和牙周组织联系的通道。一方面，感染或坏死的牙髓组织、根管内的细菌及毒性产物，通过根尖孔或侧支根管波及根尖周组织导致根尖周或根侧方的病变；另一方面，在牙周病时，深牙周袋内的细菌可以通过根尖孔或侧支根管侵入牙髓，引起牙髓感染。

4. 血源感染　受过损伤或病变的组织能将血流中的细菌吸收到自身所在的部位，这种现象被称为引菌作用。当机体发生菌血症或败血症时，细菌、毒素可随血行进入牙髓，引起牙髓炎症。牙髓的血源感染途径归于引菌作用，大致过程如下：①牙髓有代谢障碍或受过损伤，如牙外伤使牙髓血液循环受损，备洞造成牙髓的热刺激或充填物刺激牙髓导致其营养障碍等情况；②当拔牙、洁治、根管治疗甚至刷牙造成一过性菌血症时，血液中的细菌可进入上述牙髓组织；③当牙髓的防御机制不能清除滞留的细菌，后者即可在牙髓中定居、繁殖，最终导致牙髓感染。

（三）致病机制

细菌是否引起组织病变及组织损伤的程度，与细菌的毒力和数量、宿主的防御能力有关。细菌及其毒性产物可直接毒害组织细胞，或者引发非特异性炎症反应和特异性免疫反应间接导致组织损伤。

1. 致病物质　主要包括荚膜、纤毛、胞外小泡、内毒素、酶和代谢产物。

（1）荚膜：革兰阳性菌和革兰阴性菌均可产生荚膜，后者的主要功能是保护菌体细胞免遭宿主吞噬细胞的吞噬。此外，荚膜也有利于细菌对组织的附着。

（2）纤毛：纤毛可参与细菌的聚集和对组织的附着，它还可在细菌结合时传递遗传信息，如耐药性的传递增强了细菌的抵抗力。

（3）胞外小泡：革兰阴性菌可产生胞外小泡，后者具有与母体细胞类似的荚膜结构，胞外小泡上的抗原可中和抗体而起到保护母体菌细胞的作用。胞外小泡还含有酶和其他毒性物质，被认为与细菌的凝集、附着、溶血和组织溶解有关。

（4）内毒素：内毒素是革兰阴性细菌的胞壁脂多糖，可在细菌死亡崩解时释放出来，也可由活菌以胞壁发泡的形式释放。内毒素是很强的致炎因子，可诱发炎症反应，导致局部组织肿胀、疼痛及骨吸收。它对细胞有直接毒害作用，还可激活 T 细胞、B 细胞，调动免疫反应，加重组织损伤。

（5）酶：细菌可产生和释放多种酶，导致组织的破坏和感染的扩散。一些厌氧菌可产生胶原酶、硫酸软骨素酶和透明质酸酶，这些酶可使组织基质崩解，有利于细菌的扩散。细菌产生的蛋白酶和核酸酶，还可降解蛋白质和 DNA，直接损伤牙髓和根尖周组织内的细胞。一些细菌产生的酶还可中和抗体和补体成分，使细菌免遭杀灭。

（6）代谢产物：细菌生长过程中释放的代谢产物，如氨、硫化氢、吲哚和有机酸等，能直接毒害细胞，导致组织损伤。短链脂肪酸是感染根管中的细菌最常产生的有机酸，它们可影响中性粒细胞的趋化、脱颗粒和吞噬功能。丁酸还可抑制成纤维细胞和 T 细胞的分裂，并刺激白细胞介素1的释放，后者与骨吸收密切相关。

2. 宿主对细菌的反应　如下所述。

（1）炎症反应：牙髓在与细菌直接接触之前就可发生炎症反应。当龋病发生时，细菌还在牙本质内，其代谢产物就可损害成牙本质细胞，引发受损局部的炎症反应。最初渗出的炎症细胞是一些慢性炎症细胞，当龋病终止或有害刺激被清除后，牙髓的损伤可以得到修复；但当龋病进一步发展时，牙髓的慢性炎症状态就会转为急性炎症，大量的中性粒细胞就会进入组织，导致牙髓不可复性的破坏。

牙髓在受到细菌感染时，受损的细胞可释放大量的炎症介质，引起血管扩张、通透性增加，趋化中性粒细胞进入受损部位，中心粒细胞在杀灭细菌时所释放的溶酶体也导致了牙髓组织的变性或坏死。

牙髓炎中增多的多种炎症介质在牙髓炎的病理生理过程中具有重要意义。

1）神经肽：P 物质、降钙素基因相关肽和神经激肽 A 存在于 C 纤维中；多巴胺、β 水解酶和神经肽 Y 产生于交感神经纤维。当牙髓受到刺激时，它们可迅速被释放出来，参与疼痛的传递、血管收缩和扩张的调节，以及促进其他炎症介质的释放。

2）组胺、5 - 羟色胺和缓激肽：此 3 种炎症介质在牙髓炎症的早期出现，它们可导致血管通透性的增加、血浆成分的渗出，并参与疼痛反应。

3）前列腺素和白三烯：在细胞受损后，细胞膜上的磷脂在各种酶的作用下，可生成前列腺素和白三烯，它们除了可增加血管通透性外，还具有趋化白细胞、促进骨吸收和致痛作用。前列腺素和白三烯是极重要的炎症介质，在炎症后期含量较高，因此，它们可能在炎症后期起重要作用。

4）补体成分：在细菌内毒素等的作用下，补体系统可经替代途径激活，其中 C3a、C5a 是重要的炎症介质。它们可增加血管壁的通透性，趋化白细胞和促使其他炎症介质的释放；同时，还可发挥调节作用，促进白细胞对病原体的吞噬和杀灭。C3a 在炎症牙髓中的出现，表明补体系统参与了牙髓炎的病理过程。

5）细胞因子：在牙髓病和根尖周病中还有许多细胞因子的介入。IL - 1、IL - 6 和 IL - 8 对炎症细胞有趋化作用，IL - 1 还可刺激破骨细胞的形成。TNF - α 主要由巨噬细胞产生，TNF - β 主要由活化的淋巴细胞产生，它们可活化破骨细胞和抑制胶原的合成，在牙槽骨的吸收中发挥重要作用。

（2）免疫反应：与身体其他器官或组织一样，根管也可以成为抗原侵入的门户，引发免疫反应。侵入组织的细菌及其产物可作为抗原物质诱发机体的特异性免疫反应。免疫反应在杀灭细菌的同时，也可引起或加重炎症反应，导致组织损伤。除了牙髓和感染根管内的细菌外，许多根管治疗药物也具有抗原特性，同样引起变态反应。

1）抗体介导的免疫反应或变态反应：在牙髓和根尖周病变中，存在各种免疫球蛋白、肥大细胞、K 细胞和补体成分。进入组织中的抗原与附着在肥大细胞上的 IgE 结合，可使肥大细胞脱颗粒，释放组胺、化学趋化因子、前列腺素和白三烯等炎症介质，引发 I 型变态反应。抗体如 IgG 和 IgM 与相应的抗原结合后，可中和毒素和协助对抗原的吞噬，但也可能引起 II 型和 III 型变态反应，造成组织损伤。

2）细胞介导的免疫反应或变态反应：NK 细胞、T 细胞和多种细胞因子也存在于牙髓和根尖周组织中。在根尖周病变活动期，辅助性 T 细胞是优势细胞，占主导地位；慢性期则主要是抑制性 T 细胞。由 T 细胞产生的细胞因子与根尖周病的临床症状和骨吸收密切相关。

3）巨噬细胞：巨噬细胞在慢性根尖周炎的病变发展、防御反应及炎症的持续等方面起重要作用。巨噬细胞除了吞噬外源物质外，还产生一些生物活性物质，如酶、前列腺素和细胞因子、IL - 1β、TNF - α 等，表明巨噬细胞主要参与骨吸收反应。另外，巨噬细胞通过抗原的表达，作为抗原递呈细胞直接激活辅助细胞，从而始动免疫反应，刺激淋巴细胞分化，产生抗体。巨噬细胞在与细胞因子发生反应的同时，细胞膜释放出花生四烯酸的代谢产物如前列腺素 E_2、白三烯等。

二、物理因素

（一）创伤

1. 急性创伤　如下所述。

（1）急性牙外伤

1）原因：a. 交通事故、运动竞技、暴力斗殴或咀嚼时突然咬到硬物等；b. 医疗工作中的意外事故，如牙列矫正治疗时加力过猛使牙移动过快，拔牙时误伤邻牙，刮治深牙周袋时累及根尖部血管等。

2）病理变化：急性牙外伤可造成根尖部血管的挫伤或断裂，使牙髓血供受阻，引起牙髓退变、炎症或坏死。若创伤导致根折，受损冠髓通常坏死，而根髓仍可保留活力，若发生牙脱位特别是嵌入性脱位，牙髓几乎都会坏死。

（2）急性根尖周创伤：牙的急性创伤不仅可引起牙髓病变，还可损伤根尖周组织，导致炎症反应。此外，根管治疗过程中，器械超出根尖孔或根充物超出根尖孔，均可以引起根尖周的炎症反应；若根管器械将细菌带出根尖孔，也可导致根尖周的感染。

2. 慢性创伤　创伤性咬合、磨牙症、窝洞充填物或冠等修复体过高都可引起慢性的咬合创伤，从而影响牙髓的血供，导致牙髓变性或坏死。

（二）温度

一定范围内温度的逐渐上升不会引起牙髓的病变，但过高的温度刺激或温度骤然改变，会引起牙髓充血，甚至转化为牙髓炎。临床上异常的温度刺激主要与牙体预备产热、充填材料和抛光产热有关。

1. 牙体预备产热　牙体预备特别是未用冷却剂时不可避免地会导致可复性牙髓炎，有时还会导致不可复性牙髓炎，所产生的热被认为是备洞时造成牙髓损伤的主要原因。

钻磨牙体组织所产生的热量与施力的大小、是否用冷却剂、钻针的种类、转速及钻磨持续的时间相关。过度用力、相对低转速、无冷却剂和持续的钻磨将会造成牙髓明显的热损伤。

在牙体预备过程中，对牙髓最安全的方式是使用超高速（100 000～250 000rpm）、水冷却系统、低压力和间隙性钻磨。

2. 充填材料和抛光产热　用银汞合金材料充填窝洞时，若未采取垫底及隔离措施，外界温度刺激会反复、长期地经充填物传至牙髓，可导致牙髓的变性，甚至坏死。

对金属材质的修复体进行高压、高速、长时间、无冷却的抛光时所产生的热也可能刺激牙髓，导致牙髓的损伤。

（三）电流

相邻或对颌牙上用了两种不同的金属修复体，其咬合时可产生电流，通过唾液传导刺激牙髓，长时间后也可引起牙髓病变。

使用牙髓电活力测验器或进行离子导入治疗牙本质敏感症时，若操作不当，使用过大的电流刺激了牙髓，可导致牙髓组织损伤。

行电外科手术时，若不慎接触了银汞合金充填体，有可能导致牙髓的坏死。

（四）激光

不同种类的激光，对牙髓组织可造成不同程度的损伤。

红宝石激光对牙髓最具破坏性，可以造成牙髓充血、成牙本质细胞局限性坏死，甚至牙髓的凝固性坏死。Nd 激光对牙髓的危害程度低于红宝石激光。CO_2 激光功能较低，对牙髓的危害最小。选择适当的能量和照射时间及配合使用水气喷雾有助于减少激光对牙髓的破坏。

三、化学因素

（一）充填材料

虽然窝洞充填后引起牙髓损伤的主要原因是，充填材料与洞壁之间产生的微渗漏及牙本质涂层中残留的细菌。但由于充填材料具有一定的毒性作用，即使在没有微渗漏细菌的存在，充填后也会发生轻度的牙髓炎症反应。

1. 磷酸锌　直接用磷酸锌黏固剂做窝洞充填，可引起下方牙髓中度甚至重度的炎症反应。磷酸锌黏固剂在凝固之前所释放的游离酸，被认为是引起牙髓炎症或充填后即刻痛的直接原因。

2. 氧化锌丁香油酚黏固剂　氧化锌丁香油酚黏固剂对牙髓的刺激作用很小，仅产生较少的炎症细胞，但促进产生较多的修复性牙本质。且丁香油酚可抑制炎症介质因子的释放，对急性牙髓炎和根尖周炎具有良好的抗炎作用，可直接用作深洞垫底材料。

3. 可塑性材料　如复合树脂和自凝塑料，用这些材料充填窝洞时，若未采取垫底等保护措施，这些材料中的单体及树脂颗粒可穿过牙本质小管进入牙髓，降低牙髓的修复反应，甚至引起牙髓的变性或坏死。

（二）酸蚀剂和黏结剂

1. 酸蚀剂 酸处理牙本质是否会导致牙髓反应与酸的强度、酸蚀的时间和剩余牙本质的厚度等因素相关，如对深洞做了酸蚀处理，会导致暂时的酸痛症状，甚至导致牙髓的损伤，而用酸短时间处理牙本质，一般不会引起牙髓的炎症反应，也不影响牙髓的修复功能。对深洞应先行氢氧化钙制剂垫底，以避免酸对牙髓的刺激。

2. 黏结剂 绝大多数黏合剂中含有树脂成分，其中的化学物质可以刺激牙髓，特别是用在深洞中。随着黏结剂成分的不断改进，其细胞毒性作用不断减少，一般对牙髓仅有温和、短暂的刺激作用和极低的术后过敏，基本不引起牙髓的炎症反应。

（三）药物

1. 窝洞消毒药物 窝洞在充填前是否要消毒仍是一个有争议的问题。消毒力强的药物其渗透作用也较强，可导致牙髓严重的病变。做窝洞消毒要使用刺激性较小的药物如乙醇、氟化钠等。

2. 根管治疗药物 在牙髓病或根尖周病治疗过程中，若使用药物不当，药物会成为一种化学刺激，引发药物性或化学性根尖周炎。如在露髓处封亚砷酸时间过长或亚砷酸用于年轻恒牙，可引起药物性根尖周炎。又如在根管内放置腐蚀性药物如酚类和醛类制剂过多，也可引起药物性根尖周炎。

（李　玫）

第二节　病史采集与临床检查方法

一、病史采集

病史采集（history – taking）在医患沟通交流的过程中完成，它是牙髓病和根尖周病诊断的重要步骤，提供了做出疾病诊断和制订治疗计划的基本资料。病史采集时，医师通过耐心、仔细、富有视听艺术的问诊方式了解疾病的发生、发展、治疗经历及患者的全身状况，不仅有助于对患者的疾病做出正确的诊断，还能缓解患者的紧张情绪，建立良好的医患关系，有助于治疗计划的实行。

病史采集和记录主要针对患者的主诉、现病史和全身病史3部分。

（一）主诉

主诉（chief complaint）通常是用患者自己的语言来描述患者迫切要求解决的口腔问题，也常是患者最痛苦的问题。主诉应简明扼要，尽可能用患者自己描述的症状，而不是医师对患者的诊断用语，应包括患者就诊时患病的部位、主要症状和持续时间，通常称之为主诉的三要素。

1. 部位 若是明确的疼痛，患者一般会用手指出疼痛部位，对于疼痛范围不明确或者多个疼痛部位的患者，医师可以深入仔细了解病情，甚至反复询问，以便正确诊断和尽早解决患者疾病。

2. 主要症状 疾病处在进展中时，患者可能有多个症状，比如龋病发展为牙髓炎的过程中，可能会由早期的食物嵌塞逐渐发展为冷热刺激痛，甚至自发痛。主要症状应该是患者最主要的痛苦或最明显的症状和体征。对于病程较长、病情较复杂的病例，由于症状、体征较多，或由于患者诉说太多，不易简单地将患者所述的主要不适作为主诉，应结合整个病史，综合分析以归纳出更能反映其患病特征的主诉。分析患者病史中的多个症状，确定主要症状，已经渗入了医师的诊疗思路。

3. 持续时间 持续时间是指从起病到就诊或入院的时间，有的疾病起病急骤，有的疾病则起病缓慢，持续时间一定程度上反映病情的轻重与缓急，并可以提供诊断线索。如果先后经历多个症状的患者，应该追溯到首发症状的时间，并按时间顺序询问整个病史。

（二）现病史

现病史（present dental illness）的询问应围绕主诉的内容展开，它是主诉的拓展，它反映了病情的严重程度和发展变化过程，包括主要症状、体征，发病时间，严重程度，诱发、加重或缓解病情的因素，以及是否做过治疗及其效果如何。

1. 疼痛史　牙髓病和根尖周病患者多以疼痛为主诉就诊，因此，医师可根据患牙疼痛史来协助诊断，其问诊内容主要从以下几个方面着手。

（1）疼痛的部位：部位是问诊疼痛首先要确定的问题。急性根尖周炎患者能清晰的定位疼痛的部位或患牙；急性牙髓炎的患者，其疼痛会放射到相邻的牙，上颌患牙可能以下颌牙痛而前来就诊，剧烈的疼痛甚至可以放射到整个面部，患者往往不能准确定位患牙所在，他们给医师往往是一个模糊的区域，此时医师应仔细询问疼痛史，结合临床检查判断患牙的真正所在。

（2）疼痛的发作方式和频率：主要询问疼痛发作时是否存在诱因及疼痛发作的频率。疼痛发作方式主要有自发痛和激发痛。自发痛是指未受到外界刺激而发生的疼痛，而受到某种外界刺激而发生的疼痛则为激发痛。疼痛频率主要用来区分持续性疼痛和间歇性疼痛。急性牙髓炎有显著的自发痛和间歇性疼痛的特点，同时，骤然的温度变化可激发较长时间的疼痛，患者常可说出疼痛的明显诱因。急性根尖周炎除了有自发痛和持续性疼痛外，也可因咬合、咀嚼而诱发明显的疼痛。若进食硬物时定点性咀嚼剧痛提示牙隐裂的存在，在临床检查时可配合咬诊再现这种疼痛特点。此外，进食前有无疼痛加重可作为牙髓炎和涎石症的一个鉴别要点。

（3）疼痛的程度和性质：疼痛的强弱程度可因患者精神状态、耐受程度、疼痛经历和文化修养的差异而有不同的描述。一般急性牙髓炎可引起跳痛、锐痛、灼痛或难以忍受的剧痛；急性根尖周炎常被描述为持续性剧痛、肿痛或跳痛；而慢性炎症时，常为钝痛、胀痛、隐痛或仅为不适感等。

（4）疼痛发作时间：询问患者在什么状态下疼痛和发生疼痛的时间。例如，是白天痛还是夜间痛，每次疼痛间隔的时间等。急性牙髓炎常有夜间疼痛发作或加重的特点，在炎症早期疼痛持续时间较短，而缓解时间较长，每天发作 2~3 次，每次持续数分钟；到炎症晚期则疼痛持续时间延长，缓解时间明显缩短。

（5）加重或减轻疼痛的因素：询问各种可能导致疼痛加重或减轻的因素。温度刺激加重疼痛是牙髓炎的疼痛特点之一，但冷刺激有时可缓解牙髓化脓或部分坏死时的疼痛。急性根尖周炎初期紧咬牙可以缓解疼痛。食物的性质有时会引发牙髓疼痛，比如咬硬物时定点性咀嚼痛提示牙隐裂的存在。

2. 伴随症状　疼痛史虽是牙髓病和根尖周病患者主诉的主要内容，但对伴随症状的采集也是现病史的重要方面。在鉴别诊断中，伴随症状可以为医师提供一定的参考。急性根尖周炎发作可表现为局部红肿，脓肿形成可表现为波动感，并发间隙感染时还会伴随相应的感染症状，有时候还会出现头痛、发热等全身症状。有无牙齿长期松动史，口臭等病史也可作为根尖周脓肿和牙周炎脓肿的鉴别点。慢性根尖周炎可有窦道流脓病史。牙源性疼痛和上颌窦炎症鉴别时还可询问有无鼻塞、体位变动对疼痛的影响。

3. 治疗史及效果　如下所述。

（1）治疗史：在为患者做出疾病诊断和治疗计划前，一定要确保详细了解过患者的治疗史。有的患者可能对于自己曾接受过的口腔科治疗并不十分清楚，询问时注意了解患牙被治疗的次数和最近治疗的时间，以了解患者接受的是何种治疗。若患牙曾行塑化治疗，则再治疗时会变得更困难；若患牙曾行直接或间接盖髓术，则有牙髓钙化或牙内吸收的可能性。

（2）效果：若患牙接受过牙髓治疗而效果不佳，则要考虑牙髓治疗方法不当和误治的可能性；询问患者是否服用镇痛药及其效果，在镇痛药无效时，避免再开同样的药物。此外，还应询问患者对于上次牙髓治疗的心理感受，如果患者对于牙髓治疗怀有紧张焦虑的情绪，应注意对其情绪适当安抚，并且做好局部麻醉镇痛准备。

（三）全身病史

全身健康状况不仅影响牙髓病和根尖周病的发生、发展及预后，在医师拟定治疗计划时，还有助于判断是否需要在临床检查或治疗前进行会诊。全身病史包括系统病史、传染病史、药物过敏史和精神心理病史等方面。

1. 系统病史　主要了解患者的身体健康状况，确定有无重大系统性疾病，以便在口腔检查和治疗过程中采取必要的措施。询问时主要了解以下方面：是否存在心脏病、高血压、血液病、糖尿病、癌症、肝疾病、免疫系统疾病或呼吸系统疾病。如果患者患有风湿热、进行性艾滋病、糖尿病或做过心脏瓣膜手术，应在口腔操作前预防性使用抗生素预防感染。装有心脏起搏器患者严禁做牙髓电活力测验。针对女性患者，应特别询问是否怀孕或是否在月经期。口腔的有创操作可能引起出血，询问病史时不可遗漏出血性疾病，患者若曾有出血不止或瘀斑经久不退的病史，应注意其凝血功能状况。

2. 传染病史　肝炎、结核、艾滋病等与口腔关系密切的传播性疾病均可通过血液、唾液或呼吸道传播。口腔是一个开放的环境，牙髓治疗可能成为这些疾病的传播途径，因此，治疗过程中的感染控制非常重要，应做到及早了解患者的患病情况，采取常规性预防控制和必要的防护措施。

3. 用药过敏史　病史采集时要详细询问患者正在服用的药物（包括处方药和非处方药物）和对哪些药物过敏，有无麻醉药注射史，针对老年患者应询问有无阿司匹林服用史。了解患者的用药史可以避免重复用药或发生药物间的拮抗作用，还有助于避免变态反应。

4. 精神和心理病史　在医患沟通的过程中，医师可以了解患者的精神状态，若患者已有的精神心理问题会增加医患沟通的难度，导致治疗上的困难，医师应有充分的思想准备，必要时应提请相关学科会诊。

二、临床检查方法

牙髓病和根尖周病的临床检查包括口腔检查和针对牙髓病、根尖周病的选择性检查。选择性检查主要帮助诊断患牙的牙髓状态，在疾病的诊断治疗中起了不可或缺的作用。其重要性可以体现如下。①预防运用选择性检查，辅助牙髓状态的判定，不仅仅可以指导牙髓病和根尖周病的诊断，还能预防根尖周病等疾病。死髓牙在没有临床症状及根尖周病发生的时候，通过牙髓活力测验，可以及早行根管治疗，旨在预防根尖周疾病的发生发展。②协诊选择性检查对牙髓病、根尖周病的诊断提供了重要的临床资料，尤其在各类牙髓病、根尖周病之间的鉴别诊断，以及与其他疾病的鉴别中体现了不可忽视的价值；患者主诉部位有时候与患牙所在并不一致，为了避免误诊，必须行选择性检查，谨慎地结合病史及其他检查结果才可以做出诊断；选择性检查并不是唯一的诊断依据，如果与其他临床资料相矛盾，应警惕其他特殊情况的可能，不可单凭选择性检查贸然诊断。③指导治疗计划选择性检查可以帮助医师在治疗中了解患牙的牙髓状态等情况，在此基础上，更好地制定或根据实际情况调整治疗计划，完善整个治疗过程。比如治疗深龋时，牙髓可能被累及，选择性检查可以在不同治疗方案的选择中作为参照；外科手术刮除颌骨囊肿前对邻近牙行牙髓活力测验，以便确定是否需要术前根管治疗；治疗牙周－牙髓联合病变时，如果患牙就诊时已经有深牙周袋，而牙髓尚有较好的活力，则可先行牙周治疗，消除牙周袋内感染，观察情况，若牙周治疗效果不佳，应采用多种手段，以确定是否须进行牙髓治疗。④观察预后选择性检查在判断患牙预后和观察疗效也有一定作用，比如行盖髓术后 1~2 周复查，可以进行牙髓活力测验而了解治疗效果。

（一）牙髓活力测验

牙髓状态对牙髓病和根尖周病的诊断非常重要。临床上经常需要通过牙髓活力测验（pulptest）来判断牙髓的状态。评估牙髓状态的方法多样，但不能只依靠一种检测方法来做出诊断，需要综合多种方法的检测结果。

临床上常用的牙髓活力测验有温度测验法、牙髓电活力测验法和试验性备洞等。

由于牙髓只有痛觉，故无论哪种方法，都只会引起牙髓的疼痛反应。不同类型的牙髓病变其痛阈也会发生改变，从而对外界刺激表现反应敏感或迟钝。牙髓活力测验所提供的信息都存在一定的局限性，必须结合临床其他检查才能做出正确的诊断。

1. 温度测验　牙髓温度测验（thermal test）是根据患牙对冷或热刺激的反应来判断牙髓状态的一种诊断方法。其原理是突然、明显的温度变化可以诱发牙髓一定程度的反应或疼痛。正常牙髓对温度刺激具有一定的耐受阈，对 20~50℃ 的水无明显不适反应，低于 10℃ 为冷刺激，高于 60℃ 为热刺激。

温度测验可分为冷诊法和热诊法。其操作前的准备工作主要包括：①首先要向患者说明测验的目的和可能出现的感觉，并请患者在有感觉时举手示意。一旦患者举手，医师应迅速移开刺激源。②在测验可疑患牙前，应先测验对照牙，一方面是为了对照，另外一方面让患者能体验被测验的感觉，从而减轻患者的紧张和不安。选择对照牙的顺序为首选对侧正常同名牙，其次为对颌同名牙，最后为与可疑牙处在同一象限内的健康邻牙。③测验开始前应将待测牙所在的区域隔湿，放置吸唾器，并用棉球擦干牙面。

（1）冷诊法（cold test）：是根据患者对牙齿遇冷刺激的反应来判断牙髓状态的牙髓活力测验法。

1）材料：可选用的刺激物有冰棒、冷水、干冰或者其他化学制冷剂如四氟乙烷等。

2）方法：临床最常用的是冰棒法，方法为剪取直径 4~5mm，长 5~6cm 的一端封闭的塑料软管，小管内注满水后冷冻成冰棒，测验时将小冰棒置于被测牙齿的唇（颊）或舌（腭）侧釉质完整的中 1/3 处，放置时间一般不超过 5s，观察患者的反应。冰棒法测验时，要避免融化的冰水接触牙龈而导致假阳性反应。另外，同侧多个可疑患牙测验时，应注意从最后面的牙开始，依次向前检查，以免冰水干扰对患牙的判断。

简易的冷水法为直接向牙冠表面喷射冷水，该方法应注意按先下牙后上牙，先后牙再前牙的顺序测验，尽可能避免因水的流动而出现的假阳性反应。由于冷水法可靠性较差，一般不推荐使用。

干冰或者氟甲烷喷射的棉签比冰棒和冷水更可靠，因为这种方法不会影响邻牙，并且可以较好地再现症状。Richkoff 等发现干冰作用于牙长达 5min 之久都不会危害牙髓。

（2）热诊法（heat test）：是通过患者对牙遇热刺激的反应来判断牙髓状态的牙髓活力测验法。

1）材料：热诊法可选用的刺激物有加热的牙胶棒、热水、电子加热器等。对已做金属全冠的患牙，也可采用橡皮轮打磨生热做牙髓测验。

2）方法：临床上最常用的热诊法是牙胶棒加热法。其操作步骤如下。为避免牙胶粘于牙面应使牙面保持湿润，将牙胶棒的一端在酒精灯上烤软，但不使其冒烟燃烧（温度为 65~70℃），立即将牙胶棒加热的一端置于被测牙的唇（颊）或舌（腭）面的中 1/3 处，观察患者的反应。电子加热器因可以准确控制其工作尖的温度，与传统的牙胶加热法相比使用更加方便，结果更加可靠。

热诊使用热水能模拟临床表现，也能更有效地透过烤瓷熔附金属冠，检测时用橡皮障隔离牙齿，以便热水仅仅流到可疑患牙上。

无论哪种热诊方法，在牙面上停留的时间都不应超过 5s，以免造成牙髓损伤。若热诊时引起患牙剧烈疼痛，医师应立即给予冷刺激以缓解患者的症状。

（3）牙髓温度测验结果的表示方法和临床意义：温度测试结果是被测牙与患者正常对照牙比较的结果，因而不能采用（＋）、（－）表示，具体表示方法如下。

1）正常：被测牙与正常对照牙的反应程度相同，表示牙髓正常。

2）敏感：被测牙与正常对照牙相比，出现一过性疼痛反应，但刺激去除后疼痛立即消失，如患牙无自发痛病史，则表明牙髓可能处于充血状态，这种症状也称为一过性敏感。温度刺激引发明显疼痛，刺激去除后仍持续一段时间，表明被测牙髓处于不可复性的炎症状态。温度测验时引起剧烈疼痛，甚至出现放射性痛，表示被测牙的牙髓炎症处于急性期。如果被测牙对热刺激极敏感，而冷刺激反而缓解疼痛，则牙髓炎症可能处于急性化脓期。

3）迟钝：被测牙以同样程度的温度刺激，但反应比正常对照牙要慢，且轻微得多。这种现象称之为牙髓反应迟钝。牙髓有慢性炎症、牙髓变性或牙髓部分坏死时均可表现为牙髓反应迟钝。被测牙在温度刺激去除数分钟后出现较重的疼痛反应，并持续一段时间，这种症状称之为迟缓性疼痛，表示被测牙牙髓可能为慢性炎症或牙髓大部分已坏死。

4）无反应：被测牙对温度刺激不产生反应，表示牙髓可能坏死或牙髓变性。但下列情况应结合其他检查排除假阴性反应，例如，牙髓过度钙化、根尖孔未完全形成、近期受过外伤的患牙、患者在检查前使用了镇痛药或麻醉药等，有可能导致温度测验时患牙牙髓无反应。

2. 牙髓电活力测验　牙髓电活力测验（electric pulp test）是通过牙髓电活力测验仪来检测牙髓神经成分对电刺激的反应，主要用于判断牙髓"生"或"死"的状态。

（1）操作方法：牙髓电活力测验仪的种类较多，使用前应仔细阅读产品说明书，熟悉仪器的性能及其具体操作方法。

1）测验前应先向患者说明测验的目的，以消除患者不必要的紧张，并取得患者的合作，同时嘱咐患者当出现"麻刺感"时，即抬手示意。

2）在测验患牙之前，需先测验正常对照牙，以求得相对正常反应值作为对照。

3）隔湿待测验牙，放置吸唾器，吹干牙面。若牙颈部有结石存在，须洁治干净。

4）将牙髓电活力测验仪的测验探头上涂一层导电剂（例如牙膏）或在牙面上放置蘸有生理盐水的小滤纸片作为电流导体。

5）将探头放在牙面的适当位置，一般认为探头应放在牙唇（颊）面中 1/3 处，也有学者主张探头放在颈 1/3 处，因该处釉质较薄，更接近牙本质，但探头不能接触牙龈，以免出现假阳性结果。

6）调节测验仪上的电流强度，从"0"开始，缓慢增大，直到患者有反应时移开探头，并记录引起反应的刻度值。一般可重复 2 次，取平均值。若 2 次所得值相差较大，则需测第 3 次，然后取其中 2 次相近值的均数。

（2）注意事项

1）为了刺激牙髓神经，必须形成一个完整的电流回路，经过电极到牙，再通过患者回到电极，测试时医师不戴手套，通过手指接触电极和患者面部，可以帮助形成回路。为了在使用橡皮障时也能形成回路，可以让患者把手指放在金属电极柄上，患者可以自己控制回路，当感觉到疼痛时，拿开手指即可切断电流，终止刺激。

2）牙髓电活力测验仪因生产厂家不同，其测量数值有较大差异。牙髓电活力测验的反应值必须与正常对照牙进行对比后才有诊断价值。釉质厚度、探头在牙面的位置及探头尖的横断面积等因素都可以影响反应程度。

（3）临床意义：若被测牙牙髓存在反应，表示牙髓还有活力；若被测牙无反应，说明牙髓已坏死。因此，牙髓电活力测验主要用于判断牙髓是死髓还是活髓，但不能作为诊断的唯一依据，牙髓电活力测验存在假阳性或假阴性反应的可能。多根牙可能需要把电极放在牙冠的多个位点来测试。可能会出现在磨牙的 2 个部位是阴性反应，而在另一个部位则是正常范围内的阳性结果，这可能表明 2 个根管内的牙髓已坏死，而仍有 1 个根管牙髓存在活力。

（4）引起假阳性反应的原因

1）探头或电极接触了大面积的金属修复体或牙龈，使电流流向了牙周组织。

2）未充分隔湿或干燥被测牙，以致电流泄露至牙周组织。

3）液化性坏死的牙髓有可能传导电流至根尖周组织，当电流调节到最大刻度时，患者可能会有轻微反应。

4）患者过度紧张和焦虑，以致在探头刚接触牙面或被问及感受时即示意有反应。

（5）引起假阴性反应的原因

1）患者事先用过镇痛药、麻醉药或乙醇饮料等，使之不能正常地感知电刺激。

2）探头或电极未能有效地接触牙面，妨碍了电流传导至牙髓。

3）根尖尚未发育完全的新萌出牙，其牙髓通常对电刺激无反应。

4）根管内过度钙化的牙，其牙髓对电刺激通常无反应，常见于一些老年人的患牙。

5）刚受过外伤的患牙可对电刺激无反应。

（6）禁忌证：牙髓电活力测验仪可干扰心脏起搏器的工作，故该项测验禁用于心脏安装有起搏器的患者。

3. 试验性备洞（test cavity）　是指用牙钻磨除牙本质来判断牙髓活力的方法。具体操作是在未麻醉条件下，用牙钻缓慢向牙髓方向磨除釉质和牙本质，若患者感到尖锐的酸痛，则表明牙髓有活力。钻磨时最好不用冷却水，以增加对牙髓的热刺激。

试验性备洞是判断牙髓活力最可靠的检查方法。但由于会造成完好牙体组织或修复体的破坏，该测验只有在其他方法不能判定牙髓活力或不能实施时才考虑使用,例如患牙有金属烤瓷全冠或X线检查发现可能受到邻近根尖周病变累及的可疑患牙。

4. 选择性麻醉(anesthetic test 或 selective anesthesia)   是通过局部麻醉的方法来判定引起疼痛的患牙。当其他诊断方法对2颗可疑患牙不能做出最后鉴别,且2颗牙分别位于上、下颌或该2颗牙均在上颌但不相邻时,采用选择性麻醉可确诊患牙。

(1)操作方法

1)如果2颗可疑痛源牙分别位于上、下颌,正确的方法是对上颌牙进行有效的局部麻醉(包括腭侧麻醉),若疼痛消失,则该上颌牙为痛源牙;若疼痛仍存在,则表明下颌可疑牙为痛源牙。

2)如果2颗可疑牙均在上颌,应对位置相对靠前的牙行局部麻醉,其原因是支配后牙腭根的神经由后向前走。

(2)注意事项:当2颗可疑痛源牙分别位于上、下颌时,选择麻醉上颌牙的原因是在上颌通常能获得较深的麻醉,而下牙槽神经阻滞麻醉失败的可能性经常存在,一旦后者失败,就会导致上颌牙的误诊和误治。

(二)影像学检查

影像学检查包括拍摄X线片和锥形束CT检查。影像学检查在牙髓病和根尖周病的诊断和治疗中具有十分重要的意义,它可提供一般检查方法所不能提供的信息,如髓腔形态、根尖周病变范围以及根管治疗情况等。

1.X线检查   X线检查是指通过拍摄X线片,对牙髓病和根尖周病进行诊断和治疗的检查手段。主要由根尖片、咬合片和咬合翼片。常用的是根尖片,咬合翼片可用于检查邻面龋、继发龋和充填体邻面悬突。X线检查作为牙髓病和根尖周病基本的检查手段,已经被广泛使用。

(1)诊断方面

1)牙冠情况:X线检查可以辅助了解牙冠的情况,发现视诊不易检查到的龋坏的部位和范围,比如了解有无继发龋和邻面龋,迟牙(智齿)冠周炎有时候需与邻牙的牙髓炎鉴别,通过X线检查可以了解邻牙的邻面龋的有无及程度;牙体发育异常,如畸形中央尖和畸形舌侧窝也可在X线片上了解。

2)牙根及髓腔情况:牙根及根管数目、弯曲度及特殊变异;牙根的异常还有牙根内吸收、牙骨质增生、根折及牙根发育不全等;髓腔的特殊情况有髓石、根管钙化及牙内吸收等。

3)根周情况:比如了解根周骨质破坏,鉴别根尖周肉芽肿、脓肿或囊肿等慢性根尖周病变。

4)特殊检查:窦道不一定来自相距最近的牙,它可以来自于距其一定位置的牙,定位窦道的病源牙时,用1根牙胶尖即诊断丝自窦道口顺其自然弯曲插入窦道后拍摄X线片,根据X线片上牙胶尖的走行可显示与窦道相通的根尖病变部位,以协助鉴定病源牙。

(2)治疗方面

1)初始X线片必须仔细研究,有助于拟定治疗计划,了解髓室的形态,根管离开髓室的方向和角度,牙根和根管的数目、大小和形态,以及根尖周病变的类型和范围、牙周组织破坏程度等。

2)治疗中X线片可用于测定根管的长度,确认适合的牙胶尖,帮助医师确认临床上的"回拉感"是否正确,还可以了解根管预备是否合适,保证治疗的顺利进行。根管治疗的并发症如器械分离和穿孔等处理时同样需要X线片辅助。

3)术后确认X线片在根管充填后可判定根管充填结果,术后定期复查还可观察根管治疗的近、远期疗效。

(3)局限性

1)X线片不能准确反映根尖骨质破坏的量。在根尖周病变的早期即骨松质有轻度破坏时,X线片上可能显示不出来,只有当骨密质破坏时才显示出透射影像。所以,临床实际的病变程度比X线片上显示的更严重。对于龋坏的牙,实际上的程度往往比X线片表现更严重。

2)硬骨板完整与否在诊断上具有重要意义,但它的影像在很大程度上取决于牙根的形状、位置、X线投射的方向和X线片的质量。因此,正常牙在X线片上可能无明显的硬骨板。

3）X 线片所显示的是三维物体的二维图像，影像的重叠往往会导致误诊。例如将多根误认为单根；将下颌颏孔误认为下颌前磨牙根尖周病变；把上颌切牙孔、鼻腭管误认为上颌中切牙根尖周病变等。有时候为了排除这种误诊的可能性，需要拍摄多张的 X 线片来协助诊断。

4）由于投射技术或胶片处理的不当，也可造成 X 线片图像的失真，从而削弱了 X 线片检查在诊疗上的价值。因此，提高 X 线片的质量和医师的阅片能力在 X 线片检查中具有重要意义。

2. 锥形束 CT 检查（cone beam computer tomography，CBCT）　自 1996 年首次应用以来，经过 20 多年的发展，已成为一种较为成熟的口腔颌面部检查手段。它是指放射线束呈锥形发出，通过围绕患者头部旋转 360°获得扫描视野内原始图像，进行轴位、矢状位及冠状位的观察及三维重建的数字容积体层摄影（digital computer tomography）。根据 CBCT 扫描视野的大小，可分为大视野和小视野两种模式。大视野 CBCT 可以观察全部颌面部骨骼结构，小视野 CBCT 扫描与根尖片的高度及宽度相似。由于患者所受到的有效放射剂量与扫描视野的大小成正比，牙髓病和根尖周病大多数涉及范围较小，因此一般较多采用小视野 CBCT 检查。

（1）锥形束 CT 在牙髓病与根尖周病诊断与治疗中的优势

1）三维影像：与传统的 X 线片检查相比，对牙髓病和根尖周病的病变位置、范围、性质、程度及与周围组织的关系有更加立体的反映，可以有效避免二维影像重叠带来的误诊、漏诊。三维影像的显示更利于了解病变与重要解剖结构如上颌窦、神经管、颏孔等的毗邻关系。

2）早期发现病变　CBCT 与根尖片相比，能够更早发现病变：早期骨质破坏在 X 线片不能准确反映，而 CBCT 能够更早发现可能的骨质及牙体的破坏；早期牙髓病变可能会体现在牙周膜韧带增宽，而 CBCT 对于牙周膜韧带的改变更敏感，传统对根尖片上牙周膜韧带改变的解读可能不适用于 CBCT。

3）后期图像处理：CBCT 相应的软件可以对扫描的原始图像进行三维重建及不同角度的切割，显示三维影像及任意方向的二维影像，根据临床需要，十分便捷的分析轴位、冠状位及矢状位的解剖图像，有助于早期发现根尖周病并明确病变在三维空间的范围。

（2）锥形束 CT 在牙髓病与根尖周病诊断与治疗中的应用

1）根管形态及数目：根管治疗时对于患牙根管形态及数目的把握，保证了治疗的顺利进行，CBCT 优越的三维图像和全面的断层分析可以在变异根管的定位给医师提供更准确的根管信息，尽量避免根管并发症及根管遗漏的发生，可运用于上颌第二磨牙的近中颊根的第 2 根管的发现和定位、C 形根管的治疗等方面。

2）牙折：牙根折裂按照折裂方式可分为纵折、横折及斜折 3 种类型。一般情况下，牙根折裂不易通过根尖片显现，尤其是纵折，因为根尖片影像的重叠，更难发现，而 CBCT 可以在各个方向清晰的显示根折位置及类型，还可以对根尖片上可疑的根折病例进行直观的展示。

3）牙根情况：牙根吸收早期无临床症状，需通过影像学检查发现，而根尖片显示的是重叠的二维影像，很难显示清晰的吸收范围，更难以发现早期的牙外或牙内吸收，CBCT 的使用弥补了根尖片的缺点，展现病变的真实形态和部位，给牙根吸收的评估和诊断提供更好的保障，提高了患牙的保存率，此外，还可用于指导一些牙根发育异常的治疗，例如牙根融合。

4）根管侧壁穿孔：CBCT 可以用于诊断普通根尖片不能诊断的根管侧壁穿孔，穿孔作为根管治疗并发症之一，早期诊断，早期处理很重要，诊断穿孔的方法有电子根尖定位仪、手术显微镜等，由于它们建立在对未充填根管的直视或探查上，因此无法如 CBCT 一般对充填后的根管进行穿孔的诊断。

5）评估根管治疗质量：CBCT 可以在各种复杂根管治疗的过程中，随时分析近远中向、冠根向、颊舌向的解剖图像，帮助完善根管治疗，减少遗漏根管、欠填等的发生，对充填质量有更全面的评估。

6）根管治疗失败的原因分析：根管治疗失败的原因有遗漏根管、根管欠填或超填、根管壁穿孔、根管偏移、器械分离等，对治疗失败的根管行 CBCT 检查，有利于找出根管治疗失败的原因，提高再治疗的成功率。

（3）CBCT 的局限性

1）口腔内金属桩及修复体、种植体、高密度牙胶常引起伪影，影响 CBCT 图像质量及准确度，干扰临床医师做出正确诊断。

2）CBCT 检查费用及辐射剂量与根尖片相比较高，且临床医师需接受 CBCT 相关培训后才可正确读片。因此，仅当 X 线片不能提供所需要的诊疗信息时，才建议进行 CBCT 检查。

3. 手术显微镜检查　口腔科手术显微镜（dental operating microscope）自 20 世纪 90 年代开始应用于牙髓病诊断和治疗。手术显微镜具有良好的放大和照明功能，在光源能够到达的部位，医师能清晰的观察微小的结构变化。

手术显微镜在诊断方面主要用于：①早期龋损的检查；②充填体、修复体边缘密合情况的检查；③穿髓孔的检查；④髓腔形态的检查；⑤根管穿孔的检查；⑥隐裂或牙折的检查；⑦根管内折断器械的检查；⑧根尖孔破坏的确认。

（李　玫）

第三节　牙髓病的临床表现及诊断

一、分类

（一）组织病理学分类

在组织病理学上，一般将牙髓状态分为正常牙髓和病变牙髓两种。对于病变牙髓一直沿用如下分类。

（1）牙髓充血

1）生理性牙髓充血。

2）病理性牙髓充血。

（2）急性牙髓炎

1）急性浆液性牙髓炎：①急性局部性浆液性牙髓炎；②急性全部性浆液性牙髓炎。

2）急性化脓性牙髓炎：①急性局部性化脓性牙髓炎；②急性全部性化脓性牙髓炎。

（3）慢性牙髓炎

1）慢性闭锁性牙髓炎。

2）慢性溃疡性牙髓炎。

3）慢性增生性牙髓炎。

（4）牙髓坏死与坏疽。

（5）牙髓变性

1）成牙本质细胞空泡性变。

2）牙髓纤维性变。

3）牙髓网状萎缩。

（6）牙髓钙化：Seltzer 曾结合人牙标本和临床状态做了详细的组织学观察，研究发现所观察到的牙髓病理改变难以按照上述分类法划分。生活牙髓在组织学上变异很大，所谓"正常牙髓"和各种不同类型的"病变牙髓"常存在各种移行或重叠现象。因此，Seltzer 提出了如下经典的分类。①完整无炎症牙髓。②萎缩性牙髓，包括各种退行性变。③炎症牙髓，包括：急性牙髓炎（血管高度扩张，通透性增加，血浆成分渗出，大量中性粒细胞浸润，甚至形成化脓灶）；慢性局限性牙髓炎（特征性的慢性炎症病损局限于冠髓，外被致密胶原纤维束，内可有液化性坏死或凝固性坏死）；慢性全部性牙髓炎（炎症遍及冠髓与根髓，冠髓中可有液化性坏死或凝固性坏死区，其余部分含有炎症肉芽组织）。④坏死牙髓（全部牙髓组织坏死）。⑤移行阶段牙髓（完整牙髓伴有散在的慢性炎症细胞，无血管扩张和组织水肿，尚未构成典型的炎症渗出表现）。

（二）临床分类

牙髓的病理变化与患牙的临床表现并无确定的关联，临床医师根据患者提供的症状及各种临床检查结果对患牙牙髓的病理状态所做的推测并不准确。在临床上医师需做到的是对牙髓病损程度及恢复能力做出正确估计，从而选择适当的治疗方法。从临床治疗的角度出发，对牙髓病损状态的推断只是为选择治疗方法提供一个参考依据。因此，以下根据牙髓病的临床表现和治疗预后所进行的分类更为实用。

（1）可复性牙髓炎。

（2）不可复性牙髓炎

1）急性牙髓炎（包括慢性牙髓炎急性发作）。

2）慢性牙髓炎（包括残髓炎）。

3）逆行性牙髓炎。

（3）牙髓坏死。

（4）牙髓钙化

1）髓石。

2）弥漫性钙化。

（5）牙内吸收。

（三）转归

牙髓一旦发生炎症，炎性介质及牙髓的组织解剖特点使局部组织压增高。这些可导致局部静脉塌陷血流减少，炎性介质的浓度更高并快速扩散到全部牙髓，压迫神经产生剧烈疼痛。牙髓组织借助根尖孔及根尖周围组织与机体建立联系，当发生炎症时，组织几乎不能建立侧支循环。这就限制了牙髓从炎症状态恢复正常的能力，最终可能发展为牙髓坏死。牙髓的炎症病变过程随着外界刺激物及机体抵抗力的变化，有3种趋向。

（1）当外界刺激因素被消除后，牙髓的炎症受到控制，机体修复能力得以充分发挥，牙髓组织逐渐恢复正常（多见于患者身体健康，患牙根尖孔粗大，牙髓炎症轻微）。

（2）当外界刺激长期存在，但刺激强度较弱，或牙髓炎症渗出物得到某种程度的引流时，牙髓呈现慢性炎症病变，或表现为局限性化脓灶。

（3）外界刺激较强或持续存在，牙髓病变局部严重缺氧、化脓、坏死，炎症进一步发展导致全部牙髓组织失去生活能力。

二、牙髓病的临床诊断程序

在牙髓病的临床诊断中，正确诊断牙髓炎并确定患牙是诊断的重点。临床诊断过程包括：收集所有信息如症状、体征和病史；结合临床检查和测试的结果判断病因及确定患牙。在临床上要准确诊断牙髓病并确定患牙，遵循"诊断三部曲"的步骤，可减少误诊率，制订正确的治疗方案。

（一）牙髓炎"诊断三部曲"

1. 了解患者的主诉症状、获取初步印象　通过询问病史，了解疼痛的部位（定位或放散）、性质（锐痛、钝痛、隐痛、跳痛、灼烧痛、肿痛）、严重程度，疼痛的时间，诱发、加重或缓解疼痛的因素等。根据患者诉说的疼痛特点，初步判断是否为牙髓炎引起的疼痛。

2. 排查病因、寻找可疑患牙　一是检查是否有龋齿，包括近髓或已达牙髓的深龋洞（注意龋病好发且较隐蔽的牙面）；二是查看是否有近髓的非龋牙体硬组织疾病；三是检查有无深牙周袋存在；四是询问和检查有无治疗过的牙，从患者所诉治疗的时间和治疗术中、后的感受，分析既往的检查、治疗操作是否构成对牙髓的损害。

3. 确定患牙并验证牙髓炎的诊断　包括牙髓温度测试和牙髓电活力测试。

（二）牙髓活力温度测试

必须以患者自身的正常牙做对照。所选对照牙应当是没有病损或充填物的活髓牙的唇、颊面或后牙的舌面。牙髓温度测验结果分为如下4个级别。

1. 无反应　提示牙髓已坏死，以下情况可出现假阴性反应。

（1）牙髓过度钙化。

（2）根尖未完全形成。

（3）近期受外伤的患牙。

（4）患者在检查前使用了镇痛药或麻醉药。

2. 出现短暂的轻度或中度的不适或疼痛　牙髓正常。

3. 产生疼痛但刺激去除后疼痛即刻消失　可复性牙髓炎。

4. 产生疼痛但刺激去除后仍然持续一段时间　不可复性炎症。

（1）急性牙髓炎：快速而剧烈的疼痛。

（2）慢性牙髓炎：迟缓不严重的疼痛。

（3）急性化脓性牙髓炎：冷刺激缓解。

（三）牙髓活力电测试

通过牙髓活力电测试器来检测牙髓神经成分对电刺激的反应，有助于判断牙髓的活力状态。必须与患者自身的对照牙进行比较。在相同的电流输出档位下，测试牙与对照牙的电测值之差 > 10 时，表示测试牙的牙髓活力与正常牙有差异。如电测值到达最大时测试牙无反应，表示牙髓已无活力。

三、各型牙髓病的临床表现及诊断要点

（一）可复性牙髓炎

可复性牙髓炎（reversible pulpitis）是牙髓组织以血管扩张充血为主要病理表现的初期炎症表现。若能彻底去除病原刺激因素，同时给予适当的治疗，患牙牙髓可以恢复正常。

1. 临床症状　如下所述。

（1）受冷、热、酸、甜刺激时，立即出现瞬间的疼痛反应，对冷刺激更敏感；刺激一去除，疼痛消失。

（2）没有自发性疼痛。

2. 检查　如下所述。

（1）患牙常见有接近髓腔的牙体硬组织病损，如深龋、深锲状缺损，深牙周袋，咬合创伤。

（2）患牙对温度测验，尤其是冷测表现为一过性敏感，且反应迅速。去除刺激后，数秒缓解。

（3）叩诊反应同正常对照牙，即叩痛（－）。

3. 诊断　如下所述。

（1）主诉对温度刺激一过性敏感，但无自发痛的病史。

（2）可找到能引起牙髓病变的牙体病损或牙周组织损害的原因。

（3）患牙对冷测的反应阈值降低，表现为一过性敏感。

4. 鉴别诊断　如下所述。

（1）深龋当冷、热刺激进入深龋洞内才出现疼痛反应，刺激去除后症状不持续。当深龋与可复性牙髓炎难以区别时，可先按可复性牙髓炎的治疗进行安抚处理。

（2）不可复性牙髓炎一般有自发痛病史；有温度刺激引起的疼痛反应程度重，持续时间长，有时可出现轻度叩痛。在临床上，若可复性牙髓炎与无典型自发痛症状的慢性牙髓炎难以区分时，可采用诊断性治疗的方法，用氧化锌丁香油酚黏固剂进行安抚治疗，在观察期内视其是否出现自发痛症状明确诊断。

（3）牙本质过敏症对探、触等机械刺激和酸、甜等化学刺激更敏感。

（二）不可复性牙髓炎

不可复性牙髓炎（irreversible pulpitis）是病变较为严重的牙髓炎症，可发生于牙髓的某一局部，也可涉及整个牙髓，甚至在炎症的中心部位已发生了程度不同的化脓或坏死。此类牙髓炎症自然发展的最终结局均为全部牙髓的坏死。几乎没有恢复正常的可能，临床治疗上只能选择摘除牙髓以去除病变的方法。包括急性牙髓炎、慢性牙髓炎、残髓炎、逆行性牙髓炎。

【急性牙髓炎】

急性牙髓炎（acute pulpitis）的临床特点是发病急，疼痛剧烈。病因包括慢性牙髓炎急性发作，牙髓受到急性的物理损伤、化学刺激及感染。

1. 临床症状　如下所述。

（1）自发性阵发性的剧烈疼痛：初期持续时间短，晚期持续时间长。炎症牙髓出现化脓时，患者可主诉有搏动性跳痛。

（2）夜间痛，或夜间疼痛较白天剧烈。

（3）温度刺激加剧疼痛：若患牙正处于疼痛发作期内，温度刺激可使疼痛更为加剧。如果牙髓已有化脓或部分坏死，患牙可表现为所谓的"热痛冷缓解"。

（4）疼痛不能自行定位：疼痛呈放射性或牵涉性，常是沿三叉神经第 2 支或第 3 支分布区域放射至患牙同侧的上、下颌牙或头、颞、面部，但这种放射痛不会发生到患牙的对侧区域。

2. 检查　如下所述。

（1）患牙可查及接近髓腔的深龋或其他牙体硬组织疾病，或有深的牙周袋。

（2）探诊可引起剧烈疼痛，可探及微小穿髓孔，并可见有少量脓血自穿髓孔流出。

（3）温度测验时，患牙敏感，刺激去除后，疼痛症状持续一段时间。当患牙对热测更为敏感时，表明牙髓已出现化脓或部分坏死。

（4）早期叩诊无明显不适，当炎症的外围区已波及根尖部的牙周膜，可出现垂直方向的叩诊不适。

3. 诊断　如下所述。

（1）典型的疼痛症状。

（2）患牙肯定可找到有引起牙髓病变的牙体损害或其他病因。

（3）牙髓温度测验结果可帮助定位患牙，对患牙的确定是诊断急性牙髓炎的关键。

4. 鉴别诊断　如下所述。

（1）三叉神经痛（trigeminal neuralgia）：表现为突然发作的电击样或针刺样剧痛，有疼痛"扳机点"，发作时间短，较少在夜间发作，冷热温度刺激也不引发疼痛。

（2）龈乳头炎：剧烈的自发性疼痛，持续性胀痛，对疼痛可定位，龈乳头有充血、水肿现象，触痛明显。患处两邻牙间可见食物嵌塞的痕迹或有食物嵌塞史。对冷热刺激有敏感反应，但一般不会出现激发痛。

（3）急性上颌窦炎（maxillary sinusitis）：持续性胀痛，上颌的前磨牙和磨牙同时受累而导致两或三颗牙均有叩痛，但未查及可引起牙髓炎的牙体组织与疾病。同时可伴有头痛、鼻塞、流浓涕等上呼吸道感染的症状，以及在跑、跳、蹲等体位变化时，牙痛症状加重。检查上颌窦前壁可有压痛现象。

【慢性牙髓炎】

慢性牙髓炎（chronic pulpitis）是临床上最为常见的一型牙髓炎，有时临床症状很不典型，容易误诊而延误治疗。

1. 临床症状　如下所述。

（1）无剧烈的自发性疼痛，但有时可出现不甚明显的阵发性隐痛或每日出现定时钝痛。

（2）患者可诉有长期的冷、热刺激痛病史等，对温度刺激引起的疼痛反应会持续较长时间。

2. 检查　如下所述。

（1）炎症常波及全部牙髓及根尖部的牙周膜，致使患牙常表现为咬合不适或轻度的叩痛

（2）一般可定位患牙。

3. 分型　如下所述。

（1）慢性闭锁性牙髓炎（chronic closed pulpitis）

1）无明显的自发痛，有长期的冷热刺激痛病史。

2）可查及深龋洞、冠部充填体或其他近髓的牙体硬组织缺损。洞内探诊感觉迟钝。

3）去净腐质后无肉眼可见的露髓孔。

4）患牙对温度测验的反应可为敏感，也可为热测引起迟缓性痛，多有轻度叩痛或叩诊不适感。

（2）慢性溃疡型牙髓炎（chronic ulcerative pulpitis）

1）食物嵌入洞内即出现剧烈的疼痛。当冷热刺激激惹患牙时，会产生剧痛。

2）查及深龋洞或近髓的牙体损害：患牙大量软垢、牙石堆积、洞内食物残渣大量嵌入。

3）去净腐质、可见有穿髓孔，深探剧痛并有少量暗色液体流出。

4）温度测试敏感。仅有极轻微的叩诊不适。

（3）慢性增生型牙髓炎（chronic hyperplastic pulpitis）

1）无明显的自发痛，患者可诉每进食时患牙疼痛或有进食出血现象，长期不敢用患侧咀嚼食物。

2）患牙大而深的龋洞中有红色、"蘑菇"形状的肉芽组织，又称做"牙髓息肉"（pulp polyp），可充满整个洞内并达咬合面，探之无痛但极易出血。常可见患牙及其邻牙有牙石堆积。

3）牙髓息肉与牙龈息肉、牙周膜息肉的鉴别如下：①牙龈息肉：多是患牙邻𬌗面出现龋洞时，由于食物长期嵌塞加之患牙龋损处粗糙边缘的刺激，牙龈乳头向龋洞所形成的空间增生，形成息肉状肉芽组织。②牙周膜息肉：是在多根牙的龋损穿通髓腔后进而破坏髓室底，根分叉处的牙周膜因外界刺激而反应性增生，肉芽组织由髓底穿孔处长入连通髓腔的龋损内，洞口外观像牙髓息肉。③可通过 X 线片观察患牙根分叉区髓室底影像的连续性，再用探针探查息肉的蒂部及其髓室底的完整性。

4. 诊断　如下所述。

（1）可以定位患牙，长期冷、热刺激痛病史和（或）自发痛史。

（2）肯定可查到引起牙髓炎的牙体硬组织疾病或其他原因。

（3）患牙对温度测验有异常表现。

（4）叩诊反应可作为很重要的参考指标。

5. 鉴别诊断　如下所述。

（1）深龋：刺激去除后症状立即消失；对叩诊的反应与正常对照牙相同。

（2）可复性牙髓炎：患牙对温度测验，尤其是冷测表现为一过性敏感，且反应迅速，去除刺激后，数秒缓解；叩诊反应同正常对照牙，即叩痛（－）。

（3）干槽症：近期有拔牙史，牙槽窝空虚，骨面暴露，出现臭味。可有温度刺激敏感及叩痛，但无明确的牙髓疾病指征。

【残髓炎】

残髓炎（residual pulpitis）属于慢性不可复性牙髓炎，发生在经牙髓治疗后的患牙，由于残留了少量炎症根髓或多根牙遗漏了未做处理的根管，因而命名为残髓炎。

1. 临床症状　如下所述。

（1）自发性钝痛、放散性痛、温度刺激痛。

（2）咬合不适或轻微咬合痛。

（3）均有牙髓治疗病史。

2. 检查　如下所述。

（1）牙冠可见牙髓治疗后的充填体或暂封材料。

（2）对患牙施以强冷、强热刺激进行温度刺激，反应可为迟缓性痛或仅诉有感觉。

（3）叩诊轻度疼痛（－）或不适感（±）。

（4）去除患牙充填物，用根管器械探查病患根管至深部时有感觉或疼痛。

3. 诊断　如下所述。

（1）有牙髓治疗史。

（2）有牙髓炎症表现。

（3）强温度刺激患牙有迟缓性疼痛以及叩诊疼痛。

（4）探查根管有疼痛即可确诊。

【逆行性牙髓炎】

逆行性牙髓炎（retrograde pulpitis）的感染来源是深牙周袋中的细菌可通过根尖孔或侧支根管进入牙髓，引发牙髓感染。这种由牙周途径导致的牙髓感染成为逆行性感染，所引起的牙髓炎称为逆行性牙髓炎。

1. 临床症状　如下所述。

（1）急性牙髓炎症状（自发痛、阵发痛、冷热刺激痛、放散痛、夜间痛）。

（2）慢性牙髓炎症状（冷热刺激敏感或激发痛，不典型的自发钝痛或胀痛）。

（3）均有长时间的牙周炎病史，可诉有口臭、牙松动、咬合无力或咬合疼痛等不适症状。

2. 检查　如下所述。

（1）患者有深达根尖区的牙周袋或较为严重的根分叉病变。牙龈水肿、充血，牙周袋溢脓，牙有不同程度的松动。

（2）无引发牙髓炎的深龋或其他牙体硬组织疾病。

（3）对多根患牙的牙冠不同部位进行温度测试，其反应可不同。

（4）对叩诊的反应为轻度疼痛（＋）至中度疼痛（＋＋），叩诊呈浊音。

（5）X 线片患牙有广泛的牙周组织破坏或根分叉病变。

3. 诊断　如下所述。

（1）患牙有长期牙周炎病史。

（2）近期出现牙髓炎症状。

（3）患牙未查出引发牙髓病变的牙体硬组织疾病。

（4）患牙有严重的牙周炎表现。

（三）牙髓坏死

牙髓坏死（pulp necrosis）常由各种类型的牙髓炎发展而来，也可因外伤打击、正畸治疗所施加的过度创伤力、修复治疗对牙体组织进行预备时的过度手术切割产热，以及使用某些修复材料（硅酸盐黏固剂、复合树脂）所致的化学刺激和微渗漏引起牙髓组织发生严重营养不良及退行性变性时，血液供应不足，最终发展为牙髓坏死。如不及时治疗，病变可向根尖周组织发展，导致根尖周炎。坏死的牙髓组织更有利于细菌的定植，因此，其比健康的牙髓组织更容易感染。

1. 临床症状　如下所述。

（1）患牙一般没有自觉症状，也可见有以牙冠变色为主诉前来就诊。

（2）可有自发痛史、外伤史、正畸治疗史或充填、修复史。

2. 检查　如下所述。

（1）牙冠可存在深龋洞或其他牙体硬组织疾病，或是有充填体、深牙周袋等。也可见完整牙冠者。

（2）牙冠变色，呈暗红色或灰黄色，失去光泽。

（3）牙髓活力测验无反应。

（4）叩诊同正常对照牙或不适感。

（5）牙龈无根尖来源的瘘管。

（6）X 线片显示患牙根尖周影像无明显异常。

3. 诊断　如下所述。

（1）无自觉症状。

（2）牙冠变色、牙髓活力测验结果和 X 线片的表现。

（3）牙冠完整情况和病史可作为参考。

4. 鉴别诊断　慢性根尖周炎：通过拍摄 X 线片，若发现有根尖周骨质影像密度减低或根周膜影像模糊、增宽，即可做出鉴别诊断。

（四）牙髓钙化

牙髓钙化（pulp calcification）：当牙髓的血液循环发生障碍，会造成牙髓组织营养不良，出现细变性，钙盐沉积，形成微小或大块的钙化物质。有两种形式，髓石（pulp stone）游离于牙髓组织或附着髓腔壁；弥漫性钙化，整个髓腔闭锁，见于外伤或氢氧化钙盖髓治疗或活髓切断术后。

1. 临床症状　如下所述。

（1）一般不引起临床症状。

（2）个别情况出现与体位有关的自发痛，也可沿三叉神经分布区放散，一般与温度刺激无关。

2. 检查　如下所述。

（1）患牙对牙髓温度测验的反应可异常，表现为迟钝或敏感。

（2）X线片显示髓腔内有阻射的钙化物（髓石）或呈弥漫性阻射影像而致使原髓腔处的透射区消失。

3. 诊断　如下所述。

（1）X线片检查结果作为重要的诊断依据。

（2）需排除由其他原因引起的自发性放散痛的疾病，并经过牙髓治疗后疼痛症状得以消除，方能确诊。

（3）询问病史有外伤或氢氧化钙治疗史者可作为参考。

4. 鉴别诊断　三叉神经痛：有扳机点；X线片检查结果可作为鉴别参考；经诊断性治疗（牙髓治疗）后，视疼痛是否消失得以鉴别。

（五）牙内吸收

牙内吸收（internal resorption）是指正常的牙髓组织肉芽性变，分化出的破牙本质细胞从髓腔内部吸收牙体硬组织，致髓腔壁变薄，严重者可造成病理性牙折。多发生于乳牙。见于受过外伤的牙，再植牙及做过活髓切断术或盖髓术的牙。

1. 临床症状　如下所述。

（1）一般无自觉症状，多于X线片检查时发现。

（2）少数病例可出现自发性阵发痛、放散痛和温度刺激痛和牙髓炎症状。

2. 检查　如下所述。

（1）发生在髓室时，肉芽组织的颜色可透过已被吸收成很薄的牙体硬组织层而使牙冠呈现为粉红色。发生在根管内时，牙冠颜色没有改变。

（2）患牙对牙髓测验的反应可正常，也可表现为迟钝。

（3）叩诊检查同正常对照牙或出现不适感。

（4）X线片显示髓腔内有局限性不规则的膨大透射影区域，严重者可见内吸收处的髓腔壁被穿通，甚至出现牙根折断线。

3. 诊断　如下所述。

（1）X线片的表现为主要依据。

（2）病史和临床表现作为参考。

四、非牙源性牙痛的鉴别诊断思路

国际疼痛研究学会（international association for the study of pain，IASP）在疼痛病症分类学中的定义为：有潜在或实际的组织损伤或类似的损伤引起的一种不愉快的感觉或情感体验。诊断疼痛的关键首先是要排除器质性病变。

牙髓病的特征性临床表现就是牙痛，尤其是剧烈的自发性放散痛、不能定位的牵涉痛症状，可能与系统其他疾病引起的疼痛混淆，导致误诊误治。临床工作中面对牙痛的患者，首先要做的是判断疼痛的来源。除了考虑牙髓炎，在与疼痛牙邻近组织的疾病相鉴别外，还需了解下列系统源性疼痛疾病的特征性临床表现，以提供鉴别诊断的思路。

（一）口腔颌面部疾病

1. 颞下颌关节疾病（temporomandibular joint articular disorders）　颞下颌关节持续疼痛，疼痛部位

深在，定位不清，疼痛时常发作，出现牵涉痛，可伴有耳疼痛和张口受限。颌面部肌肉痉挛导致肌筋膜疼痛，扣压肌肉或关节可引起或加重疼痛。疼痛持续时间一般超过 6 个月。影像学检查有助于诊断。

2. 涎腺疾病（salivary gland disorders） 发生于涎腺的多种疾病，包括导管堵塞、炎症和感染都会引起疼痛和压痛的症状。咀嚼食物时，尤其是刚进食时，诱发或加重疼痛，还可出现肿胀、发热和张口痛。通过扣诊、唾液流量检查和影像学检查可明确诊断。

（二）远隔器官疾病来源的牵涉痛

远隔器官疾病来源的牵涉痛（referred pain from remote pathologic sites）是指能引起颌面部牵涉痛的远隔脏器疾病报道较多的有心绞痛、甲状腺炎、颈动脉痛及颈椎疾病。其中，因主诉牙痛而被确诊为心绞痛（angina pectoris）或被误诊的病例最令人关注。下面重点介绍心绞痛。

1. 症状 左胸部沉重感、紧迫感、左前胸闷痛，常放散到左肩胛或左臂，另有 18% 的患者牵涉至左侧下颌或牙，出现后牙区牙髓炎样疼痛。

2. 诊断 接诊时，应详细了解患者的身体状况和既往病史，以及与心脏病有关的危险因素，如血压、吸烟、肥胖、缺乏锻炼等。在排除牙本身疾病后，应及时将患者转诊至内科进行检查和诊断，以免延误病情。

（三）神经性疼痛

神经性疼痛（neuropathic pains）是由周围神经组织结构病变或异常导致的疾病。

遗传代谢紊乱（如卟啉病、糖尿病）、机械创伤（如压迫、外伤、手术）、中毒反应、感染或炎症（如疱疹、肝炎、麻风）等因素。

特征性表现：单侧剧烈的烧灼痛、撕裂痛或电击痛。

分类：根据疼痛的发作模式，分为发作性神经痛和持续性神经痛两类。发作性神经痛最为常见的是三叉神经痛，Eagle 综合征；持续性神经痛主要为疱疹后神经痛和创伤后神经痛。下面将重点介绍 Eagle 综合征和疱疹后神经痛。

【Eagle 综合征（Eagle syndrome）】

1. 症状 当吞咽、转头、大张口，甚至说话时，咽喉部、舌后部出现中、重度的疼痛，也有后牙区疼痛的表现，常伴有吞咽困难、耳痛、眩晕性头痛。

2. 病因 茎突舌骨韧带钙化，过长的骨突在下颌运动过程中压迫舌咽神经。

3. 检查 用手指扣压患侧的扁桃体隐窝可产生典型的疼痛。

【疱疹后神经痛（postherpetic neuralgia，PHN）】

1. 症状 如下所述。

（1）受累神经支配区域出现疱疹之前有不适感或痒感，也有难以忍受的持续性跳痛表现。

（2）当疱疹病毒感染三叉神经第 2 支或第 3 支时，可出现一个象限内的多颗牙疼痛，症状与牙髓炎相似。在感染潜伏期中，难以鉴别；当皮肤或口腔黏膜出现疱疹后，诊断容易。

（3）当疱疹急性发作消退后疼痛不缓解或 1~2 个月或以后再度出现，又称为疱疹后神经痛。表现为深部钝痛或锐利痛，也可出现感觉异常或皮肤过敏。

2. 病因 疱疹病毒感染。

3. 诊断 结合带状疱疹急性发作病史和患区遗留的瘢痕不难做出。

（四）血管神经性痛

血管神经性痛（neurovascular pains）通常以非器质性病变为主的一组疼痛性疾病，可能与颅内、外血流变化或缺氧有关。疼痛较深在，呈搏动样、重击样或烧灼样，偶有尖锐痛，多为单侧发作，有缓解期。其中常见的可引起牙痛症状的血管神经性痛为丛集性头痛和偏头痛。

【丛集性头痛（cluster headache）】

1. 症状 如下所述。

（1）疼痛反复密集性发作，呈"爆炸样"，疼痛剧烈、持续，有搏动感或烧灼感。

（2）疼痛部位常见于一侧眶下区、眼旁或眼后，可放散至前额、颞部和上颌骨，也会涉及上颌牙，易与上颌尖牙或前磨牙的牙源性疼痛相混淆。

（3）可伴有患侧鼻塞、流涕、流泪、脸红、颊肿、结膜充血，以及前额和面部出汗、上眼睑下垂和瞳孔缩小等交感神经和副交感神经症状。

（4）发作期间，常因疼痛剧烈难忍而坐立不安，反复踱步。

（5）疼痛可被烟、光、味等刺激激发，也可因紧张、饮酒、服用硝酸甘油而诱发。

（6）每次发作30min至两三个小时。

（7）男性发病率高，多见于35～50岁吸烟者。

2. 治疗　吸氧15min以上可消除疼痛，神经阻滞治疗也有明显效果。

【偏头痛（migraine）】

1. 症状　如下所述。

（1）20～40岁女性多见，常有家族史。

（2）疼痛由单纯的痛感发展为跳痛、重击痛，部位局限在单侧颞部、前额或眼后部，也可发生于面部或单一牙。

（3）伴发症状有头晕、呕吐、畏声、畏光或出汗。

（4）压力、疲劳、过多摄取含酪胺的食物、乙醇、组胺和血管扩张药可诱发或加重头痛。

（5）疼痛发作持续时间在数小时至两三天，间歇期为数天，长则数年。

2. 诊断　临床尚无特异性检查，诊断主要靠症状和病史。

（五）非典型性面痛

当患者颌面部出现超过6个月的持续性疼痛，且定位差，症状表述不清，解剖分布不明确，又查不出器质性病变，各种治疗无效，临床上不能确诊时，可能被冠以"非典型性面痛（atypical facial pains）"的诊断。此类疼痛性质不明，发生于口腔的主要有非典型性压痛和灼口综合征两种。

【非典型性牙痛（atypical odontalgia，AO）】

1. 症状　如下所述。

（1）持续性钝痛、搏动痛、放射痛和烧灼痛，疼痛持续时间长，但不受温度刺激影响。

（2）能定位牙痛的位置，但临床和X线片均检查不出任何病变体征，对"痛源牙"摘除牙髓后，疼痛仍不缓解。

（3）成年男女均易发病，超过40岁的女性多见。

2. 分类　心因性痛、血管性痛、神经病理性痛和特发性疼痛。

3. 诊断　一定要在排除了牙及其邻近结构的病变之后才能给出。

4. 治疗　目前尚无有效的治疗方法，医师要耐心的告知和解释。

【灼口综合征（burning mouth syndrome）】

1. 症状　如下所述。

（1）口腔发生持续性的烧灼样疼痛，最常见部位为舌尖和舌缘，也可累及上腭、牙龈和牙。

（2）疼痛程度与牙痛相似，烧灼感更为明显，不出现酸痛或跳痛。

（3）疼痛在傍晚时最重，随时间推移加剧。

（4）伴随症状有口干、味觉异常、头痛、睡眠障碍。

2. 其他　检查黏膜正常，无器质性病变。

（六）孟乔森综合征

孟乔森综合征（Munchausen syndrome）是一种心理疾病，患者期待接受不必要的医药措施，部分患者有药物依赖倾向。

面对牙痛患者，临床医师应建立正确的诊断思路。收集完整的疼痛史，如疼痛位置、性质、时间特点、相关症状、间歇性疼痛诱发因素、加重因素、缓解因素、疼痛强度，治疗史和牙科病史、家族史、社会因素、系统回顾，并结合检查对可能涉及的疾病进行排除，从最常见的疾病和局部可疑患牙入手，逐步扩大范围，直至罕见的、远隔器官的病症。

首先从牙源性痛的角度，尤其从牙髓源性角度考虑。对于非牙源性痛，若在临床上盲目开始不可逆的侵入性牙髓治疗，会给患者造成新的损害和更大的痛苦。因此，一定要正确运用检查手段，综合分析所有的临床信息，最终做出正确的诊断。

（李　玫）

第四节　根尖周病的临床表现及诊断

一、急性根尖周炎

急性根尖周炎（acute apical periodontitis，AAP）是从根尖部牙周膜出现浆液性炎症到根尖周组织形成化脓性炎症的一系列反应过程，是一个病变程度由轻到重、病变范围由小到大的连续过程。

急性根尖周炎的进展为一连续过程，由浆液期逐步发展为化脓期中的根尖周脓肿、骨膜下脓肿及黏膜下脓肿。由于炎症侵犯组织的范围不同，上述 4 个阶段的临床表现各有特点，因此应急处理方法也不尽相同。

成人急性根尖周炎的发生主要是因牙髓感染、坏死后，根管内的感染物质通过根尖孔使根尖周围组织产生局限性的炎症反应；也可由来自根管的机械、化学刺激引起；少数还可由外伤或咬合创伤所致。

乳牙和年轻恒牙罹患牙髓炎时，由于患牙根尖孔较粗大，牙髓组织血供丰富，感染较易扩散，往往在牙髓炎症的早期便可并发根尖周组织的急性炎症。

二、急性浆液性根尖周炎

（一）病理表现

主要病理表现为根尖部牙周膜内血管扩张、充血，渗出物以血浆为主，局部组织呈现水肿，随即有多形核白细胞浸润。渗出的血浆不仅可以稀释毒素，其所含的抗体还可参与消除抗原物质。此刻的根尖部牙骨质及其周围的牙槽骨尚无明显变化。

（二）临床表现

1. 症状　如下所述。

（1）主要为患牙咬合痛。

（2）临床上患牙可由初期只有不适、发木、浮出、发胀，到咬合时患牙与对颌牙早接触。有时患者可诉有咬紧患牙反而稍感舒服的症状。

（3）当病变继续发展，患牙浮出和伸长的感觉逐渐加重，出现自发性、持续性的钝痛，咬合时不仅不能缓解症状，反而导致更为剧烈的疼痛。

（4）患者能够明确指出患牙，疼痛范围局限于患牙根部，不引起放散。

2. 检查　如下所述。

（1）患牙可见龋坏、充填体或其他牙体硬组织疾病，或可查到深牙周袋。

（2）牙冠变色：牙髓活力测验无反应，但乳牙或年轻恒牙对活力测验可有反应，甚至出现疼痛。

（3）叩痛（＋）～（＋＋），扣压患牙根尖部位出现不适或疼痛。牙龈尚无明显异常。

（4）患牙可有Ⅰ度松动。

（5）X 线检查根尖周组织影像无明显异常表现。

（三）诊断

（1）患牙典型的咬合疼痛症状。

（2）对叩诊和扪诊的反应。

（3）对牙髓活力测验的反应并结合患者的年龄，患牙所具有的牙髓病史、外伤史及不完善的牙髓治疗史均可作为参考。

三、急性化脓性根尖周炎

（一）临床病理

根尖周组织的浆液性炎症继续发展，则发生化脓性变化。此阶段白细胞，尤其是多形核白细胞浸润增多，根尖周膜中的炎症细胞被细菌及其产生的毒素破坏致死，细胞溶解、液化并积聚形成脓液，分解、坏死的白细胞释放出组织水解酶，致使牙周韧带破坏。脓液最初只局限在根尖孔附近的牙周膜内，炎症细胞浸润主要在根尖孔附近的牙槽骨骨髓腔中。

急性化脓性根尖周炎的发展分为3个阶段：①根尖周脓肿阶段；②骨膜下脓肿阶段；③黏膜下脓肿阶段。急性化脓性根尖周炎的排脓方式如下。

1. 通过骨髓腔突破骨膜、黏膜或皮肤向外排脓　炎症细胞自根尖附近的牙槽骨骨髓腔迅速在牙槽骨内蔓延，脓肿穿过骨松质到达骨外板，再通过骨皮质上的营养孔到达骨膜下。由于骨膜坚韧、致密，不易穿破，脓液在此处积聚，造成局部压力增高。当骨膜下的脓液积聚达到相当的压力时，骨膜破裂，脓液流注于黏膜下或皮肤下，构成黏膜下脓肿或皮下脓肿。最后，脓肿破溃，脓液排出，急性炎症缓解，转为慢性炎症。

此种排脓方式常见有4种排脓途径：①穿通骨壁突破黏膜；②穿通骨壁突破皮肤；③突破上颌窦壁；④突破鼻底黏膜。

2. 通过根尖孔经根管从冠部缺损处排脓　当患牙的根尖孔粗大、根管通畅、冠部缺损呈开放状态时可进行此方式进行排脓。这种排脓方式对根尖周组织的破坏最小。

3. 通过牙周膜从龈沟或牙周袋排脓　若患牙同时患有牙周炎的情况，因根尖部的脓灶与牙周袋底接近，脓液易从该薄弱的牙周膜结缔组织处突破而向牙周袋内排放，形成牙周窦道，此种情况通常预后较差。乳牙发生根尖周脓肿时，由于儿童的牙周膜组织疏松，根尖部的脓液可顺牙周间隙扩散，从龈沟排出。

（二）临床表现

1. 根尖周脓肿　如下所述。

（1）症状：患牙出现自发痛、剧烈持续的跳痛，以至咬合时首先接触患牙并引起剧痛，患者因而不敢对合。

（2）检查：①患牙叩痛（＋＋）～（＋＋＋），松动Ⅱ～Ⅲ度。②根尖部牙龈潮红，但尚无明显肿胀，扪诊感轻微疼痛。③相应的下颌下淋巴结或颏下淋巴结可有增大及压痛。

2. 骨膜下脓肿　如下所述。

（1）症状：患牙的持续性、搏动性跳痛更加剧烈，因骨膜坚韧、致密，脓液集聚于骨膜下所产生的压力很大，病程至此，疼痛达到最高峰，病期多已三五日，患者感到极端痛苦。患牙更觉浮起、松动，即使是不经意地轻触患牙，亦感觉疼痛难忍。患者常诉有因疼痛逐日加剧而影响睡眠和进食，还可伴有体温升高，身体乏力等全身症状。

（2）检查：①患者有痛苦面容，精神疲惫。体温可有升高，约38℃。末梢血常规白细胞增多，计数多在1.0万~1.2万/mm³。患牙所属区域的淋巴结可出现增大和扪痛。②患牙叩痛（＋＋＋），松动Ⅲ度，牙龈红肿，移行沟变平，有明显的压痛，扪诊深部有波动感。③严重的病例可在相应的颌面部出现蜂窝织炎，表现为软组织肿胀、压痛，致使面容改变。

3. 黏膜下脓肿　如下所述。

（1）症状：由于黏膜下组织较疏松，脓液到达黏膜下时，压力已大为减低，自发性肿痛及咬合痛也随之减轻。全身症状缓解。

（2）检查：①患牙叩痛（＋）～（＋＋），松动度Ⅰ度；②根尖区黏膜的肿胀已局限，呈半球形隆起，扣诊时，波动感明显，脓肿较表浅而易破溃。

（三）诊断

主要依据患牙所表现出来的典型的临床症状及体征，由疼痛及红肿的程度来分辨患牙所处的炎症阶段。

（四）鉴别诊断

1. 急性根尖周炎各阶段的鉴别　见表4-1。

表4-1　急性根尖周炎各发展阶段的临床表现

症状和体征	浆液期	根尖周肿胀期	骨膜下脓肿期	黏膜下脓肿期
疼痛	咬合痛	持续跳痛	极剧烈胀跳痛	咬合痛缓解
叩痛	（+）～（++）	（++）～（+++）	最剧烈（+++）	（++）～（+）
扣诊	不适	疼痛	剧烈疼痛+深波动感	轻痛+浅波动感
根尖区牙龈	无变化/潮红	小范围红肿	红肿明显，广泛	肿胀明显，局限
全身症状	无	无/轻	可有发热、乏力，血常规升高	消退

2. 急性根尖周炎与慢性根尖周炎急性发作的鉴别　急性根尖周炎可以直接继发于牙髓病，即原发性急性根尖周炎；也可由慢性根尖周炎转化而来，又称为慢性根尖周炎急性发作或继发性急性根尖周炎。两者之间的区别在于X线片上所显示的影像不同：急性根尖周炎时，X线片上看不出根尖部有明显改变；而慢性根尖周炎急性发作时，则从X线片上可见根尖部有不同程度的牙槽骨破坏所形成的透影区。

3. 急性根尖周炎脓肿与急性牙周脓肿的鉴别　见表4-2。

表4-2　急性根尖周脓肿与急性牙周脓肿的鉴别要点

鉴别点	急性根尖周脓肿	急性牙周脓肿
感染来源	感染根管	牙周袋
病史	较长期牙体缺损史 牙痛史 牙髓治疗史	长期牙周炎病史
牙体情况	深龋洞 近髓的非龋疾病 修复体	一般无深及牙髓的牙体疾病
牙髓活力	多无	多有
牙周袋	无	深，迂回曲折
脓肿部位	靠近根尖部 中心位于龈颊沟附近	较近牙龈缘
脓肿范围	较弥散	局限于牙周袋壁
疼痛程度	重	相对较轻
牙松动度	相对轻，病愈后牙恢复稳固	明显，消肿后仍很松动
叩痛	很重	相对较轻
X线片表现	无明显异常表现，若患牙为慢性根尖周炎急性发作，根尖周牙槽骨显现透射影像	牙槽骨嵴破坏，可有骨下袋
病程	相对较长，脓液自根尖周向外排出的时间需五六天	相对较短，一般三四天可自溃

四、慢性根尖周炎

慢性根尖周炎（chronic apical periodontitis）是指因根管内长期存在感染及病源刺激物而导致的根尖

周围组织慢性炎症反应，表现为炎症性肉芽组织的形成和牙槽骨的破坏。

（一）病因病理

1. 根尖周肉芽肿的形成机制　根尖部的牙周膜因受根管内病源刺激物的作用而发生慢性炎症性变化，其正常的组织结构被破坏，代之以炎症肉芽组织。在炎症肉芽组织的周围有破骨细胞分化出来，造成邻近的牙槽骨和牙骨质吸收破坏，骨质破坏的区域仍由炎症肉芽组织所取代。

2. 脓肿的形成机制　随着病变的进展，炎症肉芽组织的体积不断增大，血供难以抵达肉芽肿的中心部，病变中央的组织细胞发生坏死、液化，形成脓液并潴留于根尖部的脓腔内，成为慢性根尖周脓肿。

3. 囊肿的形成机制　关于囊壁形成的确切机制尚不清楚，目前主要有两个理论："分解理论"与"脓腔理论"。前者认为正常牙的牙周膜内遗留有牙根发育期间的 Hertwing 上皮根鞘细胞，在牙根表面平行排列，呈静止状态，又称 Malassez 上皮剩余。当根尖周围组织形成炎症肉芽组织时，遗留下来的这些上皮细胞在慢性炎症的长期刺激下，可增殖为上皮团块或上皮条索。较大的上皮团中心由于缺乏营养，上皮细胞发生退行性变，甚至坏死、液化，形成小囊腔，腔壁表面由复层鳞状上皮细胞衬里，完整或不连续，形成囊壁。随着囊腔中渗透压的增高，周围的组织液逐渐渗入，成为囊液，小囊腔逐渐扩大或相互融合形成根尖周囊肿。"脓腔理论"认为根尖周肉芽肿先形成脓肿，脓腔的表面就像身体其他部位的软组织创口一样，修复过程均有周缘的上皮细胞增生、爬入，逐渐将伤口表面覆盖而成。当牙周膜内的上皮剩余细胞增殖、铺满根尖周脓肿的脓腔表面时，就形成了囊腔。

4. 根尖周致密性骨炎的形成机制　当根尖周组织在受到长期轻微、缓和的刺激，而患者的机体抵抗力又很强时，根尖部的牙槽骨并不发生吸收性破坏，反而表现为骨质的增殖，形成围绕根尖周围的一团致密骨，其骨小梁结构比周围骨组织更为致密。这种情况实际上是一种防御性反应，因在增生的骨小梁间有少量慢性炎症细胞分布，故称为根尖周致密性骨炎。

（二）临床表现

1. 症状　一般无明显的自觉症状，有的患牙可在咀嚼时有不适感。也有因主诉牙龈起脓包而就诊者。在临床上多可追问出患牙有牙髓病史、反复肿痛史或牙髓治疗史。

2. 检查　如下所述。

（1）患牙可查及深龋洞或充填体，以及其他牙体硬组织疾病。

（2）牙冠变色，失去光泽。深洞内探诊无反应，牙髓活力测验无反应。

（3）患牙对叩诊的反应无明显异常或仅有不适感，一般不松动。

（4）有窦型慢性根尖周炎者可查及窦道开口。

（5）根尖周囊肿的大小不定，可由豌豆大到鸡蛋大。

（6）X 线检查显示出患牙根尖区骨质变化的影像。

（三）诊断

（1）患牙 X 线片上根尖区骨质破坏的影像是确诊的关键依据。

（2）患牙牙髓活力测验结果并结合患牙年龄应作为重要的参考。

（3）病史及患牙牙冠情况也可作为辅助诊断指标。

（李　玫）

第五节　牙髓病与根尖周病治疗

一、治疗原则和治疗计划

（一）治疗原则

牙髓病和根尖周病的治疗原则是保存具有正常生理功能的牙髓及保存患牙。

1. 保存活髓 牙髓组织具有形成牙本质、营养牙体硬组织及防御修复功能。对牙髓病变还处于早期阶段的恒牙和根尖孔尚未形成的年轻恒牙，应注意保存活髓，维持牙髓功能。

2. 保存患牙 由于增龄性变化和血液循环的特殊性，牙髓修复再生能力有限，炎症不易治愈。对患有牙髓病而不能保存活髓的牙，应去除病变牙髓，保存患牙，以维持牙列完整，维护咀嚼功能。失去活髓后，牙体硬组织的营养代谢仅由牙周组织供给，牙体硬组织变脆并容易折裂，应选用不同类型的冠部修复体保护牙体硬组织。

（二）治疗计划

治疗计划是为了控制或消除致病因素、治愈疾病、修复缺损牙体组织、恢复患牙功能而设计的治疗方案和程序。治疗计划的制订应根据患牙病变的程度、位置、与邻近解剖结构的关系，患者的全身健康状况、依从性和就诊时机，以及医护人员的经验、医疗设备和器械等。

1. 治疗程序 牙髓病和根尖周病的治疗首先应缓解疼痛并去除感染物，控制患牙的急性症状后，再进行全面检查和治疗，分为急症期、控制期、治疗期和维护期治疗。

（1）急症期：在充分掌握患者全身状况和病史的前提下，尽快解决患牙急性牙髓疼痛或根尖周疼痛，待急症控制后方可转入下一阶段治疗。

（2）控制期：通过牙髓治疗、牙周治疗、拔牙及牙体牙列修复治疗等手段消除病因，终止疾病进展。治疗内容包括：①控制牙髓根尖周病疾病进展；②控制或去除潜在的致病因素；③去除影响疾病预后的不良因素；④实施口腔疾病预防策略。

（3）治疗期：通过牙体修复治疗、牙髓治疗、牙周治疗及口外治疗等，治疗牙髓根尖周病变，恢复咀嚼功能。

（4）维护期：通过定期复查，观察病变愈合情况，及时调整治疗计划。同时，加强患者口腔健康指导。

2. 术前谈话 治疗前，医生和患者需进行良好有效的交流，向患者介绍病情，说明治疗方法，提供牙髓治疗有关的读物及画册帮助解释治疗过程，使患者了解治疗的程序、预后和其他相关情况，避免患者在治疗中出现紧张、恐惧或不合作等不良情绪，减轻担忧和误解。

患者对治疗的认可必须建立在知情的基础上，避免因未告知治疗的难度和风险而发生医患纠纷。

术前谈话要告知患者的情况如下。

（1）牙髓治疗通常成功率较高，但也存在失败的可能性，预后与患者的个体差异等多因素有关。

（2）术后可能出现短暂不适或轻度疼痛，偶有剧痛。必要时可服用消炎、镇痛药物缓解症状。

（3）保存活髓治疗后，如出现自发痛、夜间痛等急性牙髓炎症状应立即复诊，及时调整治疗计划及治疗方法。

二、病例选择

治疗牙髓病和根尖周病前，应全面分析病例，了解患者及患牙的状态，明确治疗的必要性和可行性，选择有效的治疗方法。

（一）患者状态

患者的状态包括生理状态和心理状态。当患者的生理健康或心理健康严重受损时，牙髓病和根尖周病的治疗可能变得复杂化，甚至难以顺利完成。因此，必须重视对患者状态的了解和正确判断。

1. 生理状态 如下所述。

（1）年龄：牙髓治疗适用于任何年龄的患者，但治疗中不同年龄段存在不同的治疗难点。对于幼儿患者应注意控制他们的拒绝行为，以配合治疗。老年患者的主要难点在于根管口隐蔽、根管钙化和组织修复功能较差等。

（2）健康状况：牙髓治疗没有绝对的全身禁忌证，但残疾和体质虚弱的患者往往难以承受复杂和长时间的治疗过程，因此要详细询问系统病史，根据具体情况制订治疗计划。

1）心血管疾病：严重心血管疾病患者的牙髓治疗，应与心血管疾病专家会诊后处理。治疗时注意控制疼痛，缓解精神压力，缩短就诊时间。对于风湿性心脏病、先天性心脏病或做过心脏瓣膜置换手术的患者，应防止因根管治疗引起的感染性心内膜炎。近 6 个月内患有心肌梗死的患者不适于做牙髓治疗。

2）出血性疾病：出血性疾病患者牙髓治疗前应进行血液检验，并请内科医师会诊。在安置橡皮障夹、活髓摘除治疗等过程中要做好控制出血的准备。根管外科手术前必须进行抗纤溶治疗。

3）糖尿病：牙髓治疗前应预防性用药，防止急性牙髓感染影响糖尿病患者的病情控制，避免牙髓治疗时间过久影响耽误患者的胰岛素治疗和用餐时间。对于重症糖尿病患者，应注意预防胰岛素性休克或糖尿病性昏迷的发生。

4）癌症：通过询问病史，了解癌症患者病情以选择治疗方法。可采取简单易行的方法缓解患者症状，提高咀嚼能力，改善精神状态。头颈部肿瘤患者放疗后易发生猖獗龋，迅速发展为牙髓病或根尖周病，应选择牙髓治疗保存患牙，提高患者生活质量。

5）艾滋病：艾滋病不是牙髓治疗的禁忌证，对艾滋病患者进行牙髓治疗时，应采取严格的控制措施，防止交叉感染。

6）妊娠：妊娠期间的牙髓治疗，应注意控制疼痛与感染，暂缓行根管外科手术。

7）变态反应：对高度过敏体质的患者，牙髓治疗前可预防性使用抗组胺类药物，防止发生过敏反应。

2. 心理状态　如下所述。

（1）恐惧：患者在牙髓治疗过程中由于惧怕疼痛、射线或治疗器械等有可能表现出异常行为。对于这类患者要尽量安慰以取得合作，因恐惧而不愿按时复诊的患者，应告知贻误治疗可能产生的不良后果。

（2）焦虑：患者因害怕治疗时疼痛常产生焦虑情绪，在进行牙髓治疗前应判断患者是否焦虑。成人患者在治疗前往往掩饰其情绪，不愿告知医师，在治疗过程中却表现出不合作或其他异常，某些患心血管疾病、呼吸系统或神经系统疾病的患者甚至可能由于过度紧张而危及生命。

恐惧和焦虑的控制主要包括非药物控制和药物控制两种方法。具体如下：①给予患者同情心，医护人员应通过语言和表情对恐惧和焦虑的患者表示理解、同情和关怀，切忌训斥患者；②建立医患间良好有效的交流，医者可通过简单的交谈和观察，与患者建立有效的交流并获得患者信任，以保证治疗的顺利进行；③改善就诊环境，就诊环境影响患者情绪，为减少环境噪声，减少患者间影响和干扰，应尽可能设立独立诊室；④减短候诊时间，过度的候诊等待加重患者的焦虑情绪，应尽可能减短候诊时间；⑤合理安排首诊复诊时间，对过度恐惧和焦虑的患者，如果治疗周期较长，应缩短首次就诊治疗时间，首次就诊时解决主诉问题，缓解主要症状，循序渐进地进行；⑥药物控制，当非药物控制不能取得良好的镇静效果时，可采取药物控制，如口服地西泮类镇静药控制焦虑等。

（3）心理性疼痛：心理性疼痛患者常主诉牙及颌面部疼痛，临床检查无口腔器质性病变。医师既要注意避免受患者或其家属的影响，将心理性疼痛诊断为器质性病变进行治疗，又要注意勿擅用精神治疗药物。

（二）患牙状态

牙髓治疗无牙位和年龄的限制，随着治疗技术和器械的发展，只要患牙有保留的价值，患者有适当的开口度并同意治疗，全口牙均可进行较为完善的牙髓治疗。牙髓治疗前，通过了解患牙的状态，可以判断牙髓治疗的难度和可行性。

1. 可操作性　如下所述。

（1）患牙类型：前牙一般为较粗而直的单根单管牙，牙髓治疗难度较小，成功率相对较高；磨牙根管相对细小且弯曲，解剖变异多见，根管数目不定，根管治疗的难度大。

（2）患牙位置：前牙暴露充分，器械容易到达，患者易配合，根管治疗难度低；反之后牙治疗难度增大。此外，牙异位或错位，导致根管方向倾斜，也增加牙髓治疗难度。

（3）工作长度：工作长度影响根管预备器械的选择。牙体过长，ISO 器械不能完全到达，操作难度加大；牙体过短，器械的工作刃因侧方压力不够而使工作效率大大降低，治疗难度加大。

（4）工作宽度：根尖孔粗大，易发生器械超出根尖孔和（或）超充，损伤根尖周组织，增加治疗难度。

（5）根管形态：根管重度弯曲或呈 S 形的患牙，根管治疗时应选用适宜的预备器械和技术，以减少或避免根管预备并发症的发生。根尖孔未完全形成的患牙，需要行根尖诱导成形术。

（6）根管数目：根管数目越多，管径越小，根管走向的变化就越多，治疗难度越大。临床上根管失败的常见原因为遗漏根管。因此，在根管预备过程中，应始终持有怀疑态度，仔细检查，准确判断是否存在"额外"根管。

（7）髓腔和根管钙化：髓石或弥散型髓腔钙化会阻碍根管治疗器械进入根管，增加治疗的难度。根管显微镜、钙螯合剂及超声预备器械等的应用有助于诊断和发现钙化根管。

（8）牙根吸收：牙根吸收包括内吸收和外吸收，内吸收 X 线片表现为在髓腔内出现不均匀的膨大透射区，外吸收则表现为叠加于根管外的阴影。牙根吸收会增加牙髓治疗的难度，影响患牙预后。

（9）邻近解剖结构：治疗中应注意牙根尖区邻近的组织结构，如上颌窦、鼻腔、颏孔及下颌神经管等。上颌牙根尖周炎症可能引起上颌窦或鼻腔感染，下颌牙根管预备过度或超充均可导致下牙槽神经感觉异常。颧突、隆凸以及牙拥挤、牙根重叠可造成 X 线片上根管及根尖区影像模糊，影响临床诊断和治疗。

（10）其他因素：根管治疗难度还与治疗环境，术者诊疗水平，患者张口度、咽反射及牙科恐惧症等有关。

2. 可修复性　现代牙髓治疗更注重患牙剩余牙体的保存治疗，随着修复材料和技术的不断完善，临床治疗中应最大限度保存患牙。但患牙因严重龋坏或牙折等导致余留牙体结构难以保留及修复时，则无须行牙髓治疗。

3. 牙周状况　牙髓病治疗的预后与患牙的牙周状况直接相关，牙槽骨严重破坏和Ⅲ度松动患牙的预后较差。对伴有牙周疾病的牙髓病患牙，应进行牙周牙髓联合治疗。

4. 既往治疗　术者治疗前应了解患牙的既往治疗情况。患牙可能在既往治疗中由于根管预备或充填不完善，仍处于炎症状态而需再处理，再次治疗的操作难度往往会增大。

5. 保留价值　所有牙髓病患牙都应尽量通过牙髓治疗保留。临床上可能由于医师对治疗失去信心，或患者因时间或经济问题，影响牙髓治疗的实施或完成。对于无咬合功能的患牙，可考虑拔除。

三、术前感染控制

无菌指不含活菌的状态，是灭菌的结果。在牙髓治疗过程中病原微生物可能通过不同途径引起感染，因此，治疗时应遵循无菌操作原则，建立防护措施以利于获得良好的治疗效果。

（一）术区隔离

牙位于口腔唾液环境中，术区的隔离可采用棉卷隔离唾液或安置橡皮障等方法，吸唾器一般与棉卷隔离或橡皮障联合使用。

1. 棉卷隔离法　棉卷隔离法是置消毒棉卷或棉球于唾液腺开口处及患牙两侧，这种方法简单易行，但对儿童和唾液多的患者隔湿效果差。

2. 橡皮障隔离法　19 世纪，纽约牙科医师 Barnum 在临床首次使用橡皮障，达到牙体隔离的目的。正确安装橡皮障可以隔离患牙，防止唾液和舌影响手术操作，是目前保护医师和患者的有效装置，是牙髓治疗尤其是显微牙髓治疗中的必要步骤。

（1）橡皮障隔离的目的

1）提供不受唾液、血液和其他组织液污染的操作环境；

2）避免牙龈、舌及口腔黏膜软组织意外损伤；

3）防止误吸误吞；

4）保证术野清晰；

5）防止医源性交叉感染。

（2）橡皮障系统

1）橡皮障：橡皮障多呈方形，尺寸为 15cm×15cm 和 12.5cm×12.5cm。根据厚度分为薄型、中型、厚型、超厚型和特厚型等，牙髓治疗多选用不易撕裂的中型或厚型。橡皮障有黑、绿、黄、灰、蓝等各种颜色，深色橡皮障可以增加手术视野的对比度，浅色橡皮障的半透明性便于放置 X 线胶片于橡皮障下。安放橡皮障时常规将橡皮障暗面朝向术者，以减少炫光，减轻术者视觉疲劳。

2）橡皮障架：用于支撑和固定橡皮障，由金属或塑料制成。牙髓治疗常选用 X 线透射性强的塑料框架。

3）橡皮障夹：又称固持器，为金属制品，由一个弹性弧形杠连接一对夹片构成，无翼或有翼。夹片前端可以和牙呈四点接触，使固持器保持稳定，防止其自身移动造成软组织损伤。双翼作用是将橡皮障上打好的小孔撑大并套入患牙。根据牙解剖形态不同，橡皮障夹设计呈多种形状。一般治疗中多用有翼型橡皮障夹，包括前牙固持器、前磨牙固持器、上颌磨牙固持器和下颌磨牙固持器。夹片的翼部可以隔离牙龈组织，最大限度暴露治疗牙。特殊设计的固持器，如夹片向根尖方向加长的固持器可用于冠部牙体组织缺损较大的患牙；锯齿形的 Tiger 固持器可以增加稳定性；S－G 型固持器能放置于患牙的邻牙上，并能隔离牙冠缺损严重的患牙。

4）橡皮障打孔器：打孔器为一种手持钳，头部有特殊圆盘，盘上有不同尺寸的小圆孔，供打孔时选用。

5）橡皮障钳：用于安放、调整和去除橡皮障夹。

（3）橡皮障的安置方法

方法一：将橡皮障夹套入橡皮障已打好的孔中，撑开小孔，将橡皮障钳前喙插入橡皮障夹的翼孔中，握持橡皮障钳，调节橡皮障夹的张开度，控制橡皮障夹在橡皮障上的位置。用塑料框架支撑橡皮障，并成为一个整体放置于患牙上。橡皮障夹固位于患牙的牙冠后，用器械将小孔周边的橡皮障反折入橡皮障夹翼部下方。

方法二：先将橡皮障夹（通常是无翼型）放置于患牙上，再安放橡皮障和橡皮障架；也可以先安放橡皮障，再放置橡皮障夹及橡皮障架。采用这种方法，术者能清楚地看到橡皮障夹的喙部与牙体接触的部位，避免损伤牙龈组织，可用手指轻压橡皮障夹的颊舌侧板，以检查橡皮障夹的放置是否合适。

方法三：又称拼合障孔术，用于隔离牙冠大部分缺损的前牙或有烤瓷全冠的患牙。橡皮障夹的安置对烤瓷全冠的颈瓷、牙本质及牙骨质等均有一定损伤，因此，一般不使用橡皮障夹隔离烤瓷全冠修复的牙，而是用牙线结扎固定橡皮障或者将橡皮障夹置于邻牙上。拼合障孔术首先在橡皮障上打 2 个紧连的孔，使 2 个孔拼合成 1 个孔，将棉卷放于患牙颊侧，再将橡皮障孔拉开套入患牙和相邻牙上，橡皮障的边缘要仔细地反折入两邻牙远中接触点下方，用牙线结扎使橡皮障固定。棉卷的放置和橡皮障的张力使术区保持相对干燥。为防止橡皮障滑动，可以在患牙的邻牙上放置橡皮障夹或在橡皮障上方放置橡皮障夹。

（4）橡皮障安置的注意事项

1）定位和打孔：首先标出垂直中线和水平线，将橡皮障分为 4 个象限，列出常规上、下颌牙弓位，确定患牙所在位置并做记号，留出足够边缘。患牙越位于远中，小孔越靠近橡皮障水平线。打孔要求边缘整齐，大小合适。

2）橡皮障的安放：安放橡皮障前，必须确定牙间是否有间隙，如果两牙之间的接触点粗糙，接触过紧，或不适当的充填物使相邻牙融合在一起，都会造成橡皮障安置困难。可以用牙线加压使橡皮障通过接触点，还可以用器械插入患牙周围封闭橡皮障边缘。橡皮障应以足够的张力固位于橡皮障架上，不能起褶，也不能张力过大使橡皮障破裂或使橡皮障夹移位。橡皮障要完全覆盖患者的口腔，避免盖住患者的鼻和眼。

3）防止渗漏：选用厚度合适的橡皮障，注意孔的位置，要求边缘整齐，正确选择和放置橡皮障夹及沿牙四周反折橡皮障可以减少渗漏。发现橡皮障有小的破损，可用 Cavit 或牙周塞制剂等修补或更换橡皮障。

4）橡皮障夹的放置：牙形态和位置异常可能导致使橡皮障夹放置不到位。牙部分萌出、全冠修复已做牙体预备或牙体大面积缺损情况下，为了使橡皮障夹放置到位，可以调试或修改橡皮障夹的夹片使之适合患牙，或在牙颈部置少量树脂，利用树脂凸缘为橡皮障夹固位，待根管治疗完成后再去除树脂凸缘。

5）橡皮障夹的选用：牙体大部分缺损至龈下而牙周组织健康状况良好的患牙，可选用 S－G 型夹或翼端向根方加长的橡皮障夹。

6）预先修复牙体组织：牙体大部分缺损时，可以先部分修复牙体组织，以便安放橡皮障夹。待牙髓治疗后，再重新完成患牙的充填和修复。

（二）器械的清洗、消毒和灭菌

所有口腔治疗器械使用后必须进行清洁消毒和灭菌处理方可用于其他患者。

1. 清洗 清洗指去除器械上组织和材料等所有外来物质，以减少器械上细菌的数量。一般采用清洁剂和水，通过手工或机械完成。目前广泛采用超声波加多酶清洗技术对口腔诊疗器械进行清洗。手机的清洗通过手机清洁机或人工清洗来完成，车针和扩大针等器械以多酶溶液浸泡后，采用手工刷洗或超声波加多酶溶液清洗。

2. 消毒 消毒指利用物理或化学方法灭活器械上的非芽孢微生物，达到无害化状态。口腔器械主要采用物理消毒法，即干热或湿热高温消毒。采用全自动清洗热消毒干燥机可一次性完成车针和扩大针等器械的消毒干燥。化学消毒法用于不耐高温的器械。较长时间的高温消毒对手机的轴承、轴芯、风轮等损耗较大，可用注油机或注油罐对手机内腔进行注油，采用 75% 乙醇擦拭手机外表面，干燥包装后待灭菌。

3. 灭菌 灭菌是指消除所有微生物生命状态的过程，即杀灭器械上包括芽孢在内的所有微生物，达到无菌状态。灭菌方法主要有预真空压力蒸气灭菌、干热 160℃ 及以上灭菌、环氧乙烷灭菌和辐射灭菌（大剂量紫外线照射）等。预真空压力蒸气灭菌最高温度达 134℃，压力 206kPa，保持时间为 3～4min，因其灭菌效果稳定、安全而广泛应用，适用于手机及牙髓治疗器械的灭菌。传统的化学浸泡灭菌法因化学消毒剂不良反应大，灭菌效果不稳定而甚少使用。

（三）基本防护

临床诊室环境中存在许多潜在的感染源，如唾液、血液、创口分泌物和龋坏牙体组织等。医务人员的手、头发、工作服、治疗器械和设备、手机的气雾等都可能成为传播感染源的媒介，因此，应按预防标准进行个人防护，防止发生院内感染。

1. 医护人员的防护 医护人员在治疗防护，戴手套后只接触防污膜覆盖的部位表面，坚持戴护目镜或塑料面罩，防止血液、唾液、冲洗液和手机的气雾等溅射到面部和眼；术后即时弃去手套，洗手并干燥。整个治疗过程中应穿防护工作服、戴工作帽并每天更换，如污染严重须及时更换。术前彻底洗刷双手，戴手套；术中注意隔离。

2. 患者的防护 治疗前用 0.12% 葡萄糖酸氯己定或 0.02% 醋酸氯己定漱口，减少微生物的污染。使用一次性胸巾隔离，并为患者提供防护眼镜防止飞溅物对眼的伤害。

3. 工作环境的防护 采用 4 手操作，术前备齐操作所需物品，避免护士在多椅位间走动扩散污染。使用防污膜覆盖医务人员双手经常接触的物体表面，如综合治疗台照明灯拉手、开关、椅位调节控制或微电脑控制板、光固化灯等，一人一换。术后使用 300～500mg/L 的含氯或含溴消毒剂擦拭消毒设备，并清洁干燥。诊疗室保持通风并定期进行空气消毒处理，每日使用 300～500mg/L 的含氯或含溴消毒剂湿拖地面 1～2 次。

四、疼痛的控制

牙髓组织富含神经纤维，对刺激反应敏感。在牙髓治疗的过程中，各种操作均可能引起疼痛，使患者难以忍受以致惧怕接受治疗。因此，应该施行无痛技术，使牙髓病和根尖周病的治疗在无痛或减少疼痛的情况下进行。

（一）局部麻醉

局部麻醉即通过局部注射麻醉药物以达到牙髓治疗无痛的目的。

1. 局部麻醉前准备　如下所述。

（1）仔细询问患者系统性疾病史、用药史、药物过敏史。对有心血管疾病者，慎用含有肾上腺素的药物；对有过敏史的患者，慎用普鲁卡因类药物。

（2）选择合适的麻醉方法，对有牙槽骨和黏膜炎症的牙尽可能不选择局部浸润麻醉。

（3）对过度紧张的患者，有过度饮酒史的患者，应适当加大局部麻醉药剂量30%~50%。

（4）了解各类局部麻醉药的作用特点和药物特性，避免过量用药。

（5）为减少进针时的疼痛，进行注射麻醉前可先对进针部位的黏膜表面麻醉。

2. 常用局部麻醉药物　局部麻醉药主要分为酯类和酰胺类，前者以普鲁卡因为代表，后者以利多卡因为代表。

（1）普鲁卡因：又称奴弗卡因，盐酸普鲁卡因局部麻醉使用浓度为2%，1次用量40~100mg。可用于局部浸润和传导阻滞，注射后3~5min起效，维持30~40min，加入肾上腺素（1：100 000~1：20 000）可增加血管收缩，减缓吸收速率，麻醉效果延长至2h。该药偶有变态反应，对心肌有抑制作用，严重低血压、心律失常和患有脑脊髓疾病者禁用，1次最大用量不超过1g。

（2）丁卡因：又称地卡因，为长效酯类局部麻醉药，脂溶性高，穿透力强，毒性较大，适用于黏膜表面麻醉。常用浓度2%，3~5min显效。需注意腭侧龈因角化层较厚，药物穿透效果不佳，应改用其他局部麻醉方式。

（3）利多卡因：又称赛罗卡因，稳定，起效快，常用于表面麻醉和局部麻醉，1次用量为2%盐酸盐5~10ml，最大用量不超过400mg。禁用于严重的房室传导阻滞患者及心率<55/min患者。对高血压、动脉硬化、心律失常、甲状腺功能亢进症、糖尿病、心脏病患者，应慎用含肾上腺素的利多卡因。

（4）阿替卡因：常用为复方盐酸阿替卡因注射剂，商品名为必兰麻，含4%阿替卡因及1：100 000肾上腺素。禁用于4岁以下儿童、严重肝功能不全、胆碱酯酶缺乏、阵发性心动过速、心律失常、窄角青光眼、甲状腺功能亢进症患者，慎用于高血压、糖尿病及应用单胺氧化药治疗的患者。

3. 常用麻醉方法　如下所述。

（1）表面麻醉：适用于黏膜表浅麻醉，常用于局部麻醉前对进针部位黏膜组织的麻醉和阻止患者的恶心反射。操作时应先隔离唾液，用小棉球蘸取药液或将药液喷涂于欲麻醉部位，3~5min或以后将药液拭去，漱口。

（2）局部浸润麻醉：又称骨膜上浸润麻醉，是将麻醉药注射到根尖部的骨膜上，通过麻醉药的渗透作用使患牙在牙髓治疗时无痛。由于麻醉药不能渗透密质骨，故骨膜上浸润麻醉仅适用于上、下颌前牙及上颌前磨牙和乳牙。牙髓治疗前，于患牙根尖部骨膜上注射0.6~0.9ml麻醉药，3~4min或以后起效。当患牙处于急性炎症期时，骨膜上浸润麻醉效果一般不佳，需采用其他麻醉方法。

（3）阻滞麻醉：是将局部麻醉药物注射到神经干或其主要分支附近，以阻断神经末梢传入的刺激，是在组织的神经分布区域产生麻醉效果。进行阻滞麻醉时，应熟悉口腔颌面局部解剖，掌握三叉神经的行径和分布及注射标志与有关解剖结构的关系。上颌磨牙常用上牙槽后神经阻滞麻醉，进针点为上颌第二磨牙远中颊侧口腔前庭沟，下颌磨牙及局部浸润麻醉未能显效的下颌前牙常用下牙槽神经阻滞麻醉，进针点为张大口时，上、下颌牙槽突相距的中点线与翼下颌皱襞外侧3~4mm的交点。

（4）牙周韧带内注射：适用于牙周组织的麻醉和牙髓麻醉不全时的补充麻醉，某些特殊病例如血友病患者也常做牙周韧带内注射。严重牙周疾病的患牙不宜使用该法。操作中首先严格消毒龈沟或牙周袋，将麻醉针头斜面背向牙根刺入牙周间隙缓缓加压。若注射时无阻力感，药液可能漏入龈沟，应改变位置再次注射，但每个牙根重复注射的次数不应超过2次。由于麻醉药不能渗过牙槽间隔，对多根牙每一牙根都应做上述注射，一般每个牙根可注入麻醉药0.2ml，不超过0.4ml。

（5）牙髓内注射：将麻醉药直接注入牙髓组织，多用于浸润麻醉和阻滞麻醉效果不佳的病例，或作为牙周韧带内注射的追加麻醉。操作时先在髓腔的露髓处滴少许麻醉药，待表面麻醉后将注射针从穿髓孔处插入髓腔，边进入边注射麻醉药，麻醉冠髓至根髓。由于注射时需要一定的压力，故穿髓孔不能太大，以免麻醉药外溢，必要时可用牙胶填塞穿髓孔。

（6）骨内注射和中隔内注射：骨内注射是将麻醉药直接注入根尖骨质的方法。首先做浸润麻醉使牙根尖部软组织和骨麻醉，然后在骨膜上做 1~3mm 切口，用球钻在骨皮质上钻洞直至骨松质，将针头刺入患牙远中牙槽中隔，缓缓加压，使麻醉药进入骨松质，一般注射 0.3~0.5ml 麻醉药。

4. 局部麻醉失败的原因 临床上出现局部麻醉效果不佳时，应考虑以下原因。

（1）注射点不准确。

（2）药量不足。

（3）局部炎症明显。

（4）部分麻醉药注入血管。

（5）解剖变异或由于患者体位改变没有掌握正确的解剖标志。

（6）嗜酒、长期服用镇静药、兴奋药患者。

5. 局部麻醉并发症及急救 在局部麻醉过程中，患者可能发生不良反应，常见的并发症包括：晕厥、变态反应、中毒、注射区疼痛、血肿、感染、注射针折断、暂时性面瘫等。

严重的并发症需采取急救措施。急救措施主要包括：①患者卧位；②基本的生命支持，如空气流通、输氧、心肺复苏等；③控制生命体征。

（二）失活法

失活法是用化学药物制剂封于牙髓创面，使牙髓组织坏死失去活力的方法。失活法用于去髓治疗麻醉效果不佳或对麻醉药过敏的患者。

1. 失活药 使牙髓失活的药物称为失活药，多为剧毒药物，常用金属砷、三氧化二砷、多聚甲醛等。金属砷可使牙髓发生溶血反应，对细胞有强烈的毒性，作用无自限性，因此临床上已逐渐淘汰。多聚甲醛失活药主要成分为多聚甲醛、适量的表面麻醉药（如可卡因、丁卡因等）和氨酮等，作用于牙髓可使血管壁平滑肌麻痹，血管扩张，形成血栓，引起血供障碍而使牙髓坏死。其凝固蛋白的作用，能使坏死牙髓组织无菌性干化，作用缓慢，安全性较高，封药时间为 2 周左右。

2. 操作步骤 若牙髓已暴露，可将失活药直接放在暴露的牙髓表面，并暂封窝洞。需保证失活药不渗透至窝洞以外，保证封闭材料不脱落，同时要求患者按期复诊。对于未露髓或穿髓孔较小的病例，应在局部麻醉下开髓，引流充分后将失活药轻放牙髓表面，在其上放一小棉球，并暂封窝洞。

3. 失活药烧伤的处理 当发生失活药溢出造成黏膜甚至骨组织坏死时，应首先清理坏死组织，避免残留的失活药造成组织进一步损伤。清理后的创面以生理盐水大量冲洗，碘仿糊剂覆盖，3d 后换药，如无新生组织生长，应继续清除表面坏死组织，直至出现新鲜创面。

五、应急处理

门诊病例中约90%的牙髓病和根尖周病患者需要即刻减轻疼痛，应急处理是初次治疗中需采取的重要措施。

（一）开髓引流

急性牙髓炎应急处理的目的是引流炎症渗出物和缓解因之而形成的髓腔高压，以减轻剧痛。在局部麻醉下摘除牙髓，去除全部或大部分牙髓后放置一块无菌小棉球后暂封髓腔，患牙的疼痛随即缓解。对于单根牙，拔髓后可以进行根管预备再暂封。患牙暂封后应检查有无咬合高点，避免高点引起牙周膜炎，产生新的疼痛。咬合过高还可能造成暂封物脱落，导致髓腔再次感染。

急性根尖周炎的应急处理是在局部麻醉下开通髓腔，穿通根尖孔，建立引流通道，使根尖渗出物及脓液通过根管得到引流，以缓解根尖部的压力，解除疼痛。应急处理时应注意：①局部浸润麻醉要避开肿胀部位，否则将引起疼痛和感染扩散，麻醉效果较差，以行阻滞麻醉为佳；②正确开髓并尽量减少钻磨震动，可用手或印模胶固定患牙减轻疼痛；③初步清理扩大根管，使用过氧化氢溶液（双氧水）和次氯酸钠交替冲洗，所产生的气泡可带走堵塞根管的分泌物；④可在髓室内置一无菌棉球开放髓腔，待急性炎症消退后再做常规治疗。一般在开放引流 1~2d 复诊。

（二）切开排脓

急性根尖周炎至骨膜下或黏膜下脓肿期应在局部麻醉或表面麻醉下切开排脓。黏膜下脓肿切排的时机是在急性炎症的第 4~5 天，局部有较为明确的波动感。不易判断时，可行穿刺检查，如果回抽有脓，即刻切开。脓肿位置较深，可适当加大切口，放置橡皮引流条，每天更换 1 次，直至无脓时抽出。通常髓腔开放与切开排脓可同时进行，也可以先予髓腔开放，待脓肿成熟后再切开。把握切开时机非常重要，切开过早给患者增加痛苦，达不到引流目的；过迟会延误病情，造成病变范围扩大，引起全身反应。

（三）去除刺激

对于根管外伤和化学药物刺激引起的根尖周炎，应去除刺激物，反复冲洗根管，重新封药，或封无菌棉捻，避免再感染。若由根管充填引起，应检查根管充填情况，如根管超充可去除根充物，封药安抚，缓解后再行充填。

（四）调𬌗磨改

由外伤引起的急性根尖周炎，应调𬌗磨改使患牙咬合降低、功能减轻，得以休息，必要时局部封闭或理疗。通过磨改，牙髓及根尖周症状有可能消除。死髓牙治疗也应常规调𬌗磨改，以缓解症状及减少牙纵折的发生。

（五）消炎镇痛

一般可采用口服或注射的途径给予抗生素类药物或镇痛药物，也可以局部封闭、理疗及针灸止痛。局部可使用清热、解毒、消肿、镇痛类的中草药，以促进症状的消退。口服镇痛药对牙髓炎和根尖周炎有一定镇痛效果。镇痛药可以局部使用，如将浸有丁香油酚镇痛药的小棉球放在引起牙髓炎的深龋洞中。但在剧烈疼痛的急性牙髓炎和急性根尖脓肿，只有局部麻醉下开髓引流或切开排脓才能有效地止痛。

（李正平）

第五章

牙龈病

第一节　菌斑性龈炎

菌斑性龈炎在 1999 年的牙周病国际新分类中归属牙龈病中的菌斑性龈病（dental plaque - induced gingival disease）类，本病在过去称为慢性龈炎、慢性龈缘炎、单纯性龈炎。炎症主要局限于游离龈和龈乳头，是牙龈病中最常见的疾病，简称牙龈炎。世界各地区、各种族、各年龄段的人都可以发生。在我国儿童和青少年的患病率在 70% ~ 90% 左右，成人的患病率达 70% 以上。几乎每个人在其一生中的某个时间段都可发生不同程度和范围的龈炎。该病的诊断和治疗相对简单，且预后良好，但因其患病率高，治愈后仍可复发，且相当一部分的牙龈炎患者可发展成为牙周炎，因此预防其发生和复发尤为重要。

一、病因

菌斑性龈炎是慢性感染性疾病，主要感染源为堆积在牙颈部及龈沟内的菌斑微生物。菌斑微生物及其产物长期作用于牙龈，导致牙龈的炎症反应和机体的免疫应答反应。因此，菌斑是最重要的始动因子，其他局部因素如牙石、不良修复体、食物嵌塞、牙错位拥挤、口呼吸等可加重菌斑的堆积，加重牙龈炎症。

患牙龈炎时，龈缘附近一般有较多的菌斑堆积，菌斑中细菌的量也较健康牙周时为多，种类也较复杂。此时菌斑中的 G^+ 球、杆菌的比例较健康时下降，而 G^- 厌氧菌明显增多，牙龈卟啉单胞菌、中间普氏菌、具核梭形杆菌和螺旋体比例增高，但仍低于深牙周袋中此类细菌的比例。

二、临床病理

牙龈炎是一种慢性疾病，早期轻度龈炎的组织学表现与健康牙龈无明显界限，因为即使临床上表现健康的牙龈，其沟内上皮下方的结缔组织中也有少量的炎症细胞浸润。显微镜下所见的牙龈组织学变化不一。最轻度的炎症在临床可无表现，只是在龈沟下结缔组织中存在很少量的中性粒细胞、巨噬细胞、淋巴细胞和极少量的浆细胞，局部区域尤其是在沟上皮下方有结缔组织纤维的溶解。慢性重症牙龈炎时沟内上皮表面可有糜烂或溃疡，上皮内中性粒细胞增多，沟内上皮下方的炎性结缔组织区明显增大，内有大量的炎症细胞浸润，以浆细胞浸润为主，病变严重区胶原纤维消失。

三、临床表现

牙龈炎症一般局限于游离龈和龈乳头，严重时也可波及附着龈，炎症状况一般与菌斑及牙石量有关。一般以前牙区为多见，尤其是下前牙区最为显著。

1. 患者的自觉症状　刷牙或咬硬物时牙龈出血常为牙龈炎患者就医的主诉症状，但一般无自发性出血，这有助于与血液系统疾病及其他原因引起的牙龈出血鉴别。有些患者可感到牙龈局部痒、胀、不适，口臭等症状。近年来，随着社会交往的不断增加和对口腔卫生的逐渐重视，口腔异味（口臭）也是患者就诊的重要原因和较常见的主诉症状。

2. 牙龈色、形、质的变化

（1）色泽：健康牙龈色粉红，某些人可见附着龈上有黑色素。患牙龈炎时，由于牙龈组织内血管增生、充血，导致游离龈和龈乳头呈鲜红或暗红，病变严重时，炎症充血范围可波及附着龈。

（2）外形：健康牙龈的龈缘菲薄呈扇贝状紧贴于牙颈部，龈乳头充满牙间隙，附着龈有点彩。患龈炎时，由于组织水肿，牙龈冠向和颊舌向肿胀，龈缘变厚失去扇贝状且不再紧贴牙面。龈乳头圆钝肥大。附着龈水肿时，点彩也可消失，表面光滑发亮。少数患者的牙龈炎症严重时，可出现龈缘糜烂或肉芽增生。

（3）质地：健康牙龈的质地致密坚韧。患龈炎时，由于结缔组织水肿和胶原的破坏，牙龈质地松软、脆弱、缺乏弹性，施压时易引起压痕。当炎症较轻且局限于龈沟壁一侧时，牙龈表面仍可保持一定的致密度，点彩仍可存在。

3. 龈沟深度和探诊出血

（1）龈沟深度：健康的龈沟探诊深度一般不超过 2~3mm。当牙龈存在炎症时，探诊会出血，或刺激后出血。由于牙龈的炎性肿胀，龈沟深度可超过 3mm，但龈沟底仍在釉牙骨质界处或其冠方，无结缔组织附着丧失，X 线片示无牙槽骨吸收。

（2）探诊出血：在探测龈沟深度时，还应考虑到炎症的影响。组织学研究证明，用钝头的牙周探针探测健康的龈沟时，探针并不终止于结合上皮的最冠方（即组织学的龈沟底位置），而是进入到结合上皮内约 1/3~1/2 处（图 5-1）。当探测有炎症的牙龈时，探针尖端会穿透结合上皮而进入有炎症的结缔组织内，终止于炎症区下方的正常结缔组织纤维的冠方（图 5-1）。这是因为在炎症时，结缔组织中胶原纤维破坏消失，组织对机械力的抵抗减弱，易被探针穿通。消炎后，组织的致密度增加，探针不再穿透到结缔组织中，使探诊深度减小。因此，在炎症明显的部位，牙周探诊的深度常大于组织学上的龈沟（袋）深度。有些患牙的牙龈炎症局限于龈沟（袋）壁上皮的一侧，牙龈表面红肿不明显，然而探诊后却有出血，这对牙龈炎的诊断和判断牙周炎症的存在有很重要的意义（表 5-1）。

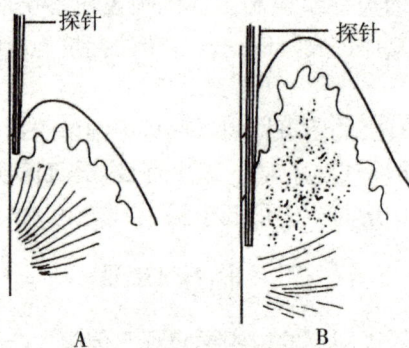

图 5-1 探诊深度

A. 牙龈无炎症时，探针终止于结合上皮内；B. 牙龈有炎症时，探针超过结合上皮

表 5-1 健康牙龈向龈炎发展的临床变化

	正常牙龈	牙龈炎
色泽	粉红（有些人可见黑色素）	鲜红或暗红
外形	龈缘菲薄紧贴牙面呈扇贝状，龈乳头充满牙间隙	龈缘和龈乳头组织水肿圆钝，失去扇贝状，牙龈冠向和颊舌向肿胀
龈沟深度	≤3mm	形成牙周袋
质地	坚韧有弹性	松软，水肿，施压时易引起压痕
出血倾向	正常探诊和刷牙均不出血	探诊后出血，刷牙时出血

1999 年，牙周病国际新分类提出的龈炎标准中包括了经过彻底的治疗后炎症消退、牙龈退缩、牙周支持组织的高度降低的原牙周炎患者。此时若发生由菌斑引起的边缘龈的炎症，但不发生进一步的附

着丧失，亦可诊断为龈炎，其治疗原则及转归与单纯的慢性龈缘炎一样。然而，应明确原发的牙龈炎是指发生在没有附着丧失的牙龈组织的慢性炎症。

4. 龈沟液量　健康牙龈的龈沟内存在极少量的龈沟液。牙龈有炎症时，龈沟液量较健康牙龈增多，其中的炎症细胞、免疫成分也明显增多，炎症介质增多，有些患者还可出现龈沟溢脓。龈沟液量的增加是评估牙龈炎症的一个客观指标。也有人报告牙龈炎时龈沟内的温度升高，但此变化尚未用作临床指标。

在去除菌斑、牙石和刺激因素后，上述症状可消失，牙龈组织恢复正常。故牙龈炎是一种可逆性的牙周疾病。

四、诊断

菌斑性龈炎的诊断主要根据临床表现，即牙龈的色、形、质的改变，但无牙周袋、无新的附着丧失、无牙槽骨吸收，龈缘附近牙面有明显的菌斑、牙石堆积及存在其他菌斑滞留因素等即可诊断。牙龈炎的主要诊断特点见表5-2。

表5-2　菌斑性龈炎的诊断特点

1. 龈缘处牙面有菌斑、牙石，疾病主要限于龈缘和龈乳头
2. 牙龈色泽、形状、质地的改变，刺激后出血
3. 无附着丧失和牙槽骨吸收*
4. 龈沟液量增加
5. 龈沟温度升高
6. 菌斑控制及其他刺激因素去除后病损可逆

注：*：发生于牙周炎治疗后的牙周组织可能存在附着丧失和骨丧失，但附着稳定不加重，即无新的附着丧失。

五、鉴别诊断

1. **早期牙周炎**　应仔细检查磨牙及切牙的邻面有无附着丧失，可拍𬌗翼片看有无早期的牙槽嵴顶吸收。牙龈炎应无附着丧失，牙槽嵴顶的骨硬板完整连续。

2. **血液病引起的牙龈出血**　白血病、血小板减少性紫癜、血友病、再生障碍性贫血等血液系统疾病均可引起牙龈出血，且易自发出血，出血量较多，不易止住。对以牙龈出血为主诉且有牙龈炎症的患者，应详细询问病史，注意与上述血液系统疾病相鉴别。血液学检查有助于排除上述疾病。

3. **坏死性溃疡性龈炎**　坏死性溃疡性龈炎的临床表现以牙龈坏死为特点，除了具有牙龈自发性出血外，还有龈乳头和边缘龈坏死等特征性损害，可有口臭和假膜形成，疼痛症状也较明显，而菌斑性龈炎无自发痛和自发性出血。

4. **HIV 相关性龈炎**　HIV 相关性龈炎在 HIV 感染者中较早出现，临床可见游离龈缘呈明显的线状红色充血带，称为牙龈线形红斑。目前认为它与白色念珠菌感染有关，附着龈可有点状红斑，患者可有刷牙后出血或自发性出血。在去除局部刺激因素后，牙龈的充血仍不易消退。艾滋病患者的口腔内还可出现毛状白斑、Kaposi 肉瘤等，血清学检测有助于确诊

六、治疗原则

1. **去除病因**　牙菌斑是引起菌斑性龈炎的直接病因。通过洁治术彻底清除菌斑、牙石，去除造成菌斑滞留和刺激牙龈的因素，牙龈的炎症可在一周左右消退，牙龈的色、形、质可完全恢复正常。对于牙龈炎症较重的患者，可配合局部药物治疗。常用的局部药物有1%过氧化氢溶液、0.12%～0.2%氯己定及碘制剂，一般不应全身使用抗生素。

2. **防止复发**　菌斑性龈炎是可逆的，其疗效较理想，但也容易复发。在去除病因的同时，应对患者进行椅旁口腔卫生指导，教会患者控制菌斑的方法，使之能够持之以恒地保持良好的口腔卫生状况，并定期（间隔6～12个月）进行复查和治疗，才能保持疗效，防止复发。如果患者不能有效地控制菌

斑和定期复查，导致菌斑再次大量堆积，菌斑性牙龈炎是很容易复发的（约在一至数月内）。

七、预防

牙龈炎的预防应从儿童时期做起，从小养成良好的口腔卫生习惯，并定期接受口腔检查，及早发现和治疗。目前，我国公众普遍缺乏口腔卫生知识和定期的口腔保健，口腔医务工作者的迫切任务是广泛开展和普及口腔健康教育，牙周病的预防关键在于一生中坚持每天彻底地清除菌斑。

（李正平）

第二节　青春期龈炎

青春期龈炎是与内分泌有关的龈炎，在 1999 年分类中隶属于菌斑性龈病中受全身因素影响的牙龈病。

牙龈是性激素作用的靶器官。性激素波动发生在青春期、月经期、妊娠期和绝经期。妇女在生理期和非生理期（如性激素替代疗法和使用性激素避孕药）激素的变化可引起牙周组织的变化，尤其是已存在菌斑性牙龈炎时变化更明显。这类龈炎的特点是非特异性炎症伴有明显的血管增生和扩张，临床表现为明显的出血倾向。青春期龈炎是青春期最常见的牙龈病。

一、病因

青春期龈炎与牙菌斑和内分泌明显有关。青春期牙龈对局部刺激的反应往往加重，可能由于激素（最重要的是雌激素和睾丸激素）水平高使得龈组织对菌斑介导的反应加重。不过这种激素作用是短暂的，通过采取口腔卫生措施可逆转。这一年龄段的人群由于乳牙与恒牙的更替、牙齿排列不齐、口呼吸及戴矫治器等，造成牙齿不易清洁。加之该年龄段患者一般不注意保持良好的口腔卫生习惯，如刷牙、用牙线等，易造成菌斑的滞留，引起牙龈炎，而牙石一般较少。

成人后，即使局部刺激因素存在，牙龈的反应程度也会减轻。但要完全恢复正常必须去除这些刺激物。此外，口呼吸、不恰当的正畸治疗、牙排列不齐等也是儿童发生青春期龈炎的促进因素。青春期牙龈病的发生率和程度均增加，保持良好的口腔卫生能够预防牙龈炎的发生。

二、临床表现

青春期发病，牙龈的变化为非特异性的炎症，边缘龈和龈乳头均可发生炎症，好发于前牙唇侧的牙间乳头和龈缘。其明显的特征是：牙龈色红、水肿、肥大，轻刺激易出血，龈乳头肥大常呈球状突起。牙龈肥大发炎的程度超过局部刺激的程度，且易于复发。

三、诊断

主要依据以下几点做出诊断：
（1）青春期前后的患者。
（2）牙龈肥大发炎的程度超过局部刺激的程度。
（3）可有牙龈增生的临床表现。
（4）口腔卫生情况一般较差，可有错𬌗、正畸矫治器、不良习惯等因素存在。

四、治疗原则

（1）以自我控制菌斑为目的的口腔卫生指导。
（2）洁治，除去龈上牙石、菌斑和假性袋中的牙石。
（3）纠正不良习惯。
（4）改正不良修复体或不良矫治器。

（5）经上述治疗后仍有牙龈外形不良、呈纤维性增生者可行龈切除术和龈成形术。

（6）完成治疗后应定期复查，教会患者正确刷牙和控制菌斑的方法，养成良好的口腔卫生习惯以防止复发。对于准备接受正畸治疗的青少年，应先治愈原有的牙龈炎，并教会他们掌握正确的控制菌斑的方法。在正畸治疗过程中定期进行牙周检查和预防性洁治，对于牙龈炎症较重无法控制者应及时中止正畸治疗，待炎症消除、菌斑控制后继续治疗，避免造成对深部牙周组织的损伤和刺激。

（李正平）

第三节　妊娠期龈炎

妊娠期龈炎是指妇女在妊娠期间，由于女性激素水平升高，原有的牙龈炎症加重，牙龈肿胀或形成龈瘤样的改变（实质并非肿瘤）。分娩后病损可自行减轻或消退。妊娠期龈炎的发生率报告不一，约在30%～100%之间。国内对上海700名孕妇的问卷调查及临床检查的研究结果显示，妊娠期龈炎的患病率为73.57%，随着妊娠时间的延长，妊娠期龈炎的患病率也提高。有文献报告孕期妇女的龈炎发生率及程度均高于产后，虽然孕期及产后的菌斑指数均无变化。

一、病因

妊娠期龈炎与牙菌斑和患者的黄体酮水平升高有关。妊娠本身不会引起龈炎，只是由于妊娠时性激素水平的改变使原有的慢性炎症加重。因此妊娠期龈炎的直接病因仍然是牙菌斑，此外与全身内分泌改变即体内性激素水平的变化有关。

研究表明，牙龈是雌性激素的靶器官，妊娠时雌激素水平增高，龈沟液中的雌激素水平也增高，牙龈毛细血管扩张、淤血，炎症细胞和液体渗出增多。有文献报告，雌激素和黄体酮参与调节牙龈中花生四烯酸的代谢，这两种激素刺激前列腺素的合成。妊娠时雌激素和黄体酮水平的增高影响龈上皮的角化，导致上皮屏障的有效作用降低，改变结缔组织基质，并能抑制对菌斑的免疫反应，使原有的龈炎临床症状加重。

有学者发现妊娠期龈炎患者的牙菌斑内中间普氏菌的比率增高，并与血浆中雌激素和黄体酮水平的增高有关。因此，在妊娠期炎症的加重可能是由于菌斑成分的改变而不只是菌斑量的增加。分娩后中间普氏菌的数量降至妊娠前水平，临床症状也随之减轻或消失。有学者认为黄体酮在牙龈局部的增多为中间普氏菌的生长提供了营养物质。在口腔卫生良好且无局部刺激因素的孕妇，妊娠期龈炎的发生率和严重程度均较低。

二、病理

组织学表现为非特异性、多血管、大量炎细胞浸润的炎症性肉芽组织。牙龈上皮增生、上皮钉突伸长，表面可有溃疡，基底细胞可表现为细胞内和细胞间水肿。结缔组织内有大量的新生毛细血管，血管扩张充血，血管周的纤维间质水肿并伴有慢性炎症细胞浸润。有的牙间乳头可呈瘤样生长，称妊娠期龈瘤，实际并非真性肿瘤，而是发生在妊娠期的炎性血管性肉芽肿。病理特征为明显的毛细血管增生，血管间的纤维组织可有水肿及黏液性变，炎症细胞浸润，其毛细血管增生的程度超过了一般牙龈对慢性刺激的反应，致使牙龈乳头炎性增长而呈瘤样表现。

三、临床表现

1. 妊娠期龈炎　患者一般在妊娠前即有不同程度的牙龈炎，从妊娠2～3个月后开始出现明显症状，至8个月时达到高峰，且与血中黄体酮水平相一致。分娩约2个月后，龈炎可减轻至妊娠前水平。妊娠期龈炎可发生于个别牙或全口牙龈，以前牙区为重。龈缘和龈乳头呈鲜红或暗红色，质地松软、光亮，呈显著的炎性肿胀，轻触牙龈极易出血，出血常为就诊时的主诉症状。一般无疼痛，严重时龈缘可有溃疡和假膜形成，有轻度疼痛。

2. 妊娠期龈瘤 亦称孕瘤。国内学者报告妊娠期龈瘤患病率约为 0.43%，而国外学者报告妊娠期龈瘤在妊娠妇女中发生率约为 1.8% ~5%，多发生于个别牙列不齐的牙间乳头区，前牙尤其是下前牙唇侧乳头较多见。通常在妊娠第 3 个月，牙间乳头出现局限性无痛性增生物，有蒂或无蒂、生长快、色鲜红、质松软、易出血。有的病例在肥大的龈缘处呈小分叶状，或出现溃疡和纤维素性渗出，也称为化脓性肉芽肿。严重病例可因巨大的妊娠瘤妨碍进食，但一般直径不超过 2cm。妊娠期龈瘤的本质不是肿瘤，不具有肿瘤的生物学特性。分娩后妊娠瘤大多能逐渐自行缩小，但必须除去局部刺激物才能使病变完全消失。

妊娠妇女的菌斑指数可保持相对无改变，临床变化常见于妊娠期 4 ~9 个月时，有效地控制菌斑可使病变逆转。

四、诊断

依据以下几点可作出诊断：
(1) 孕妇，在妊娠期间牙龈炎症明显加重且易出血。
(2) 临床表现为牙龈鲜红、松软、易出血，并有菌斑等刺激物的存在。
(3) 妊娠瘤易发生在孕期的 4 ~9 个月时。

五、鉴别诊断

妊娠期龈炎需与以下疾病鉴别：
(1) 有些长期服用避孕药的育龄妇女也可有妊娠期龈炎的临床表现，一般通过询问病史可鉴别。
(2) 妊娠期龈瘤应与牙龈瘤鉴别：牙龈瘤的临床表现与妊娠期龈瘤十分相似，可发生于非妊娠的妇女和男性患者。临床表现为个别牙间乳头的无痛性肿胀、突起的瘤样物、有蒂或无蒂、表面光滑、牙龈颜色鲜红或暗红、质地松软极易出血，有些病变表面有溃疡和脓性渗出物。一般多可找到局部刺激因素，如残根、牙石、不良修复体等。

六、治疗原则

(1) 细致认真的口腔卫生指导。
(2) 控制菌斑（洁治），除去一切局部刺激因素（如牙石、不良修复体等），操作手法要轻柔。
(3) 一般认为分娩后病变可退缩。妊娠瘤若在分娩以后仍不消退则需手术切除，对一些体积较大妨碍进食的妊娠瘤可在妊娠 4 ~6 个月时切除。手术时注意止血。
(4) 在妊娠前或早孕期治疗牙龈炎和牙周炎并接受口腔卫生指导是预防妊娠期龈炎的重要举措。
虽然受性激素影响的龈炎是可逆的，但有些患者未经治疗或病情不稳定可引发牙周附着丧失。

（李正平）

第四节　药物性牙龈肥大

药物性牙龈肥大亦称药物性牙龈增生，是指与长期服用某些药物有关的牙龈肥大。在我国 20 世纪 80 年代以前，药物性牙龈增生主要是由抗癫痫药苯妥英钠（又称大仑丁）引起，据报告称长期服用苯妥英钠治疗癫痫者约有 40% ~50% 发生牙龈纤维性增生，年轻人多于老年人。近年来，临床上经常发现因高血压和心脑血管疾病患者服用钙通道阻滞剂以及用于器官移植患者的免疫抑制剂——环孢素等引起的药物性牙龈肥大，而苯妥英钠引起的龈肥大相对少见。目前我国高血压患者已达 2.54 亿，心脑血管疾病亦随着我国社会的老龄化进一步增加，最近这些疾病又出现低龄化的趋势。依据中国高血压协会的统计，目前我国高血压患者接受药物治疗者中约有 50% 使用钙通道阻滞剂，其中约 80% 的高血压患者服用硝苯地平，由此可见钙通道阻滞剂诱导的药物性牙龈增生在口腔临床工作中会越来越多见。药物性龈肥大的存在不仅影响到牙面的清洁作用，妨碍咀嚼、发音等功能，有时还会造成心理上的障碍。

一、病因

与牙龈增生有关的常用药物有三类：①抗惊厥药，如苯妥英钠；②钙通道拮抗剂，如硝苯地平；③免疫抑制剂，如环孢素。长期服用这些药物的患者易发生药物性龈增生，其增生程度与年龄、服药时间、剂量有关，并与菌斑、牙石有关。

1. 药物的作用　上述药物引起牙龈增生的真正机制目前尚不十分清楚。细胞培养表明苯妥英钠能刺激成纤维细胞的分裂活动，使合成蛋白质和胶原的能力增强，同时细胞分泌的胶原溶解酶缺乏活性。由于合成大于降解，致使结缔组织增生。有人报告药物性龈增生患者的成纤维细胞对苯妥英钠的敏感性增高，易产生增殖性变化，此可能为基因背景。钙通道阻断剂有多种，其中最常用也是最易引起牙龈增生的首推硝苯地平，约有20%的服药者发生牙龈增生。环孢素为免疫抑制剂，常用于器官移植或某些自身免疫性疾病患者。1983年，有学者报告环孢素引起的牙龈肥大，服用此药者约有30%～50%发生牙龈纤维性增生，另有研究发现服药量>500mg/d会诱导牙龈增生。器官移植患者常需联合应用环孢素和钙通道阻滞剂，会进一步增加牙龈增生的发生率和严重程度。这两种药引起牙龈增生的原因尚不十分清楚，有人报告两种药物以不同的方式降低了胶原酶活性或影响了胶原酶的合成。也有人认为牙龈成纤维细胞可能是钙通道阻断剂的靶细胞，硝苯地平可通过改变其细胞膜上的钙离子流动而影响细胞的功能，使胶原的合成大于分解，从而使胶原聚集而引起牙龈增生。

2. 菌斑的作用　菌斑引起的牙龈炎症可能促进药物性牙龈增生的发生。长期服用苯妥英钠，可使原来已有炎症的牙龈发生纤维性增生。有研究表明，牙龈增生的程度与原有的炎症程度和口腔卫生状况有明显关系。人类和动物实验也证实，若无明显的菌斑微生物、局部刺激物及牙龈的炎症，或对服药者施以严格的菌斑控制，则药物性牙龈增生可以减轻或避免。但也有人报告，增生可发生于无局部刺激物的牙龈。可以认为局部刺激因素虽不是药物性牙龈增生的原发因素，但菌斑、牙石、食物嵌塞等引起的牙龈炎症能加速和加重药物性牙龈增生的发展。

二、病理

不同药物引起的龈肥大不仅临床表现相似，组织病理学表现也相同。上皮和结缔组织有显著的非炎症性增生。上皮棘层增厚，钉突伸长到结缔组织深部。结缔组织内有致密的胶原纤维束，成纤维细胞和新生血管均增多。炎症常局限于龈沟附近，为继发或伴发。

三、临床表现

药物性龈增生好发于前牙（特别是下颌），初起为龈乳头增大，继之扩展至唇颊龈，也可发生于舌、腭侧牙龈，大多累及全口龈。增生龈可覆盖牙面1/3或更多。病损开始时，点彩增加并出现颗粒状和疣状突起，继之表面呈结节状、球状、分叶状，色红或粉红，质地坚韧。口腔卫生不良、龋齿、不良充填体和矫治器等均能加重病情。增生严重者可波及附着龈并向冠方增大，以致妨碍咀嚼。无牙区不发生本病损。由于牙龈肥大、龈沟加深，易使菌斑、软垢堆积，大多数患者并发有牙龈炎症。此时增生的牙龈可呈深红或暗红色，松软易出血。增生的牙龈还可挤压牙齿致移位，以上、下前牙区较多见，本病一般不引起附着丧失。

苯妥英钠引起的牙龈增生一般在停药后数月之内增生的组织可自行消退。切除增生牙龈后若继续服药，病变仍可复发。

四、诊断

诊断要点为：

（1）患者患有癫痫、高血压、心脏病或接受过器官移植，并有苯妥英钠、环孢素、硝苯地平或维拉帕米（原名异搏定）等的服药史。一般在用药后的三个月后即可发病。

（2）增生起始于牙间乳头，随后波及龈缘，表面呈小球状、分叶状或桑葚状，质地坚实、略有弹性。牙龈色泽多为淡粉色。

（3）若并发感染则有龈炎的临床表现．存在局部刺激因素。

五、鉴别诊断

药物性龈增生主要应与伴有龈增生的菌斑性龈炎和龈纤维瘤病相鉴别。

1. 伴有牙龈增生的菌斑性龈炎　又称为增生性龈炎，是慢性炎症性肥大，有明显的局部刺激因素，多因长期接触菌斑所引起。增生性龈炎是牙龈肿大的常见疾病，好发于青少年。龈增生一般进展缓慢，无痛。通常发生于唇颊侧，偶见舌腭侧，主要局限在龈乳头和边缘龈，可限于局部或广泛，牙龈的炎症程度较药物性龈增生和遗传性牙龈纤维瘤病明显。口呼吸患者的龈增生位于上颌前牙区，病变区牙龈与邻近未暴露的正常黏膜有明显的界限。牙龈增生大多覆盖牙面的 1/3 ~ 2/3。一般分为两型：①炎症型（肉芽型）：炎症型表现为牙龈深红或暗红，松软，光滑，易出血，龈缘肥厚，龈乳头呈圆球状增大；②纤维型：纤维型表现为牙龈实质性肥大，较硬而有弹性，颜色接近正常。临床上炎症型和纤维型常混合存在，病程短者多为炎症型，病程长者多转变为纤维型。

2. 龈纤维瘤病　可有家族史而无服药史。龈增生较广泛，大多覆盖牙面的 2/3 以上，以纤维性增生为主，详见遗传性牙龈纤维瘤病。

六、治疗原则

（1）停止使用或更换引起牙龈增生的药物：停药是最根本的治疗，然而大多数患者的病情并不允许停药。因此必须与相关的专科医师协商，考虑更换使用其他药物或与其他药物交替使用，以减轻不良反应。国内的临床研究发现，药物性牙龈肥大者经彻底的牙周基础治疗后即便不停药也能获得良好的效果。

（2）去除局部刺激因素：通过洁治、刮治去除菌斑、牙石，消除其他一切导致菌斑滞留的因素，并指导患者切实掌握菌斑控制的方法。治疗后多数患者的牙龈增生可明显好转甚至消退。

（3）手术治疗：对于虽经上述治疗但增生的牙龈仍不能完全消退者，可进行牙龈切除并成形的手术治疗；对于重度增生的患者为避免角化龈切除过多可采用翻瓣加龈切术的方法。术后若不停药和忽略口腔卫生，则易复发。

（4）指导患者严格控制菌斑，以减轻服药期间的牙龈增生程度，减少和避免手术后的复发。

对于需长期服用苯妥英钠、硝苯地平、环孢素等药物的患者，应在开始用药前先治疗原有的慢性牙龈炎。

（李正平）

第五节　遗传性牙龈纤维瘤病

本病又名先天性家族性牙龈纤维瘤病或特发性龈纤维瘤病，是一种比较罕见的以全口牙龈广泛性、渐进性增生为特征的良性病变。属于经典的孟德尔单基因遗传性疾病，也可能与某些罕见的综合征和其他疾病相伴随。国外文献报告患病率为 1/750 000，国内尚无确切的报告。

一、病因

本病有明显的遗传倾向，通常为常染色体显性遗传，也可有常染色体隐性遗传，但也有非家族性的病例，称为特发性龈纤维瘤病。有关常染色体显性遗传性牙龈纤维瘤病的基因定位与克隆已有研究报告，目前国内外的研究主要定位在 2p2 - p22 区域。

二、病理

组织学所见为龈上皮增生，表面角化或不全角化，钉突明显。牙龈固有层的结缔组织显著增生，胶原纤维增生明显呈束状、排列紧密，血管相对少见，偶有幼稚的成纤维细胞。纤维束间炎症细胞少。

三、临床表现

一般在恒牙萌出后，牙龈即普遍地逐渐增大，可波及全口牙龈的附着龈直达膜龈联合处。也有少数患儿在乳牙期即发病。唇舌侧牙龈均可发生增生，严重者常覆盖牙面2/3以上，以至影响咀嚼，妨碍恒牙萌出。增生龈表面呈结节状、球状、颗粒状，牙龈色粉红，质地坚韧，无明显刺激因素。在增生的基础上若有大量菌斑堆积，亦可伴有牙龈的炎症。增生的牙龈组织在牙脱落后可缩小或消退。患者发育和智力无异常。

本病可作为巨颌症、眶距增宽症、多发性毛细血管扩张、多毛综合征等全身性综合征的一个表征，但临床病例大多表现为单纯牙龈增生的非综合征型。

四、诊断

（1）发生于萌牙以后，可波及全口牙龈。多见于儿童，但也可见于成人。

（2）牙龈颜色正常，坚实，表面光滑或结节状，点彩明显（结缔组织中充满粗大的胶原纤维束和大量的成纤维细胞）。

（3）替牙期儿童可有萌牙困难。

（4）可有家族史。

五、鉴别诊断

本病应与药物性龈增生、青春期或妊娠期有关的龈增生鉴别。无家族史的龈纤维瘤病需排除上述病变后方可诊断为特发性龈纤维瘤病。增生性龈炎大多发生于前牙部，炎症明显，一般有明显的局部刺激因素，增生程度相对较轻，无长期服药史和家族史。药物性龈增生有长期服药史，主要累及牙间乳头及龈缘，增生程度相对居中。龈纤维瘤病－多毛综合征的特征除牙龈进行性过长外，还伴有明显的多毛，患者智力减退、颅变形，偶有男子出现女性型乳房。

六、治疗原则

（1）控制菌斑，消除炎症。

（2）手术切除肥大的牙龈：可采用内斜切口式的翻瓣术作牙龈切除，以保留附着龈并缩短愈合过程。若龈增生过厚过大可先作水平龈切除再采用内斜切口。本病术后易复发，复发率与口腔卫生情况有关。本病为良性增生，复发后仍可手术治疗，故一般不考虑拔牙。一部分患者在青春期后可缓解，故手术最好在青春期后进行，但是如果增生的牙龈妨碍了咀嚼和发音，则宜早期手术。

（李正平）

第六节　白血病的龈病损

白血病是造血系统的恶性肿瘤，各型白血病均可出现口腔表征，其中以急性非淋巴细胞白血病（或称急性髓样白血病）最常见。牙龈是最易受侵犯的组织之一，不少病例是以牙龈的肿胀和出血为首发症状，因此早期诊断往往是由口腔科医师所作出，应引起高度重视。

一、病因

白血病的确切病因虽然至今不明，但许多因素被认为和白血病的发病有关，病毒可能是主要的因素。此外，尚有遗传因素、放射线、化学毒物或药物等因素。白血病本身不会引起牙龈炎，而是由于白血病患者的末梢血中存在大量不成熟的无功能的白细胞，这些白细胞在牙龈组织内大量浸润积聚，使牙龈肿大，并非结缔组织本身的增生。患者由于全身衰弱和局部牙龈的肿胀、出血，使菌斑大量堆积，更加重了继发的炎症。引起牙龈过度增生的大多为急性或亚急性白血病，单核细胞性白血病较多见，慢性白血病一般无明显的牙周表现。

二、病理

组织学所见为牙龈上皮和结缔组织内充满密集的不成熟白细胞，偶见正常中性白细胞、淋巴细胞和浆细胞。结缔组织高度水肿变性，胶原纤维被幼稚白细胞所代替。血管腔内可见白血病细胞形成栓塞，并常见坏死和假膜。细胞性质取决于白血病的类型。

三、临床表现

急性白血病患者多数存在口腔症状。患者常因牙龈肿胀、出血不止而首先到口腔科就诊。白血病的主要口腔表现有以下几种：

（1）大多为儿童及青年患者。起病较急，表现为乏力，不同程度的发热，热型不定，有贫血及显著的口腔和皮下、黏膜自发出血现象，局部淋巴结肿大等。

（2）口腔表现多为牙龈明显肿大，波及牙间乳头、边缘龈和附着龈，外形不规则呈结节状，颜色暗红或苍白（为病变白细胞大量浸润所致，并非牙龈结缔组织本身的增生）。

（3）有的牙龈发生坏死、溃疡，有自发痛、口臭、牙齿松动。

（4）牙龈和黏膜自发性出血，且不易止住。

（5）由于牙龈肿胀、出血，口内自洁作用差，使菌斑大量堆积，加重牙龈炎症。

四、诊断

据上述典型的临床表现，及时做血细胞分析及血涂片检查，发现白细胞数目异常（多数病例显著增高，个别病例减少）及形态的异常（如血涂片检查见大量幼稚细胞），便可作出初步诊断。骨髓检查可明确诊断。对于可疑患者还应注意其他部位，如皮肤、黏膜是否存在出血和瘀斑等。

五、鉴别诊断

表现为牙龈肿大的龈病损应注意与牙龈的炎症性增生、药物性龈增生和龈纤维瘤病鉴别；以牙龈出血为主要表现的龈病损应与菌斑性龈炎和血液系统其他疾病鉴别。

六、治疗原则

（1）及时转诊至内科确诊，并与血液科医师密切配合治疗。

（2）切忌牙龈手术和活体组织检查。

（3）牙龈出血以保守治疗为主，压迫止血。局部可用止血药，如用含有肾上腺素的小棉球压迫止血，牙周塞治剂、云南白药等都可暂时止血。

（4）在全身情况允许时可进行简单的洁治术以减轻牙龈炎症，但应避免组织创伤。给含漱药，如0.12%氯己定、1%~3%过氧化氢液等，并指导含漱。

（5）伴有脓肿时，在脓肿初期禁忌切开，待脓液形成时，尽可能不切开引流，以避免病情复杂化（感染扩散、出血不止、伤口不愈）。为减轻症状，可局部穿刺、抽吸脓液（仅脓液多时切开）时，避免过度挤压、切口过大。

（6）口腔卫生指导，加强口腔护理。应指导患者使用软毛牙刷、正确地刷牙和使用牙线等，保持口腔清洁，减轻牙龈的炎症。每天2次使用0.12%~0.2%氯己定溶液漱口有助于减少菌斑，消除炎症。

（李正平）

第七节　坏死性溃疡性龈炎

坏死性溃疡性龈炎是局限于牙龈的坏死性炎症，多为急性发作，又称急性坏死性溃疡性龈炎（ANUG）。最早由 Vincent 于 1898 年报告，故称"奋森龈炎"。因在本病患者的病变处发现大量的梭形杆菌和螺旋体，故又被称为"梭杆菌螺旋体性龈炎"。第一次世界大战时，在前线战士中流行本病，故又名"战壕口"。

本病病变累及牙龈组织，无牙周附着丧失。如果病变导致附着丧失则应称"坏死性溃疡性牙周炎（NUP）"；病变超过膜龈联合则应称"坏死性口炎"。如在疾病的急性期时未得到适当治疗或反复发作，组织破坏速度变缓，坏死组织不能彻底愈合，则转为慢性坏死性病变。在 1999 年的分类中"坏死性溃疡性龈炎"和"坏死性溃疡性牙周炎"被合并称为"坏死性牙周病"。因为尚不能确定 NUG 和 NUP 是同一种感染的不同阶段，抑或为不同的疾病。坏死性溃疡性龈炎主要发生在青壮年、较贫困地区和国家的营养不良或患传染病（如麻疹、疟疾、水痘）的儿童口腔中。目前，在经济发达的国家中，此病已很鲜见；在我国也已明显减少，如今 NUG 和 NUP 的发生往往是全身病如 HIV 感染的口腔局部表现。

一、病因

通常认为本病的发生是由于机体在某些条件下，对于口腔内原有的致病菌（梭形杆菌和螺旋体）的抵抗力降低所致，是一种机会性感染。在病变部位的涂片中可见大量梭形杆菌和螺旋体，并可侵入牙龈组织。但人工接种该两种微生物于健康人中并不能引起本病，而且它们广泛地存在于慢性牙龈炎和牙周炎的菌斑中。近年来普遍认为下列因素与本病的发生有关：

（1）原已存在的龈炎或牙周炎是急性坏死性溃疡性龈炎发生的重要条件，这已为流行病学调查所证实。由于某些原因，使原已存在的上述两种微生物大量增加和入侵组织，直接或间接地造成组织的损害和坏死。近来还发现患 ANUG 时，中间普氏菌数目增多，患者血清中对该菌的抗体水平比正常人高 8~10 倍。大量菌斑及牙周组织慢性炎症的存在可能是主要的发病条件。

（2）身心因素与本病有密切关系：本病常发生于考试期的学生及工作繁忙休息不足者，或有精神刺激、情绪紧张者。有人报告患者伴有皮质激素分泌增多，可能通过内分泌和自主神经系统的影响改变了牙龈的血液循环、结缔组织代谢及唾液流量等，导致局部抵抗力降低。

（3）绝大部分急性坏死性溃疡性龈炎患者吸烟，且量大。可能吸烟使小血管收缩，吸烟者口腔的白细胞的趋化和吞噬功能低于非吸烟者。但吸烟与本病不一定是因果关系，也可能同为精神紧张的结果。

（4）某些全身性易感因素，如营养不良、消耗性疾病等。临床上观察到患者常有维生素 C 摄入不足或缺乏，动物实验表明维生素 B 和维生素 C 缺乏可加重由梭形杆菌和螺旋体引起的感染。一些消耗性疾病，如癌瘤、血液病、射线病等患者易发生本病。

（5）艾滋病毒（HIV）感染和艾滋病患者由于辅助性 T 细胞（CD4$^+$）的急剧减少，使局部抵抗力降低，易发生坏死性龈炎或坏死性牙周炎。此种患者对常规牙周治疗反应不佳。

二、病理

本病的组织相为牙龈上皮及结缔组织浅层的非特异性急性坏死性炎症。病变由表及里可分为如下几层：

（1）坏死区上皮坏死，代之以由纤维素、坏死的白细胞和上皮细胞、细菌等构成的"假膜"。在坏死区的深部与生活组织之间可见大量的螺旋体和梭形杆菌。

（2）坏死区下方的结缔组织中血管大量增生、扩张充血，并有大量中性多形核白细胞浸润，此区相当于临床所见坏死区下方的红色窄边。

（3）距坏死区更远处的结缔组织内有慢性炎症细胞浸润，主要为浆细胞和单核细胞。电镜观察表明螺旋体可侵入结缔组织内，深达约 0.25mm 处，主要为大型和中型螺旋体。

三、临床表现

本病起病急，疼痛明显。牙龈重度疼痛往往是患者求医的主要原因，但是在病损初期阶段坏死区少而小，中等疼痛。牙龈自发出血及轻微接触即出血、腐败性口臭等也是该病的主要症状。重度患者可发生下颌下淋巴结肿大和触痛，唾液增多，下颌下淋巴结肿大，低热等。

1. 临床检查　病损早期可局限于牙间乳头，其后扩延至边缘龈的唇舌侧。最初病损常见于下前牙的龈乳头区，乳头肿胀、圆钝、色红，个别牙间乳头的顶端发生坏死，使牙间乳头中央凹陷如火山口状，上覆灰白色污秽的坏死物。检查时须将表面的坏死假膜去除，才能见到乳头顶端的破坏。轻症者牙间乳头红肿，外形尚完整，易与龈缘炎混淆。若病变迅速扩展至邻近乳头及边缘龈，则龈缘呈虫蚀状，表面覆坏死假膜，易于擦去，暴露下方鲜红触痛的溃疡面，一般不波及附着龈。在坏死区和病变相对未累及的牙龈区常有一窄的红边为界。

艾滋病患者由于细胞免疫和体液免疫功能低下，常由各种细菌引起机会性感染，可并发坏死性溃疡性龈炎和坏死性溃疡性牙周炎，后者大多见于艾滋病患者。病损发展较快，并向深部牙周组织发展，破坏牙周膜和牙槽骨，形成坏死性溃疡性牙周炎，甚至可形成死骨。患者易发生白色念珠菌或疱疹病毒的感染，口腔内较典型的病损还包括毛状白斑、Kaposi 肉瘤等。对发展迅速而广泛、常规治疗反应不佳者，应进行血清学检查以排除 HIV 感染。

2. 细菌学检查　病变区坏死物涂片经瑞氏染色可见大量的梭形杆菌和螺旋体。

急性期如未能及时治疗且患者抵抗力低时，坏死还可波及与牙龈病损相对应的唇、颊黏膜，成为"坏死性龈口炎"。若疾病进展迅速，治疗不及时还可导致小块或大块牙槽骨坏死，这种状况尤其见于免疫缺陷患者（包括艾滋病患者）。机体抵抗力极度低下者还可并发感染产气荚膜杆菌，使面颊部组织迅速坏死，甚至穿孔，称为"走马牙疳"，以形容病变发展之快，此时患者有全身中毒症状甚至导致死亡。目前，"走马牙疳"在我国已经基本绝迹。

坏死性溃疡性龈炎若在急性期治疗不彻底或反复发作，可转为慢性坏死性龈炎。其主要临床表现为牙间乳头严重破坏甚至消失，乳头处的龈高度低于龈缘高度，呈反波浪状，牙间乳头处颊舌侧牙龈分离，甚至可从牙面翻开，其下的牙面上有牙石和软垢，牙龈一般无坏死物。

四、诊断

本病以牙龈的急性坏死为特点，表现为龈乳头顶端"火山口"状破坏，并伴有牙龈自发出血、疼痛。次要的诊断要点有腐败性口臭和假膜形成。

（1）好发于精神紧张者和吸烟者，青壮年多见。

（2）起病较急，病变发展迅速，常在发病数天至一周时就诊，龈乳头顶端中央和龈缘呈现虫蚀状坏死。

（3）牙龈自发痛、触痛。

（4）牙龈自发出血。

（5）腐败性口臭明显。

（6）其他：唾液黏稠，淋巴结肿大，低热，疲乏等。

（7）坏死组织涂片瑞氏染色可见大量的梭形杆菌和螺旋体。

慢性期的诊断主要根据反复发作的牙龈坏死、疼痛和出血，牙龈乳头消失，口臭等，细菌涂片检查无特殊细菌。

五、鉴别诊断

1. 菌斑性龈炎或牙周炎　两病均可表现为牙龈的红肿、易出血，口臭等。但一般无疼痛，病程长久，一般无自发性出血，而是在刷牙或进食等时出血，口臭也非腐败性的。牙龈无坏死，但在怀疑有轻度急性坏死性溃疡性龈炎可能性时，应仔细检查牙间乳头的顶端部分有无坏死。

2. 疱疹性龈口炎　为病毒感染，多发生于幼儿。起病急，但一般有 38℃ 以上的高热。牙龈充血一般波及全部牙龈而不局限于牙间乳头和边缘龈，还常侵犯口腔黏膜其他部位或唇周皮肤。典型病变为多个小疱成簇，破溃后形成小溃疡，但无坏死。龈缘可有纤维素性渗出膜，不易擦去。口臭程度轻。有的患者由于全身疾病而致抵抗力降低，可同时存在 ANUG 和疱疹性口炎。

3. 急性白血病　白血病本身不会引起急性坏死性溃疡性龈炎，但可由于抵抗力的降低而伴发ANUG，两者并存。当检查患者见其龈乳头和边缘龈处有坏死物，同时附着龈又有广泛的炎症和肥大时，应考虑并发有其他隐匿性疾病的可能性。血常规检查有助于诊断。

六、治疗原则

（1）急性期初步洁治，轻轻去除大块牙结石，用3%过氧化氢液擦洗及含漱，清除坏死组织。当过氧化氢遇到组织和坏死物中的过氧化氢酶时，能释放出大量的新生态氧，杀灭或抑制厌氧菌。重症者口服甲硝唑或替硝唑等抗厌氧菌药物，甲硝唑每天三次，每次 0.2g，连续服用三天一般可控制病情。若治疗及时得当，病损较快愈合，不留后遗症。

全身还可给予维生素 C 等支持治疗，要充分休息。进行口腔卫生指导也非常重要。更换牙刷，保持口腔清洁，指导患者建立良好的口腔卫生习惯，以防复发。应劝告患者戒烟。

（2）急性期过后的治疗原则同菌斑性牙龈炎。

（陈景宜）

第八节　龈乳头炎

龈乳头炎是伴有局部促进因素的菌斑性龈炎，局限于个别牙间乳头的急性或慢性非特异性炎症，亦称牙间乳头炎。

一、病因

主要为牙间隙处的机械和化学刺激，其中最常见的为食物嵌塞、不恰当的剔牙方式、硬食物刺伤、邻面龋等。另一个重要原因是不良修复体，如充填体悬突、义齿卡环尖的刺激等。

二、临床表现和诊断

局部龈乳头发红肿胀，探触和吸吮时易出血，可有自发胀痛和探触痛。有的女性患者在月经期时胀痛感加重。患急性牙间乳头炎时，有时可有明显的自发痛和中等程度的遇冷热刺激痛，易与牙髓炎混淆，尤其在小儿较常见。检查可见龈乳头鲜红肿胀，探触痛明显，有轻度叩痛，这是因为乳头下方的牙周膜纤维有炎症。

三、治疗原则

（1）除去各种局部刺激物，如修改不良修复体、充填邻面龋洞等。

（2）用3%过氧化氢液、0.12%氯已定等局部冲洗，局部涂敷复方碘液。

（3）止痛，必要时局部封闭。

（4）急性炎症控制后，治疗原有的龈炎。在口腔科治疗中应注意防止对龈乳头的刺激和损伤。

（陈景宜）

第九节　浆细胞龈炎

本病又名牙龈浆细胞增多症、浆细胞性肉芽肿。

一、病因

不明确，可能是一种过敏反应性疾患。其过敏原多种多样，如牙膏、口香糖等，其中某些成分可诱发牙龈组织发生变态反应，一旦除去及停止与过敏原的接触，则病变可逐渐恢复、自愈。

二、病理

显微镜下可见上皮不全角化，基底层及深部棘层细胞有超微结构损害。结缔组织内有密集浸润的正常形态的浆细胞，呈片状聚集，也可表现为肉芽肿，即有大量血管和其他炎症细胞。本病为良性病变，牙龈组织内浸润的浆细胞均为正常细胞，末梢血液检查及白蛋白/球蛋白比等均正常，可与真性浆细胞瘤及骨髓瘤区别。

三、临床表现

本病主要发生于牙龈，也可发生于鼻腔或口腔黏膜。可侵犯多个牙齿或上下颌同时受累。牙龈鲜红、肿大、松软易破，表面似半透明状，有时如肉芽组织状，表面呈结节状或分叶状。极易出血。常并发不同程度的感染，有溢脓、口臭。病变范围常包括附着龈，有人报告多数病例可波及牙槽骨，牙槽骨吸收可有牙齿移位、松动。

四、治疗原则

(1) 口腔卫生指导、去除可疑的过敏原。

(2) 进行彻底的牙周洁治术，必要时行刮治术。消除局部刺激因素后，牙龈的炎症和肿胀能减轻或明显消退，鲜红的肉芽样组织能消失或好转。

(3) 实质性肿大部分需行手术切除，但常易复发。保持良好的口腔卫生及定期进行洁治术是减少、减缓复发的重要条件。

（陈景宜）

第十节　牙龈瘤

牙龈瘤为牙龈上生长的局限性反应性增生物，是较常见的瘤样病损（具有肿瘤样外形，但不具备肿瘤的生物学特性）。肉芽肿性牙龈瘤又称化脓性肉芽肿。

一、病因

一般认为由残根、牙石、不良修复体等局部因素引起，与机械性刺激和慢性炎症有关。有人认为其细胞来源于牙周膜或牙龈的结缔组织。

二、病理

牙龈瘤根据病理变化可分为三型：①肉芽肿性：似炎性肉芽组织，有许多新生的毛细血管及成纤维细胞，有许多炎症细胞浸润，主要是淋巴细胞和浆细胞，纤维成分少，龈黏膜上皮往往呈假上皮瘤样增生。②纤维性：肉芽组织发生纤维化，细胞及血管成分减少，而纤维组织增多。粗大的胶原纤维束间有少量的慢性炎症细胞浸润。纤维束内可有钙化或骨化发生。③血管性：血管多，似血管瘤。血管间的纤维组织可有水肿及黏液性变，并有炎症细胞浸润。

三、临床表现和诊断

牙龈瘤多见于中、青年，病变发展缓慢。好发于龈乳头，多发生于前磨牙区牙间乳头的颊侧，舌、腭侧较少。通常呈圆形、椭圆形，有时呈分叶状。大小不一，从数毫米至 1~2 厘米。带蒂者，如息肉状，无蒂者，基底宽广。血管性和肉芽肿性龈瘤质软、色红；纤维性龈瘤质地较硬而韧，色粉红，一般无痛，肿物表面发生溃疡时可自觉疼痛。长期存在的较大牙龈瘤可压迫牙槽骨使之吸收，X 线片示局部牙周膜增宽。

四、鉴别诊断

（1）牙龈瘤应特别注意与牙龈鳞状细胞癌鉴别：这两种病损临床上有时不易区别，尤其当牙龈鳞癌呈结节状生长，或牙龈瘤表面有溃疡时，常易混淆。鳞状细胞癌大多表现为菜花状、结节状或溃疡状。溃疡表面凹凸不平，边缘外翻似肉芽，可有恶臭。牙松动或脱落，或已拔除。X 线片可见牙槽骨破坏。局部淋巴结肿大。鳞癌好发于后牙区，龈瘤好发于前牙及前磨牙区。

（2）周缘性巨细胞肉芽肿发生于牙间乳头或龈缘，体积一般较大，可覆盖数个牙。表面光滑或呈多叶状，有时松软呈暗红色，但也可呈粉红坚实。确切诊断须根据组织学检查，可见牙龈结缔组织内有大量多核巨细胞呈灶性聚集，有散在慢性炎症。

（3）妊娠性牙龈瘤在妇女怀孕期间易发生（第四个月到第九个月），分娩后可退缩。

五、治疗原则

去除刺激因素，如菌斑、牙石和不良修复体，在消除继发的炎症后，手术切除。切口应在瘤体及蒂周围，凿去瘤体相应处的少量牙槽骨，并刮除该处的牙周膜，以免复发。由于其术后易复发的特点，有学者主张将患牙拔除。复发率约为 15%。

（陈景宜）

第六章

牙周病概述

第一节　牙周病临床病理

牙周病是感染性疾病，主要感染源为牙颈部周围的菌斑微生物。菌斑微生物及其产物长期作用于牙龈，引起机体的免疫应答反应，首先导致牙龈的炎症反应。患牙龈炎时，炎症局限于游离龈和龈乳头，炎症发展至深部的牙周组织，引起牙槽骨的吸收，牙周膜破坏，此时即为牙周炎。

一、牙龈炎症

牙龈炎为牙周炎的先导，但并不是所有的牙龈炎均会发展成为牙周炎，二者在牙龈中的病理变化和临床表现十分相似，均为慢性非特异性炎症，只是炎症的范围、程度有所不同。

Page 等根据组织学观察资料，将从健康牙龈到牙周炎的发展过程分为 4 个阶段：

1. 初期病损（initial lesion）　相当于菌斑开始堆积的 2~4 天，此时临床上除龈沟液增多外，尚无明显异常可见。组织学可见结合上皮和龈沟附近的结缔组织内小血管扩张，渗出增加，中性多形核白细胞移出到结缔组织，结合上皮和龈沟内。

2. 早期病损（early lesion）　约为菌斑堆积的 4~7 天，临床上出现牙龈红肿，探诊可有出血，这是因为血管充血，炎性渗出物明显增多；此期从中性粒细胞和淋巴细胞浸润为主；在上皮钉突之间形成大毛细血管，浸润区的胶原纤维开始破坏、结合上皮和沟内上皮的基底细胞增殖，但附着水平不变。

3. 病变确立期（established lesion）　约为菌斑堆积的 2~3 周，主要为慢性龈炎的表现，牙龈呈暗红色，肿胀明显。浆细胞大量浸润，结合上皮明显增殖，出现上皮钉突，胶原纤维破坏消失，但上皮附着的位置不变。

4. 重度病损（advanced lesion）　若病变继续发展、炎症逐渐达深部组织，上皮向根方生长并从冠方与牙面剥离，形成牙周袋，牙槽嵴顶开始有吸收，牙龈结缔组织内的胶原纤维破坏加重，并有广泛的炎症。

牙龈炎症的临床病理表现为：

1. 牙龈色形质的改变　正常牙龈呈粉红色，边缘菲薄，紧贴牙面，附着龈有点彩，牙龈质地坚韧，有弹性。牙龈炎症时，游离龈和龈乳头呈鲜红色或暗红色，重症龈炎或牙周炎患者的炎症范围可波及附着龈，与牙面不再紧贴，点彩可因组织水肿而消失，表面光亮。由于炎症浸润和胶原纤维破坏，使牙龈质地变得松软脆弱，失去弹性。在有些慢性炎症时，上皮增殖变厚，胶原纤维增殖，使牙龈变得坚硬肥厚。

2. 牙龈出血倾向　牙龈出血常为牙周病患者的主诉症状，多在刷牙、咬硬物时发生，偶也可有自发性出血。健康的牙龈即使在刷牙或轻探龈沟时均不引起出血，而在初期和早期龈炎时，轻探龈沟即可出血，称为探诊出血，它比牙龈颜色的改变出现得早，也较客观。对于牙龈炎症的诊断和判断牙周炎的活跃期有重要意义。

3. 龈沟深度及附着水平　健康牙龈的龈沟组织学深度不超过 2mm。当患牙龈炎时，由于牙龈肿胀或增生，龈沟探诊可达 3mm 以上。但此时结合上皮只是开始向根方增殖，尚未与牙面分离形成牙周袋，也就是说，结合上皮附着仍位于正常位置，即釉牙骨质交界处，没有发生结缔组织附着丧失，这是区别牙龈炎和牙周炎的一个重要标志。当向根方增殖的结合上皮的牙冠端与牙面分离，形成牙周袋时，袋底位于釉牙骨质界以下的根面上，也就是说发生了附着丧失。

4. 龈沟液　正常龈沟有很少量的龈沟液，牙龈有炎症时，龈沟液渗出增多，被认为是牙龈炎早期诊断的指标之一。它的出现，早于牙龈色、形、质的改变。可采用龈沟液测量仪或小滤纸条茚三酮染色法测量龈沟液的量。

牙龈炎症除上述临床表现外，还可出现牙龈糜烂或肉芽增生。

二、牙周袋形成

牙周袋是龈沟病理性的加深，是牙周炎最重要的病理变化之一，患牙龈炎时，龈沟的加深是由于牙龈的肿胀或增生，使龈缘的位置向牙冠方向移动，而结合上皮的位置并未向根方迁移，这样形成假性牙周袋，又称为龈袋。患牙周炎时，向根方增殖的结合上皮，其冠端与牙面分离，结合上皮即向根方迁移。临床所见的牙周袋，经常包含上述两种情况，即既有结合上皮向根方的迁移，又有牙龈的肿胀和增生。

（一）牙周袋形成的机制

牙周袋是由于长期存在的牙龈慢性炎症向深部扩展而形成的。一般认为炎症是沿血管通道扩散的，穿过血管周围疏松的组织而进入牙槽骨，又经骨髓腔及固有牙槽而至牙周膜。

关于牙周袋形成的机制存在着各种争议，但总体概括起来为：发生于牙龈结缔组织的炎症，引起胶原纤维破坏和结合上皮向根方迁移。其可能的机制为：龈沟的内壁因局部刺激而发生上皮下结缔组织内大量的炎细胞浸润。炎症继续时，来自白细胞和吞噬细胞的胶原酶及溶酶体酶开始破坏胶原纤维。

成纤维细胞吞噬胶原纤维，伸展其胞质突至牙周膜－牙骨质界面，吸收伸入牙骨质的胶原纤维和牙骨质纤维，上述过程使牙龈结缔组织中的胶原纤维破坏，结合上皮得以向根方增殖。

炎症加剧时，多形核白细胞大量侵入结合上皮的冠部，当入侵的白细胞达结合上皮体积的 60% 以上时，上皮的冠方即与牙齿表面分离，使龈沟底移向根方，形成了牙周袋。随着牙周袋的形成和牙龈炎症、肿胀，更有利于菌斑的堆积和滞留，反过来又加重了牙龈的炎症和加深牙周袋。

牙周袋形成的机制目前尚不完全清楚，一般认为细菌是始动因子，没有细菌，其他任何因素单独都不能形成牙周袋（有学者认为：在牙周袋的形成过程中，一个重要的因素是细菌在牙面上的定居及其向龈沟内的扩展，龈下菌斑潜入到结合上皮与牙面之间，引起结合上皮与牙面分离，形成牙周袋）。而另一因素是大量的炎性细胞浸润，释放各种酶和致炎因子，加重组织的炎症反应，引起牙槽骨的吸收，牙周袋形成。

（二）牙周袋的病理

1. 软组织壁　牙周袋的内壁上皮显著增生，上皮钉突呈网状伸入结缔组织内，上皮细胞水肿变性并可有溃疡。袋底的结合上皮不规则地向根方及侧方增殖，细胞间隙加宽，并有炎症的细胞浸润。

上皮下方的结缔组织有水肿及变性，并有慢性炎细胞浸润，主要是浆细胞和淋巴细胞。结缔组织内还可见大量增生的毛细血管扩张充血，结缔组织细胞亦有变性，偶见坏死。有时可见大量的成纤维细胞及胶原纤维，表明组织的修复反应。但由于局部刺激的存在，袋壁组织不可能彻底愈合，炎症与修复过程何者占优势，决定着牙周袋软组织壁的色泽，质地和表面结构。若炎性渗出占优势，则袋壁表面色暗红，质地松软、表面光亮，若修复过程占优势，则袋壁坚韧，表面呈粉红色类似健康，但袋内壁仍有坏死及溃疡，探诊时会有出血。总之，在疾病的不同阶段，随着条件的变化，破坏和修复过程可相互转化。

2. 根面壁　牙周袋的根面壁，是指暴露于牙周袋内的根面牙骨质，在牙周袋形成的过程中，根面牙骨质可发生变化。牙骨质表面脱矿：由于细菌产酸以及 Sharpey 纤维破坏，导致牙骨质脱矿，软化，产生根面龋。牙骨质高度矿化，当牙周退缩，脱矿的牙骨质暴露于口腔中，可发生唾液源性的再矿化。这种再矿化，有阻止结缔组织附着的作用。

袋内根面牙骨质脱矿，钙磷含量下降；而暴露于口腔内的牙根面的钙、磷、镁、氟均有增高。同时细菌及其内毒素可进入牙骨质，体外实验表明：将牙周病患牙的根面碎片与牙龈成纤维细胞共同培养时，成纤维细胞发生不可逆的形态变化，且失去附着能力，这可能是由于其中内毒素的毒性作用所致。

3. 袋内容物　牙周袋内除了有菌斑、软垢、食物残渣、脱落上皮细胞和白细胞等。还有大量的渗出物和唾液黏蛋白。白细胞坏死分解后形成脓液，袋内壁还可出血。牙周袋的内容物具有较大的毒性。

（三）牙周袋的类型

根据牙周袋底与牙槽骨嵴顶的位置关系分类：

（1）骨上袋：牙周袋底位于牙槽骨嵴顶的冠方、牙槽骨一般呈水平型吸收。

（2）骨下袋：牙周袋底位于牙槽骨嵴顶的根方，牙槽骨呈垂直型或角型吸收。

根据累及的牙面数，牙周袋可分为：

（1）单面袋（simple pocket）：牙周袋只累及 1 个牙面。

（2）复合袋（composed pocket）：牙周袋累及牙齿的 2 个或 2 个以上牙面。

（3）复杂袋（complex pocket）：牙周袋累及多个牙面，袋口和袋底不在同一牙面，呈螺旋状的牙周袋。

三、牙槽骨吸收

牙槽骨吸收是牙周炎的重要病理变化之一，牙槽骨是人体骨骼系统中代谢和改造最活跃的部分。在生理情况下，牙槽骨的吸收与新生是平衡的，故牙槽骨高度保持不变，当骨吸收增加或骨新生减少，或两者并存时，即发生骨丧失。

牙龈的炎症沿血管通道，穿过血管周围的疏松结缔组织而进入牙槽骨，造成牙槽骨的吸收。当牙龈中的慢性炎症向深部牙周组织扩展达到牙槽骨附近时，骨表面和骨髓腔内分化出破骨细胞和单核巨噬细胞，引起骨的吸收，使骨小梁吸收变细，骨髓腔增大。而在一些部位，可见骨的修复性再生。

菌斑、细菌引起牙槽骨破坏的机制可能为：菌斑、细菌的产物直接作用，诱导分化出破骨细胞，致骨吸收；细菌的产物直接作用于骨组织，通过非细胞性的机制而使骨破坏，如细菌内毒素等，可直接引起牙槽骨的吸收破坏。

细菌产物刺激牙龈细胞，使其释放某些炎性物质，诱导分化出破骨细胞，或这些炎性物质直接破坏骨组织或这些物质和破骨细胞一起参与骨的破坏，如前列腺素 PGE_2。牙槽骨吸收的形式分为：

（一）水平型骨吸收

水平型骨吸收是牙周炎最常见的吸收方式。牙槽间隔，唇颊舌侧的骨嵴顶边缘呈水平吸收，而使牙槽嵴高度降低，通常形成骨上袋。

（二）垂直型骨吸收

垂直型骨吸收又称角型骨吸收。这类骨吸收的特点是牙槽骨嵴顶的高度不变或轻度降低，而靠近牙根面一侧的骨质吸收较多，形成骨下袋。传统的观点认为，垂直型骨吸收与咬合创伤有关。而现在有学者研究认为，垂直型骨吸收的骨下袋的形成均是由于菌斑沿根面向根尖方向扩展所致。

依骨破坏后残存的骨壁数，骨下袋可分为：

（1）一壁骨袋：骨质破坏严重，仅有一侧骨壁。

（2）二壁骨袋：骨袋仅剩余两个骨壁，最多见于邻面骨间隔破坏，仅剩下颊舌两个骨壁。

（3）三壁骨袋：袋的一侧为牙根面，其余三壁为骨质。

（4）四壁骨袋：牙根周围均为垂直型骨吸收所形成的骨下袋。牙根位于骨下袋中央，而骨壁与牙根不相贴合。治疗效果较差。

（三）弧型吸收

指大面积的牙槽骨破坏，一般为水平和垂直吸收同时存在，导致一个从近中至远中的大量骨质破坏，常见于青少年牙周炎的第一磨牙区。

（四）凹坑状吸收

牙槽间隔的骨嵴顶吸收，其中央部分破坏迅速，而颊舌侧骨质仍保留，形成弹坑状或火山口状缺损。凹坑状吸收可能的原因为：邻面的龈谷区是菌斑易于滞留的地方，且此处牙龈组织防御能力低，致使牙槽骨易发生吸收。此外，相邻两牙的食物嵌塞和不良修复体等也是凹坑状吸收的常见原因。

（五）骨改变的其他形式

牙槽骨疏松，骨小梁排列紊乱，骨髓腔增大。由于各部位牙槽骨的吸收不均匀，导致不规则的骨边缘等，牙槽骨的变化，除骨质吸收外，在条件合适时，还有骨的新生和重建，如骨外板及硬板加厚，外生骨疣等。另外，还有一种称为"扶壁骨形成"的修复过程，如发生在牙槽骨本体，可使变细小骨小梁重新变粗大，称为中心性扶壁骨形成；如发生在骨的外侧面，则称为周围性扶壁骨形成。

牙槽骨吸收的方式和程度，临床上可以用X线片来显示，但X线片主要显示牙龈邻面的骨质破坏，而颊、舌侧骨板因与牙齿重叠而显示不清晰。牙周炎的骨吸收最初表现为牙槽骨嵴顶的硬板消失或骨嵴顶模糊呈虫蚀状。在前牙、可见牙槽间隔由尖变平，在后牙则由平变凹陷，然后牙槽骨高度降低。正常情况下，牙槽骨嵴顶至釉牙骨质界的距离2mm，若超过2mm，则可视为有牙槽骨的吸收，牙槽骨吸收的程度用吸收区所占牙根长度的比例来描述，如吸收占根长的1/3、1/2等。从X线片上还可以看出是水平型骨吸收或是垂直型骨吸收。

四、牙齿松动与移位

在生理状态下，牙齿有一定的动度，主要是水平方向的，也有极微小的轴向动度，但均不超过0.02mm。

牙齿松动是牙周炎的主要临床表现之一。引起牙齿松动的原因较多，但牙周炎所致的牙槽骨吸收是最主要的。由于牙周炎病程进展缓慢，早期牙齿不出现松动，一般在牙槽骨吸收达根长的1/2以上时，牙齿的动度逐渐增大。

创伤性殆使牙槽骨发生垂直吸收，牙周膜间隙呈楔状增宽，牙齿松动。但单纯的殆创伤不会引起牙周袋的形成，当过大的殆力消除后，牙槽骨可以自行修复，牙齿动度恢复正常。当患牙周炎的牙齿，同时伴有咬合创伤时，可以使动度明显增加。

牙周脓肿、急性根尖周炎等均能使牙齿动度增加，这是由于牙周膜充血、水肿及渗出所致。急性炎症消退后，牙齿可恢复稳固。

牙周翻瓣术后，由于手术创伤及部分骨质的去除，组织水肿，牙齿动度可暂时增加，一般在术后数周，动度逐渐恢复。

引起牙齿病理性移位的因素有：牙周支持组织的破坏。牙齿在牙列中的正常位置，有赖于健康的牙周支持组织。当患牙周炎时，牙槽骨吸收，支持组织减少后，使其与该牙所受到的殆力，肌力之间失去平衡，牙齿向受力的方向发生移位。牙周肉芽组织也可使牙齿向殆方移位。施加于牙齿上的各种力量的改变。正常的接触区，牙齿形态及牙尖斜度、牙列的完整性、牙殆力与肌力的平衡等，都是保持牙齿在正常位置的重要因素，一旦这些平衡破坏，都可使牙齿发生移位，如邻牙缺失后未及时修复。

（陈景宜）

第二节　牙周病的检查和诊断

一、临床检查

临床上对于牙周病的检查应该重点注意牙周组织上表现的症状和体征。下面以一名重度牙周病患者的口腔情况为例（图6-1），描述牙周病的临床检查过程。

患者，女性，36岁，否认系统性疾病和用药史。主诉是牙齿松动，牙龈流血和肿胀，咀嚼困难。相关的牙周临床检查从牙龈组织开始，即观察牙龈炎症，包括边缘龈的颜色、形态以及质地的改变，牙周袋探诊出血增多情况。此后是牙周探诊深度、临床附着丧失、牙龈退缩量、根分叉病变程度、牙齿松动度等检查；然后是放射学检查。

虽然在临床研究和流行病学研究中，已经开发和应用了众多的牙周相关的指数系统，但对于各种牙龈炎症病例，如早期牙龈炎或确定性牙龈炎的判断，这些指数在对于某个患者个体情况的诊断时却没有意义。

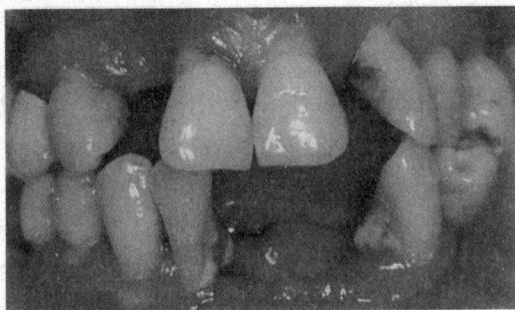

图6-1　重度牙周炎

因此，通常判定牙龈炎症的方法是使用探针探查龈沟或牙周袋底，观察是否存在探诊出血的情况。如果某个部位存在探诊出血，这个位点就被认为是发炎的部位（图6-2）。分析记录该患者牙周情况的牙周记录表（图6-3的第1和第8行），计算一下红色位点的百分数，发现全口探诊出血的百分数为83%（105/126×100%）。这个比值对于判断初次检查时患者的牙龈炎症严重程度非常重要，并可以用于监测治疗后和维持期的牙龈康复情况。虽然探诊出血对于预测将来附着丧失并非理想的指标，但是不存在探诊出血却是牙周病况稳定的可靠指标。必须牢记准确判断探诊出血的前提条件是使用适当的探诊力量。探诊的力量应该控制为约0.25N，以防止由于施力过度导致创伤而引发出血，从而造成假阳性结果。

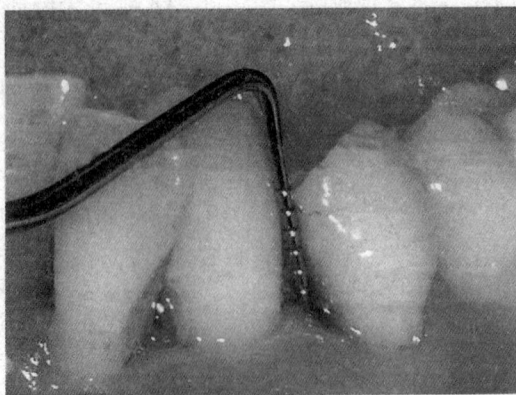

图6-2　牙周袋探诊（图中探针为 William Periodontal probe）

插入34近中邻面，探诊出血，牙周袋深度5毫米在评估探诊出血时，可以记录探诊深度和牙龈萎缩，同时计算附着丧失的程度（图6-4）。牙周袋深度（实际工作中常为探诊深度）是牙龈边缘到龈沟底或牙周袋底的距离。通常对于每个牙都要检查6个位点，但仅记录大于3mm的牙周袋深度（图6-3的第1和第8行）。测量获得的探诊深度一般认为可以代表龈缘到结合上皮最上端细胞间的距离。但20世纪70年代以来的研究数据显示情况并非都是如此，其主要原因是探诊深度受到软组织的紧密程度的影响，即在大量的炎症细胞渗透和胶原丧失的情况下，探针尖端可以穿透结合上皮的顶点而进入其深层，而如果牙龈组织是健康的和致密的，探针尖端可能无法到达袋底。其他原因包括探诊力量、探针尖端的直径、牙齿表面形状、长期吸烟和探针的角度等，也都会影响探诊深度检测的准确性。

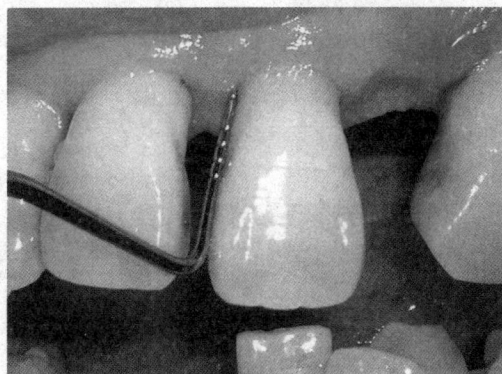

图6-3　牙周记录表

有探诊出血（阴影所示的位点），牙周袋探诊深度（第1、8行）、牙龈萎缩（第2、7行）、根尖叉感染（第3、6行）和牙齿松动度（第4、5行）

为获知牙齿某个位点的牙周附着丧失，仅仅记录牙周袋深度是不够的。由于组织学的正常牙周附着位置位于釉牙骨质界，这是临床上用于确定附着水平的解剖标志，因此在探诊深度的冠方，还需要以釉牙骨质界为参考（图6-4）测量牙龈退缩（图6-3的第2和第7行）。将牙龈退缩数值（当牙龈增生时，龈缘位于釉牙骨质界界冠方，此值为负值）加上探诊深度后，即获得临床附着丧失（代表牙周组织的破坏程度）数据。

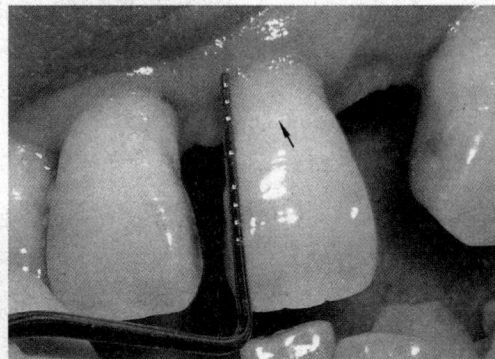

A.牙周探诊深度读数(5mm)

B.牙周探诊用于测量釉牙骨质界到牙龈边缘的距离，以记录牙龈退缩(4mm)。左上中切牙的近中面的附着丧失为(5+4=9mm)箭头所示为釉牙骨质界的位置

图6-4　牙周探诊后计算附着丧失程度

当牙周疾病累及多根牙时，组织的破坏会扩展到根分叉区域的牙周支持结构。这类根分叉感染通常需要使用更加精细的治疗技术。因此，精确的诊断和治疗计划需要准确辨别每个多根牙根分叉区域牙周组织的破坏情况和范围。

根分叉感染的分类标准（Hamp分度法）：一度，根分叉区组织水平丧失不超过牙齿宽度的1/3或者不大于3mm（图6-5A）；二度，根分叉区组织水平丧失超过牙齿宽度的1/3，但没有到达整个根分叉区域的宽度，或者大于3mm但尚未贯通（图6-5B）；三度，根分叉区的支持组织在水平方向贯通（图

6-5C)。在牙周记录表上，可以填写根分叉感染的程度，或者简单地采用三角形标记根分叉感染的严重程度（图6-3的第3和第6行）。空心三角形代表根分叉区域尚未贯通（一度或二度），而实心三角形代表贯通（三度）。

牙周病的支持组织丧失可以导致牙齿松动度的增加（图6-3的第4和第5行）。牙齿松动度分类：一度，水平方向牙齿松动幅度在0.2～1mm；二度，水平方向牙齿松动幅度超过1mm；三度，垂直方向出现牙齿松动。松动度可以使用牙科镊夹持前牙或闭合镊子用喙部抵住后牙合面窝摇动患牙，也可以使用两支手器的柄来检查，例如使用口镜和牙周探针的柄（图6-6）。但必须牢记，菌斑导致的牙周病并非引起牙齿松动的唯一原因，例如牙齿受力过大和咬合创伤同样可以导致牙齿松动度增加。牙齿松动度的增加还经常发生在根尖感染、牙周手术之后等情况下。因此对于牙齿松动度的评估不但要判断松动的程度，还必须诊断引发松动的原因。

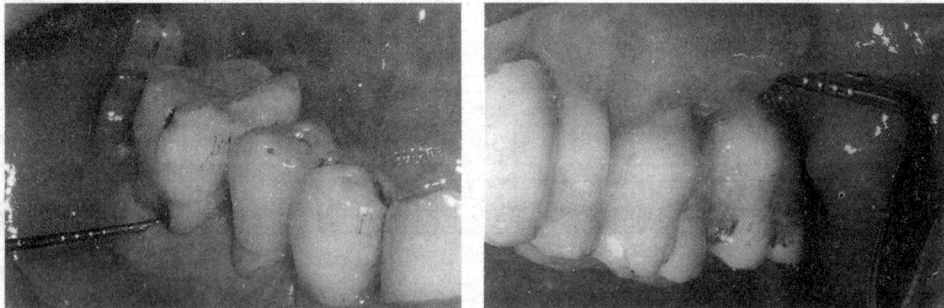

A.水平探入46颊侧根分叉，探诊深度2mm(一度)

B.水平探入27颊侧根分叉，探诊深度5mm(二度)

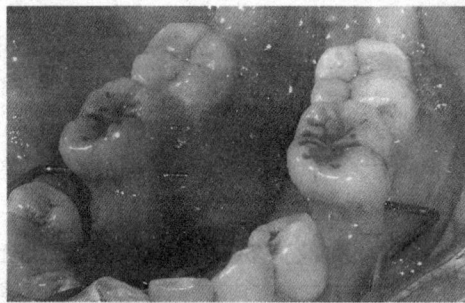

C.水平探入36颊侧根分叉，探针由颊侧穿通到舌侧(三度)

图6-5 使用牙周探针检查根分叉感染

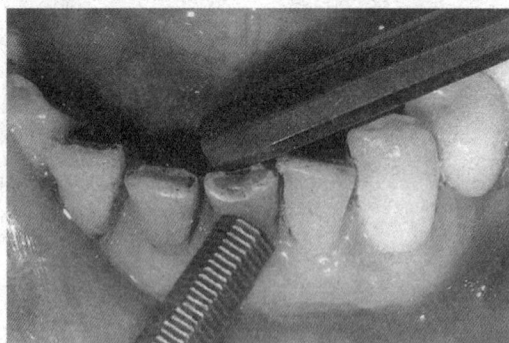

图6-6 使用两支手用器械的柄检查31牙齿松动度

患有牙周病的牙齿，其牙髓的健康程度可能因严重的牙周病而受到影响。因此有必要对此类牙齿的牙髓活力进行检测，以判断牙周牙髓联合病变的可能（图6-3的第5行34）。可以使用牙髓电活力检测计或冷热诊来判断牙髓活力。当然对于用牙髓电活力检测针能否准确判断多根牙的牙髓状态的观点是有争论的，而这种判断又可能影响到医师的治疗方案。

二、X 线片分析

牙槽骨是牙齿支持组织的一部分，也是牙周炎症过程中可能受到破坏的重要结构，为准确判断牙槽骨丧失的程度，需要进行 X 线分析。牙周病患者经典的 X 线检查是全口根尖片（12～14 张），或者可以使用全景片和局部的根尖片替代。为证实牙周病患牙的垂直和水平骨丧失，以及为实现对不同时期拍摄的 X 线片进行纵向比较，应该尽可能使用平行投照技术以获得更加标准的 X 线片，可以使用的附着装置有 Eggen、Rinn 长锥形平行投照技术等固定系统（图 6-7）。

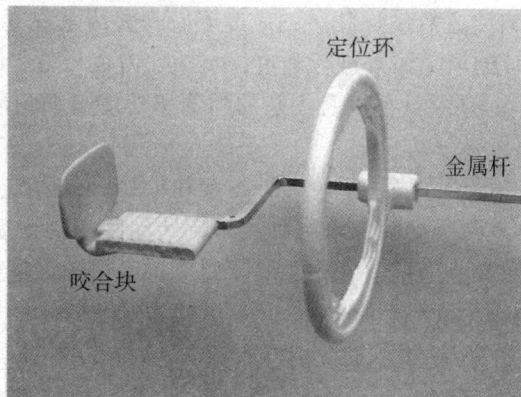

图 6-7　Rinn 长锥形平行投照技术固定系统构成：咬合块，用于校正 X 线位置及角度的金属杆和定位环

上文中描述的患者的全景片和根尖片见图 6-8。这些 X 线片可用于判断每个牙周围剩余的支持骨数量、牙根形态、牙结石、牙槽骨吸收的形式，以及对牙周牙髓联合病变进行分类诊断。

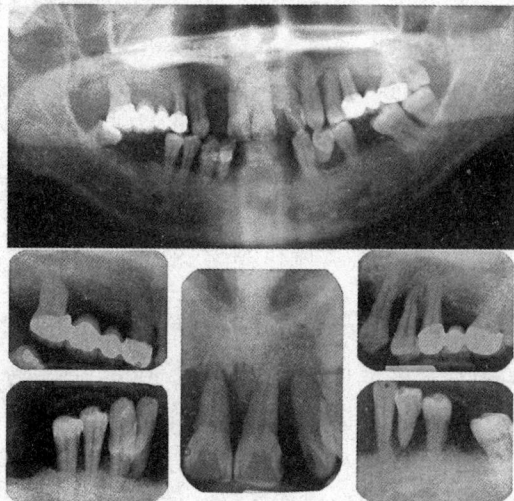

图 6-8　示例患者的全景片和根尖 X 线片显示牙槽骨破坏形式、程度、范围等

必须注意 X 线片上显示的牙槽骨水平是疾病的历史表现。它代表着之前骨丧失的情况，而无法判定牙周疾病是否已经被控制。因此，有必要结合临床数据和 X 线片的信息进行判断与诊断。

三、风险因素评估

已经证实牙菌斑是牙周病的始动因子，但是针对牙周病自然演变过程的研究发现，并非每个口腔卫生不良的个体都会出现附着丧失或牙齿丧失。因此在牙周病的诊断和治疗计划制订时，需要针对每个患者的牙周病进行风险评估。在本书中讨论过牙周病的主要风险因素，它们应该被认为是可疑的风险因素，因为其中大多数因素仅仅通过横断面研究和非常少量的纵向研究获得证实，这些纵向研究采用的是多变量研究方法，以期在控制可能的混淆因素的同时，证实真正的风险因素。例如，牙槽骨丧失的数量或基线时牙齿的数量似乎可以用于预测牙周病的进展，而事实上，这两个因素是对疾病本身的评估，并代表了患者对牙周病的易感性。虽然两者可以作为将来牙周疾病进展的极好预报或治疗预后评估的重要因素，但它们并不能被认为是风险因素。风险因素更恰当的对象是那些通过纵向研究发现的与疾病相关的因素。

评估患者的牙周病的风险因素可以在 3 个水平上进行：①患者风险评估；②牙齿风险评估；③位点风险评估。

患者风险评估包括患者的系统情况（例如尚未获得控制的糖尿病），行为习惯（例如吸烟），与患者的年龄和口腔卫生情况（全口菌斑数量）相关的牙周附着丧失严重程度。

牙齿风险评估需要对单个牙的风险因素进行确定，包括牙齿在牙弓中的位置、根分叉感染、医源性因素（例如过长的修复体边缘）、牙髓状态以及剩余的附着和支持组织的数量。所有上述因素都可能对牙齿的治疗疗效产生影响。

位点风险评估的研究对象是探诊深度，附着丧失数量和脓肿形成情况。

回顾图 6 - 1 所示的患者，她不吸烟，未患有可能影响牙周健康的系统性疾病，因此其患者风险评估的主要内容即为与患者年龄和口腔卫生情况相关的牙周支持组织的丧失情况。具体的患者风险评估内容结果为患者年仅 36 岁，已经因为牙周病缺失 11 个牙齿，而剩余的牙列也存在大量的牙槽骨丧失。

四、预后评估

风险因素可以用于预测疾病的发作，而预后是指对疾病未来发展结果的预测。预后和风险有许多共同点，它们都是通过纵向研究获得的。为获得更加准确的预后评估，收集患者的风险因素、分析全部已知的临床信息、全面考虑患者的预后因素，这几个方面都非常重要。影响预后的因素包括牙齿类型、根分叉感染、探诊深度、牙齿位置、牙髓状态、牙周支持组织、咬𬌗力和龋齿程度等。牙齿的松动度通常可以用以判断预后，但必须牢记松动度不等于疾病，而且牙齿的松动度并非都来源于牙周病。常见的情况是当牙周支持组织丧失、软组织发生炎症时，在相同咬𬌗压力下患牙会出现更明显的松动度。

回顾图 6 - 1 所示的患者，11 牙齿的腭侧探诊深度 7~8mm，同时伴有 2~3mm 的牙龈退缩。因此患牙的附着丧失为 9~10mm（图 6 - 3 的第 1 和第 2 行）。34 牙齿的颊侧有 10mm 牙龈退缩，而近中颊侧位点有 5mm 的探诊深度和 4mm 的牙龈退缩。比较这些数据，11 牙齿比 34 牙齿的牙周破坏更严重。另外 34 牙齿的电活力检测为阴性，代表其为牙髓坏死。根尖 X 线片显示此两牙都仅有少量骨组织支持。因此，结合上述临床信息，可以判定 11 牙齿和 34 牙齿的预后都很差。

五、现代诊断技术

应用上文讨论的传统牙周病临床诊断工具和参数，已经能够设计有效而且是适当的治疗计划。然而即使是最有经验的临床医师，对少数患者也可能会产生意料之外的治疗结果。研究数据显示，传统的诊断标准，例如牙龈水肿、充血、菌斑、出血和渗出等临床指征，对于牙周病患者或部位活动性进程的诊断有相当高的特异性（约 71%~97%），但敏感性较低（约 3%~42%）。因此，研究者们努力在开发新的诊断技术，以期能够早期诊断牙周病，或更加准确地预测某位患者或某个位点的牙周条件是否会进一步恶化，以针对性地提供早期干预治疗。并希望改良的牙周病诊断方法能够更好地区分不同类型的牙周病，判定牙周病的发生和进程，判定对于牙周病发生、发展敏感的患者或患牙，并监控治疗的反应。

（一）探诊牙周袋

如上文所讨论，探诊是临床检查牙龈出血、测量牙周袋深度和牙龈退缩程度以获得附着丧失数据的最重要的方法之一，因此测量的精确性非常重要。为减少探诊的固有误差，人们发明了自动探针或电子探针以减少这类误差。佛罗里达探针是其中的一种（图 6 - 9），它能够检测到小于 1mm 的附着水平丧失，准确度达到 99%。而使用传统的手用探针，一个位点需要发生 2~3mm 的附着改变才能被观察到存在活跃的附着丧失。使用自动探针可以精确地检测到很小的附着改变，通过在两次很短的时间内检查结果的比较，可以对牙周病进行早期诊断和干预。但是，近来也有研究发现手用探针的重复性比多种自动探针都好。考虑到使用自动探针的成本和各方对其的评价不一，手用探针仍然是当今临床检查时的最佳工具。

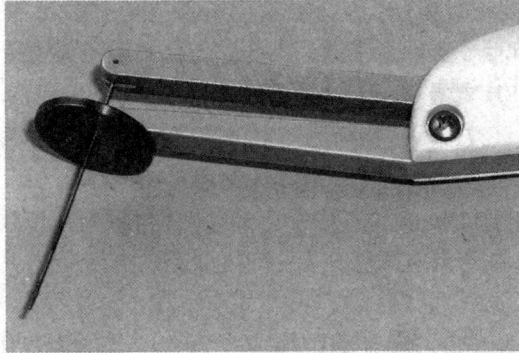

图6-9　佛罗里达探针工作头

（二）X线图像

上文已经提到X线片对于判定牙槽骨丧失非常重要。使用传统的X线片，需要数月或更长的时间才能观察已发生的30%～50%的骨矿化程度差别。为早期判断少量的牙槽骨增加或丧失，需要更加敏感的检测手段。近年来发展的计算机辅助的数码X线影像技术，使用直接放置于口内的传感器，或使用扫描仪或数码相机从传统X线片上获得数码图像，通过减影软件可以检测到牙根周围最少0.5mm的骨丧失或微量的仅仅1%～5%的矿化降低。

口腔内传感器的发展，使得临床医师可以获得更高质量的数码影像，通过数字减影能够检测到更早期的骨改变。

由于传统X线片对牙槽骨破坏程度的判定是基于二维角度。而要想精确判断骨组织的破坏程度必须从三维出发。口腔颌面锥形束CT（cone beam computed tomography，CBCT）基于这一需求应运而生，其可从矢状位、冠状位和轴位三维显示牙周病变组织和正常组织结构。避免了二维X线片影像重叠、扭曲、变形等缺陷。其理论空间分辨率为0.1～0.2mm，且图像质量、对于骨缺损和根分叉病变诊断与定位、图像测量准确性显著提高。显著减少了漏诊与误诊率。但由于其价格较高、辐射量相对较大，因此只有在无法用其他方法确定病变或需要三维测量等必要情况下才使用CBCT，且不宜像根尖片一样短期频繁使用。

（三）细菌检测

已经证实超过300种细菌与牙周病相关，而其中仅有少数——个别细菌或几种细菌的组合被认为可能引发牙周病。传统的培养技术是研究和证实牙周可疑致病微生物的主要方法。这项技术能够发现龈下菌群的许多特性，可以对微生物进行鉴定，并进行抗生素药物敏感实验。使用选择性培养基能够限制地培养特定的细菌，而通过非选择性培养基可以使各种微生物尽可能地生长，从而发现那些主要的可培养微生物物种。然而培养技术非常耗时、成本较高，并且存在特殊的技术问题。因此人们开发了其他快速而经济的微生物检测方法，包括免疫技术、DNA检测、酶反应和聚合酶链反应（PCR）等。

免疫检测是基于细菌抗原抗体反应的特异性检测方法。常用的技术有两种，酶联免疫吸附检验（ELISA）和间接免疫荧光检验（IFA）。使用ELISA的一项研究发现，在刮治和根面平整之后，牙密螺旋体的数量显著性降低，同时伴有能够说明牙周炎患者获得良好治疗反应的牙周袋深度的减少。另一项使用IFA的横断面研究发现牙龈卟啉单胞菌和福赛斯坦氏菌的数量与患者牙周袋的深度相关。另外有一种使用抗原抗体反应的商业化椅旁诊断试剂盒已经上市，它能够检测3种牙周致病菌：牙龈卟啉单胞菌、伴放线杆菌、福赛坦氏菌。

DNA分析方法是基于微生物物种水平的特异基因组序列的检测方法。依据这些特异基因序列，构建并标记互补的寡核苷酸探针对菌斑标本进行检测。已有可靠的研究证实，DNA探针在一个标本中可以准确地检测至少 103 种细菌。另外有实验室商业性诊断服务，应用放射标记的探针，可检测牙龈卟啉单胞菌、中间类杆菌、伴放线聚集杆菌、啮蚀艾肯菌、福赛斯坦氏菌和齿密螺旋体。棋盘 DNA - DNA 杂交技术可以检测 40 种龈下微生物物种，此方法非常适用于在一个或多个牙菌斑标本中同时检测多种细菌物种。虽然这种方法迅速而相对廉价，但不能完全排除探针与非目的基因之间发生交叉反应。

部分厌氧微生物以蛋白质和肽作为能量来源，因此它们会产生特殊的酶。此类酶中的一种称胰岛素样酶，它不但能降解宿主的细胞外基质蛋白，而且能够水解合成肽 N－α－benzoyl－DL－arginine－2－naph-thylamide（BANA）。3 种牙周可疑致病微生物牙龈卟啉单胞菌、福赛斯坦氏菌、齿密螺旋体都合成这种酶。使用 BANA 测试的商业性椅旁试剂盒已经上市，据称对牙龈卟啉单胞菌和齿密螺旋体的检测与 ELISA 技术比较，能够达到 84% 的准确率。这个试剂盒内有一个试剂卡，可根据牙位放置刮下的龈下菌斑标本，折叠试剂卡后在 55℃ 下孵育 15min。试剂卡上颜色的改变即可判定是否存在此 3 种牙周可疑致病微生物中的任意一种。

伴随着近年来基因组计划的研究，聚合酶链反应（PCR）被逐渐应用于检测细菌物种。PCR 是证实特异微生物的最快速和最敏感的检测方法。但是 PCR 需要相对昂贵的实验室设备和实验室参照标准。Ashimoto 等学者（1996）发明了基于 16S rRNA 的 PCR 检测方法，用以检测伴放线聚集杆菌、福赛斯坦氏菌、直肠弯曲杆菌、啮蚀艾肯菌、牙龈卟啉单胞菌、中间类杆菌（或称中间普氏菌）、变黑类杆菌（或变黑普氏菌）和齿密螺旋体。但 PCR 仅能够获得微生物的定性信息，只有更加昂贵的实时定量 real - time PCR 技术才能进行定量分析。

（四）宿主因素评估

牙周病是机会性感染，宿主对牙周病的敏感性是疾病发展的关键。研究者发现白细胞、血液循环中针对牙周病原菌的抗体等相关因子与牙周病的活动性相关。虽然针对外周血的研究有成功的希望，但许多研究仍然在探索如何能够使这种诊断方法实现最佳的特异性和敏感度。对于外周血标志物是否能反映宿主大体上的易感性或保护性，目前并不明确。抗体滴度、中性粒细胞功能和单核细胞反应提供了患者个体水平的潜在信息，它们能够在将来用以筛选有风险的患者，但对于患者个别部位的状态判断没有价值。通常认为疾病的敏感性和进程是以部位为基础的，因此疾病活动性的标志物就应该以牙位的判定为基础。所以使用龈沟液进行诊断的判定更理想、更具有实际意义。

龈沟液是依赖局部组织的渗透压而持续冲洗龈沟或牙周袋的血清样渗出物。这种液体来源于宿主的微循环，流经炎症组织，进入牙周袋，它携带有与破坏性组织反应的相关介质，以及局部组织新陈代谢产物。龈沟液的成分可以无创伤性地使用滤纸条或毛细管收集，再使用特殊的检测方法进行定性或定量分析。多种宿主因子在治疗前后的变化，以及与疾病发生过程的相关性都获得了大量的研究，但仅有少数被用于开发椅旁快速诊断。本部分内容并未全面讨论宿主龈沟液的成分，而仅集中探讨可以用于椅旁快速诊断的龈沟液成分。

花生四烯酸代谢产物包括多种在体内外都具有骨吸收潜能的炎症介质。有研究已经开发出类似于 ELISA 技术，能够定量龈沟液中前列腺素 2（PGE_2）的快速酶联免疫测定法。

胶原酶属于金属蛋白酶超家族，研究发现其在普通细胞外基质改建和牙周组织破坏过程中发挥一定的作用。以人为研究对象的临床交叉实验显示，龈沟液胶原酶水平伴随着患病位点早先的临床附着水平或 X 线片牙槽骨丧失增加而增加。国外已有一种快速椅旁胶原酶检测系统开发成功，并得到部分管理机构的认可，可以作为监控牙周组织疾病进展的一个重要手段。

其他基质降解酶有组织蛋白酶、弹性蛋白酶等，它们被释放进入龈沟液，并在疾病时增高。有研究开发了一种检测龈沟液弹性蛋白酶的快速分光荧光检测法（spectrofluorometric assay），并使用其完成了 30 例未经治疗的牙周病患者 6 个月的纵向研究。此法是基于龈沟液中弹性蛋白酶活性的检测，已经获得美国 FDA 认证（产品名 Progno Stick）。另一种基于非特异性中性蛋白酶水平检测的椅旁检测系统也已经开发成功，同样得到 FDA 的认证（商品名 PerioCheck）。

β-葡萄糖苷酸酶是多形核白细胞释放的溶酶体酶，能够反映牙周组织的局部炎症。其具有临床意义的应用是当牙周袋深度和牙槽骨丧失增加，或存在可疑致病微生物时，β-葡萄糖苷酸酶水平上升。

基于 β – 葡萄糖苷酸酶检测的椅旁试剂盒已应用于临床（商品名 Diagnostic Kit）。

另一种可能获得应用的龈沟液标记物是天冬氨酸转氨酶（AST），它是细胞坏死和崩解后释放的一种细胞内酶。早期使用比格猎犬的实验研究发现龈沟液 AST 水平，伴随着龈沟结扎诱导牙周炎的产生而显著性增高。基于 AST 检测的椅旁试剂盒已应用于临床（商品名 PerioGard）。

龈沟液碱性磷酸酶是成骨细胞和中性粒细胞功能的标志物，同样能够指示牙周炎发生后的局部代谢情况，其数量与增加的牙周袋深度显著性相关。检测龈沟液碱性磷酸酶的椅旁化学发光分析已经报道开发成功。但是还未在人群疾病诊断中，以纵向研究的方法来证实这种检测的可行性。

（五）局部生理或代谢变化的指示物

炎症的主要表现有红、肿、热、痛。对牙龈炎症的诊断通常依据肿胀、充血、出血，而牙周袋温度的改变因变化太小而无法准确测量。先前的交叉实验研究发现龈下温度与牙周袋探诊深度相关。通过44 名牙周病患者的纵向研究发现龈下温度升高与疾病的严重性、牙龈炎症程度和可疑致病微生物的存在呈正相关。这些研究还发现如果龈下平均温度超过 35.5℃，单个或多个位点存在 2mm 以上附着丧失的个体患病风险升至 14.5 倍。相同地，当存在两个或更多位点为牙周病进展状态时，此个体的患病风险上升到 64.0 倍。一种自动龈下温度测试探针已发明，用于一般人群筛选检查，它通过舌下温度测试进行校准，检测结果显示为颜色的变化。但是单纯使用龈下温度升高来预测牙周炎活动度的敏感性仅31%，而特异性较高，达到 97%。

另外一种诊断技术的新进展是使用核医学检测，这项技术可以在 X 线片感知到骨变化之前相当长的时间点上就敏感地检测到牙周骨代谢的改变。Kaplan（1975）等观察到中重度牙槽骨丧失的比格猎犬较没有发生牙槽骨丧失对照组，其骨放射吸收值（bone – seeking radiopharmaceutical uptake，BSRU）高出 6 倍。一种轻便手提式放射线检测器已经开发成功，是用以诊断牙周病的活动性。研究显示基线时高BSRU 率的牙齿丧失更多的牙槽骨，与低 BSRU 率的牙齿之间存在显著性差异。但是核医学技术因其带有放射性风险，而在人牙周病的活动性检测的应用上受到限制。

伴随科学研究的进展，可以更加深入地理解牙周病的致病机制，更多的宿主因子可以在龈沟液中检测到，并可能辅助判断罹患者患牙周病的危险度。但是必须注意到，椅旁微生物标志物检测无法预测患者将来的牙周破坏情况。同样，在可以采用的多种椅旁宿主反应标志物中，存在一些可能用以判断当前牙周病的活动性的因子，而对于未来牙周破坏的预测却仍然缺乏有力的依据。因此它们都还不适合在临床常规使用。当前较实际的临床应用是根据第一届欧洲牙周病学研讨会会议报告的推荐，至少使用连续记录的探诊出血和牙周袋探诊深度作为临床指标，以在临床实践中评估牙周病的进展。

（陈景宜）

第七章

牙周病治疗计划

第一节　牙周病治疗的阶段

　　牙周病治疗的最终目标是从牙面上清除于龈上或龈下的细菌沉积物，并预防其重新出现。为达到此目的，仅靠口腔医师提供有效的治疗是不够的，患者也必须积极参与、尽其所能努力实现菌斑控制。

　　牙周病的治疗大致分三个阶段，每个阶段的治疗内容不相同而又有所重叠。

一、病因治疗阶段

　　此阶段又称基础治疗（initial phase）阶段，目的是控制或去除龋患和牙龈组织炎症，阻止牙周组织的进一步破坏。典型的治疗内容包括：口腔健康教育；应用器械进行龈上龈下清创；彻底清洁所有病变累积的牙面，磨除并充填存在的龋损；对累及牙髓病变的患牙进行根管治疗，以保留将来在义齿修复中具有重要意义的牙齿；拔除对于未来毫无意义的或即使尽力治疗亦毫无希望的患牙。如果需要进行临时义齿修复，推荐使用局部可摘义齿。使用可摘义齿作为临时义齿，可以帮助口腔医师判断最终是选择局部可摘义齿还是固定桥作为患者的永久修复体。如果患者患有可能影响牙周病的全身疾病（例如糖尿病），则必须检查这些系统疾病是否长期得到合适的监测，并获得良好的控制。如果患者大量吸烟，则应该探讨患者戒烟的可行性，或为患者设定每日减少吸烟数量的目标。

二、牙周手术及牙列和功能恢复阶段

　　此阶段的主要目标是恢复口腔的功能和美观。因此此阶段的治疗包括牙周手术，根管治疗，充填和义齿修复治疗。在病因治疗阶段的疗效获得适当的评估后，可以判断本阶段治疗所需的内容，并选择充填和义齿修复治疗的合适方案。同时患者在整个治疗过程中的配合能力亦决定着矫正治疗的内容。如果患者依从性差、缺乏配合，有时或许就不值得勉强去完成甚至是初期治疗阶段的各项内容，只有在初期治疗阶段能够完全合作的患者，才可能进入第二阶段获得口腔美观和功能的长期提高。研究发现，为菌斑控制不良的患者进行的各种牙周手术，通常无法获得牙槽骨和附着水平的增加，而在菌斑污染的牙列上进行的手术还可能导致牙周组织的进一步破坏。

三、维护阶段

　　维护阶段（maintenance phase）的主要目的是预防牙周病的复发。每位患者都需要一套专门的复查复诊计划，计划的内容包括：①由患者自行完成，而同时又受到专业监控的菌斑控制程序；②由医师完成的，应用器械实现的龈上洁治和龈下刮治；③如果是龋病高危患者可以在牙齿局部使用氟化物等预防措施。另外，在此阶段中还包括定期常规检查充填物和其他修复体的使用和损坏情况。

（陈景宜）

第二节　牙周病治疗的内容和原则

由于每位牙周病患者患牙的疾病状况均不相同，因此试图在一个章节中完整地讨论各种中等程度到严重程度牙周病的治疗计划是非常困难或几乎不可能的。因此在本书的这一章节中，将使用一例严重的牙周病病例，来举例说明牙周病患者治疗计划的总体目标，牙周病治疗的各项内容和基本原则。

一、阶段治疗牙周病的原因

首先了解一下这个临床病例的基本情况，一位 36 岁女性牙周病患者，没有全身系统疾病和药物治疗史，她的主诉是牙齿松动、牙龈出血肿胀、牙齿丧失功能。临床检查的细节和具体数据详见第五章。在掌握了所有这些临床信息后，可以开始拟定最初的治疗计划。在治疗的早期，医师有必要对患者进行各项积极的处理，但在绝大多数情况下，不可能在治疗的最初阶段，就对治疗各阶段的内容都给出明确的决定，其原因是：

1. 初期治疗阶段的疗效不确定　牙周病治疗所能达到的疾病缓解程度，不但依赖于医师提供的积极治疗，还与患者机体的反应，适当的饮食生活习惯，以及坚持正确的菌斑控制方法相关，因此在患者首诊时无法准确预测此阶段的最终疗效。

2. 患者对治疗的主观需求不确定　在详细检查并全面收集患者的临床信息之后，口腔医师应该将患者的病情概况告知患者。在给患者的讲解过程中，必须判断患者对于疾病治疗的主观需求，是否与医师从专业角度判断所需的治疗种类和数量相一致。口腔医师必须透彻地理解临床治疗的目的，我们不但要控制疾病，还需要满足患者对美学、咀嚼功能和舒适性的需求，而这种需求是因人而异的。

3. 部分治疗的结果不确定　由于患者患有严重的龋病和牙周病，多数情况下，医师无法预测最初检查的所有牙齿是否都能得到成功的治疗，也无法预测特定治疗方法的确切成效。换句话说，即治疗的过程需要首先针对最关键和最困难的部分，此部分治疗完成后评估疗效，此时再确定全面的治疗方案比较合适。

再次回到前文所提及的患者，无论患者需要实现何种治疗目的，目前都可以先为其提供最基本的治疗方案。以下即此患者接受的治疗方案：

（1）13、23、27、28、38、35、33、43、44、45、48 等牙齿有合理的预后，可以进行适当的治疗。

（2）17、14、21、25 牙齿的预后不确定，其长期预后取决于病因处理治疗后反应。鉴于 17、14 和 25 等牙齿是固定义齿桥基牙，它们可能影响患者的口腔卫生维护，在治疗中又可能妨碍龈下器械的顺利进入，因此必须告知患者在治疗的后期必要时可能需要拆除固定桥。

（3）11 牙齿的预后很差，建议拔除，由于患者关注前牙的美观问题，最终方案将在病因处理治疗后决定。

（4）22、24、34、42 等牙齿建议拔除，原因是这些患牙毫无治疗希望，尤其是 24 牙齿牙周病变已经累及牙髓。考虑到需要拔除多颗患牙并拆除上颌固定桥，建议患者使用上下颌塑料可摘局部义齿进行临时修复。

（5）再次复习最初的临床照片，会发现，很明显患者长期以来忽视了她的牙齿健康，没有进行定期的牙科诊治，导致了当前的严重状况。鉴于患者既往的表现，此时没有必要与其讨论如何进行复杂的修复治疗，因为尚不确定此患者是否能够很好地配合医师完成各项牙周治疗。

二、牙周病的病因治疗

患者的治疗始于口腔卫生宣教，口腔卫生宣教的目的是促进患者对牙龈边缘的刷牙效率，以确保清除边缘龈附近的菌斑，同时使用牙缝刷清理牙齿的邻面区域。随后分区进行彻底的龈上和龈下刮治，同时拔除毫无希望的患牙。为解决患者的美观需求，制作临时使用的局部可摘义齿。在完成以上的积极治疗之后，患者需要每间隔 2~3 周进行随访复查，同时督促其加强口腔卫生，以确保龈上和龈下刮治的确切疗效。

在病因治疗阶段的末期，再次评估牙周条件以判断治疗的效果。

三、牙周病手术和牙列及功能治疗

比较治疗前后的临床照片和牙周检查记录，就可以明显发现患者的口腔卫生有显著提高。患者全口菌斑检出百分率由首诊的超过80%下降到当前的大约10%，探诊出血位点检出率同样由83%下降到10%以下。患者口腔中有部分位点的探诊深度没有改善，它们包括15牙齿远中腭侧5mm，11牙齿远中唇侧和腭侧7mm，腭侧正中7mm，24牙齿近中颊侧5mm，近中腭侧4mm。经过比较发现，21牙齿治疗后的改善不明显，治疗反应不佳，而且牙齿出现了向近中颊向的移位，决定将其拔除。考虑到患者口腔内存在的都是局限性的狭窄牙周袋，因此目前没有进行牙周手术的必要。

此时可以与患者讨论最终将采用的永久性修复治疗的方案。在开始讨论之初，患者就立即表达出一种非常迫切的要求：即使在佩戴临时义齿数月后，患者仍然自觉无法很好地适应可摘局部义齿，因此她需要采用固定义齿替代原有的可摘局部义齿。医师曾试图说服患者，如果采用可摘局部义齿将产生更理想的美观效果，这是适合她的最经济实惠的修复方法，但她仍然最终决定使用固定修复的方法，即使这种方案的治疗过程更加复杂、费时更多、价格更加昂贵。针对患者的这种需求，需要对患者剩余的牙齿能否作为义齿基牙进行分析。口腔医师应该追求的是采用尽可能简单的治疗方案来满足患者的需求，因此为简化治疗，需要询问患者是否曾经发生过任何咀嚼方面的问题，以判断她是否能够接受缩短牙弓的解决方案，即患者仅使用前磨牙进行咬合，这样全口将共保留20颗牙齿。经过讨论后，患者确定她在永久性固定修复时，能够接受具有足够功能和合理美观效果的短牙弓修复方案。

当检查患者下半口的剩余牙时，发现它们都有一定的松动度，X线片显示患者下半口全部剩余牙的牙槽骨高度都小于1/3。医师计划利用下半口的剩余基牙33、34、43、44和45等牙齿进行长桥修复，这样产生的夹板效应能够产生一定的益处。

对于上颌牙，理想的方案同样是使用长桥修复缺牙，并将剩余基牙固定。建议拔除右上中切牙是因为它不适合作为基牙。另外因为支持组织丧失过多，17和14牙齿的远期预后不良，因此必须考虑改变末端基牙。15牙齿部位具有足够的骨量，可以考虑在此进行种植体修复以作为末端基牙，这样即使14牙齿牙周病复发，也可以去除其牙根而保持原修复体。这种方案就需要分割原来存在的14到17牙齿的桥体，并去除16和15牙齿位置上的桥体。由于左上侧修复体中的末端基牙是25牙齿，因此需要分割25牙齿到27牙齿上的固定桥，并同样去除桥体。在最终确定治疗计划之前，还需要检查患者的笑线，以判断因弥补丧失的软硬组织，而将要增加邻间隙的上下颌固定桥是否存在美观问题。

经过与患者讨论最终的治疗方案，并运用蜡型向患者展示最终的美学效果，获得患者的同意后，首先在15牙齿区置入种植体，种植体需要6~8周的愈合期。在种植体完成骨整合的过程中，为35牙齿到45牙齿间长桥的基牙做好各项准备工作。下颌预备完成后，再处理上颌牙。

四、牙周病的维护治疗

美国牙周病学会第三届伞球研讨会（1989）将此治疗阶段更名为支持性牙周治疗（SPT）。这个名称表达的是治疗的一些基本需求，这些治疗措施能够达到有利于患者通过自身努力控制牙周感染的目的。定期回访医师将在患者和医师间建立积极的反馈机制，从而实现患者能够在最长的时期内保持其牙列的健康状态。SPT的主要内容是持续地对患者进行监控，以追加适当的治疗，并针对每个患者的不同需求对治疗进行优化。

先前的研究发现，对牙周病易感的患者通常具有复发的高风险，如果没有细致的维护、没有执行SPT，就可能导致牙周病损的再次发生。SPT必须以常规清除龈下菌斑为目的，并通过患者的努力达到理想的龈上菌斑控制。为达到这些目标，判断每个患者牙周疾病的风险水平就非常重要，因为要实现患者能够长期保持经过积极治疗期获得的附着水平，判断其所需的复诊频率和治疗方式的基本依据就是对风险水平的评估。对这些风险的判断能够防止维护期内的处理不足和处理过度。第五章讨论过的三种风险水平的评估也可以在 SPT 过程中使用。

对于患者风险度的评估即对牙周病进程敏感性风险的评估。它包含对患者全身系统条件、患者回访的依从性、全口感染情况（全口的菌斑和出血指数）、剩余牙周袋的数量以及与年龄相关的牙周支持组织丧失等多方面的评估。另外环境和行为因素，例如吸烟、精神压力和使用药物也必须考虑在内。患者风险水平的评估对于 SPT 频率的判定非常关键。

对于牙齿风险的评估内容包括剩余牙周支持组织数量的估计、牙齿位置的评价、根分叉感染、医源性因素以及用于功能稳定性评价的牙齿松动度判断。牙齿水平的风险评估用于评估单个牙的功能和预后，并能够判断在 SPT 过程中特定单个牙的特殊治疗需要。

进行牙齿风险评估时需要记录探诊出血、探诊深度、附着丧失和牙周袋溢脓。牙周位点风险评估用于评判牙周病的活动性，以及判断牙周组织稳定性和炎症的发展。位点风险评估是判定 SPT 过程中需要使用器械进行再治疗的位点的基本依据。

遗憾的是，目前的研究发现，所有可用以评判当前疾病活动性的牙周位点龈沟液成分（详见第五章）中宿主反应的标志物，对于未来疾病进展的预期都不可靠，否则这类评估就可以与位点风险评估相结合，用以早期诊断疾病进展，并预测在合适的时间点需要给予适当的治疗。在完全掌握可靠的此类诊断工具之前，都应该连续地记录各项临床评估指标，至少包括患者探诊出血和探诊深度（第一届欧洲牙周病学研讨会会议纪要，1993）。

再次回到先前讨论的患者，她完成矫治治疗后的 3 个月内，每月回访一次进行口腔维护。随后回访间隔逐渐延长到每 3~4 个月一次。每次回访进行口腔维护时需要检查患者的口腔卫生、牙龈和牙周状态。检查桥体是否有折裂的迹象、桥体与基牙的黏固是否松脱。种植体周围的骨水平需要仔细监控，应用根尖片判断是否出现骨丧失。每年至少完成一次牙周检查记录，以判断疾病是否复发。因为牙刷产生的创伤也可能导致牙龈退缩和牙齿磨损。

五、牙周病治疗的组织愈合

经过成功的牙周治疗，获得典型的组织愈合包括牙根表面形成长结合上皮，探诊出血减少，牙龈组织更加纤维化、更加致密，牙龈出现退缩，牙周袋探诊深度减少。出血的减少和更加纤维化的牙龈组织是龈牙接合部炎症反应消失的结果。

牙齿邻面角形骨缺损在极靠近根面的区域有新骨形成，因此探诊难以穿入。但在成功的治疗后获得的临床附着水平增加（探诊深度减少），有时并不一定意味着真正实现了牙周韧带结缔组织的新附着。更可能的是周边软组织健康水平提高的一种反应，这同样也会增加探诊时的抵抗力。根向移位的上皮减少了冠部附着的获得，此过程明显地阻碍了牙周韧带细胞在根面的再定植。但是这种上皮的根向移位可以防止在愈合过程中，来源于牙龈结缔组织的肉芽组织或骨组织接触刮治过的根面，而导致根面吸收的发生。

牙周治疗是否成功取决于治疗医师和患者双方共同努力的程度。作为治疗医师，引导患者进行高效率而且是行之有效的口腔卫生维护非常重要，同时还需要为患者进行彻底的龈上龈下刮治，以获得组织生物相容性的表面。如果能够达到这些要求，患者将能够获得理想的疗效和愈合反应。

在患者方面，应该确保执行所有可以控制的因素。例如若患者患有糖尿病，应该确定此患者在内科医师的监控下严格控制血糖水平。如果患者大量吸烟，就尽力劝导患者戒烟或减少吸烟的数量。这些不是一个简单的任务，但作为一个健康工作者，医师应该积极主动地帮助患者不仅获得健康的牙周，还要提高全身健康水平。

（刘朝阳）

第八章

牙周病基础治疗

第一节　菌斑控制

菌斑控制（plaque control）是有规律地清除牙面菌斑，并防止其在牙面及邻近牙龈表面重新聚集的过程。菌斑控制是牙周治疗步骤中最为简单的治疗手段，但也最为重要、最难以实施。菌斑控制不单纯是某一阶段的治疗，它贯穿于牙周病治疗过程的始终，并需要患者终身实施。它是保障和保持牙体、牙周组织长期治疗效果的关键。

几乎所有成人都了解刷牙对口腔健康的必要性，但很多人对刷牙等方法及其实际效果仍觉茫然。日常生活中，多数人只注重刷牙等口腔卫生的具体形式，很少关心菌斑控制的实际效果。因此，牙医应该在治疗初期就注重与患者不断进行交流，强调正确方法、行为和效果的关系。

一、显示菌斑的方法

菌斑薄而无色，黏附于牙面，肉眼不易看清，患者自己更难以观察到。菌斑染色剂能将菌斑染色，便于观察。常用的菌斑染色剂有碱性品红和四碘荧光素钠等制成的溶液或片剂。

溶液使用方法有两种。一种是涂布法，将蘸有菌斑显示液的棉球轻轻涂布在全口牙的颊舌面及邻间隙处。漱口后，牙面残留的菌斑即可显色。另一种方法是将菌斑显示液滴在患者舌尖数滴，让其用舌尖舔各个牙面。也可在漱口后显示菌斑。

患者可以在家采用菌斑显示片自行检查口腔卫生状况。使用时将片剂嚼碎，用舌尖将碎片舔牙齿各面，漱口后对镜自我检查，观察菌斑的附着部位。

患者每次就诊，医生都可用菌斑显示剂检查并记录其菌斑控制程度，并及时与患者交流，鼓励并增强其控制菌斑的信心。

采用菌斑记录卡来记录和评价菌斑的控制情况，是国际上广泛采用的方法。

记录方法：每个牙分4个牙面，凡显示有菌斑的牙面，可在卡的相应部位作标记。最后，计算有菌斑牙面的百分率。如果菌斑百分率小于20%，则属于菌斑已基本得到控制。

菌斑百分率计算方法为：被检牙的总数×4＝总牙面数

菌斑百分率＝（有菌斑的牙面数/总牙面数）×100%

二、菌斑控制的方法

菌斑控制是防治牙体和牙周组织疾病的重要手段。其方法较多，大致可分为机械和化学两类。迄今为止，机械清除菌斑仍是最可靠的菌斑控制途径。

1. 刷牙　刷牙作为健康生活习惯的一部分已被绝大多数人群接纳，它是自我清除菌斑的主要手段。一般主张每天早晚各刷牙一次，也可午饭后增加一次。主要强调刷牙的彻底性，而不过分强调次数。

设计合理的牙刷和正确有效的刷牙方法能有效清除菌斑。

（1）牙刷：目前，牙刷大部分是以细尼龙丝制作。不同的牙刷，其刷头大小、刷毛排列、刷毛的硬度和长度都不同。多束的牙刷拥有更多的刷毛，具有更高的清洁效率。球形末端的刷毛比平头的、具有锐利末端的刷毛对牙龈损伤更少。

刷毛的最佳硬度尚无确切结论，但软毛牙刷清洁龈缘以下部位时易深入邻接牙面，而使用硬质刷毛的牙刷更易造成牙龈退缩。当然牙龈退缩与刷牙方法、牙膏等关系可能更密切。尽管市场上品牌众多的牙刷在刷毛长度、硬度和放置方式上不断推出某些微小的改进，但并未在改善牙龈指数或出血指数上显示出差别。

使用牙刷的类型存在明显的个人偏好。牙刷清除菌斑的有效性及其造成磨损的可能性与刷牙方法有关。刷毛携带牙膏多、刷牙动作剧烈、使用硬质刷毛牙刷等，可能造成更多的软硬组织磨损。

牙刷使用后会出现磨损。所以，为了保持牙刷的清洁效率，应该定期更换牙刷。一般建议最好1个月，至多3个月更换牙刷。

电动牙刷多利用刷毛束的往复摆动及其产生的低频声能实现牙齿清洁工作。电动牙刷刷毛与牙面菌斑接触可对其进行机械清除，而低频声能则形成液体涡流，在刷毛与牙面之间作冲洗清洁，振动水流也会干扰细菌对牙面的黏附。

对于掌握了良好刷牙方法的患者而言，采用机械方法清除菌斑就能获得良好的口腔健康。当然，刷牙结合牙间口腔清洁措施被认为是最理想的菌斑控制措施。

目前，还没有科学研究显示某一种特殊的手用牙刷的设计在维护牙龈健康方面优于其他的设计。在清洁牙邻面菌斑时，电动牙刷优于手动牙刷；但两者对清洁牙表面效果相同。手动刷牙可能引起口腔内软硬组织的磨损，但如使用电动牙刷可能将这种损害减少到最小。

（2）牙膏：牙膏含有摩擦剂，具有牙面清洁和抛光作用。牙膏由氧化硅和氧化铝研磨剂、聚氯乙烯颗粒、水、保湿剂和氟化物、焦磷酸等治疗药物、色素以及防腐剂制成。

牙膏应具备足够的研磨能力，满足清洁和抛光牙面的要求，但牙膏不应对牙体和修复体产生磨损。牙膏的20%~40%为研磨剂，以无机盐结晶形式存在。刷牙时使用牙膏可让牙刷的研磨作用增加40倍。而牙粉的研磨作用仅为牙膏的5倍。牙膏对釉质有磨损作用，对暴露的牙根作用更明显。其对牙本质、牙骨质的磨损分别为釉质的25倍和35倍，可能引起根面磨损和过敏。口腔卫生实施过程中的硬组织损伤主要由牙膏磨损引起，而牙龈损害则多因牙刷本身造成。

牙膏中加氟化物可产生显著的防龋作用，但所用的氟化物必须是游离的氟离子，不能与研磨剂的组分发生结合。氟化物防龋的正确浓度应在1 000~1 100ppm。牙膏中添加氯己定、青霉素、磷酸氢铵、疫苗、维生素、叶绿素、甲醛等并无显著的治疗意义。含有活化焦磷酸成分的去渍牙膏，其成分可能干扰牙石中磷灰石晶体形成，使牙石形成减少30%以上。但这仅是针对龈上牙石有效，且只是针对新的牙石的沉积。不能影响龈下牙石的形成，或改变牙龈炎症的程度。

（3）刷牙方法：刷牙方法很多，按照不同的动作可分为滚动式（改良的Stillman法）、颤动式（Stillman、Charters或Bass法）、旋转式（Fones法）、垂直式（Leonard法）和水平式（擦洗法）等五类。

对照研究表明，只要使用得当，各种方法间无明显差异。牙周病患者更宜使用颤动方式，以改进抵达牙龈的路径，完成清洁龈沟的目的。主要介绍Bass刷牙法（水平颤动法）（图8-1）。

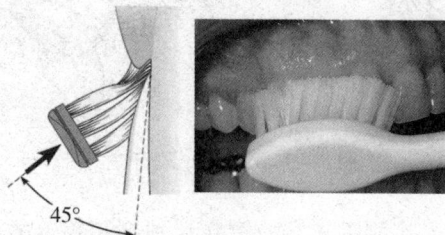

45°

A

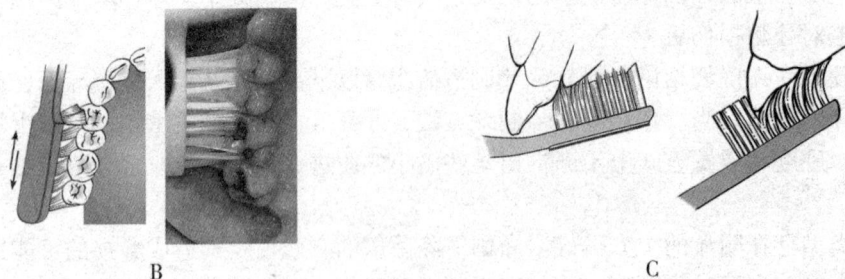

B   C

图 8 - 1   Bass 刷牙法

刷牙从牙弓的最远端开始，以软毛牙刷刷头与咬合面平行，刷头覆盖 3 ~ 4 个牙齿，刷毛紧贴唇颊面龈缘，与牙齿长轴形成 45°夹角。

刷牙时刷毛末端不脱离牙面，以短促的往复动作对牙齿施加轻柔的颤动压力，刷毛的末端可进入龈沟，部分刷毛进入邻外展隙。刷毛压力过大可使牙龈色泽变白。同一个位置的刷洗动作可重复 4 ~ 5 次。此动作主要清洁临床牙冠的根向 1/3、龈沟及刷毛能够到达的邻接面。

动作结束后上提牙刷，移至邻牙，在下一组 3 ~ 4 个牙齿上重复上述过程。围绕牙弓，一次 3 ~ 4 个牙齿，然后刷洗牙齿的舌面。

完成上颌牙弓后将牙刷移至下颌牙弓重复刷洗动作直至完成整个牙列清洗。如果牙刷相对于下颌前牙舌侧面显得太大，则可将牙刷垂直伸入，对刷毛末端施压使之与牙齿长轴成 45°夹角进入龈沟和邻接面，以多个短促的颤动动作进行刷洗。

最后对刷毛末端施压，使之进入咬合面的点隙窝沟，再用多次往复动作进行刷洗。用此方法一次刷洗多个牙齿直到 4 个象限的后牙刷洗完毕。

Bass 刷牙法需要患者有足够的耐心。为了避免遗漏、达到理想的清除菌斑目的，患者的刷牙动作应该系统化、程序化。

与其他刷牙方法相比，Bass 刷牙法有以下优点：运动动作简单，容易掌握；清洁动作主要针对牙颈部和邻面等菌斑积聚部位，有利于提高菌斑清除效果。

Bass 刷牙技术对所有患者均有一定效果，可以广泛推荐。

此外，改良的 Stillman 法（图 8 - 2）和 Charters 刷牙法（图 8 - 3）均由 Bass 法发展而来，两者更强调了水平颤动后进一步对牙龈的按摩。由于目前没有明确的证据证实牙刷的按摩有益于牙周健康，Bass 法仍然是目前最受广泛认可的刷牙方法。

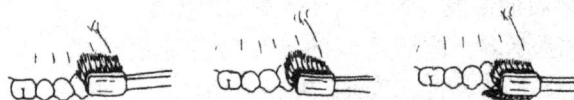

图 8 - 2   改良的 Stillman 刷牙法

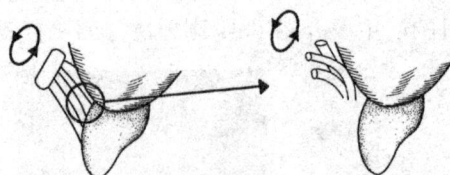

图 8 - 3   Charter 刷牙法

改良的 Stillman 刷牙法的方法是将刷毛末端放置在牙颈部和邻近的牙龈，形成依靠。刷毛朝向根尖方向，与牙体长轴成斜角。

对牙龈略施压使之色泽变白。然后将牙刷作 5 ~ 6 次短而往复的刷洗，并沿附着龈、龈缘和牙面作冠向移动。

在整个口腔内所有牙面上系统地重复上述动作，垂直持握牙刷柄可使牙刷末端到达上下前牙舌面并与之形成配合。

应用改良的 Stillman 法，牙刷刷毛之侧面而非其末端为工作面，而且刷毛并不进入龈沟。刷毛也可以放置成与咬合面平行、进入窝沟和邻外展隙，用于清洁磨牙和前磨牙的咬合面。改良的 Stillman 法适于清洁存在牙龈进行性退缩、牙根暴露的区域。此法可使牙龈组织的磨损、破坏减至最小。此法要求使用软性或中性的多束刷毛，以使牙龈损伤降至最低。

（4）牙间清洁用具：刷牙往往不能到达牙齿的邻接面和后牙区，在这些区域常会遗留较多菌斑。所以单纯依靠牙刷刷牙并不足以控制菌斑，进而防治牙龈和牙周疾病。

任何牙刷都不可能完全清除牙间隙内的菌斑。牙周病变主要始发于牙齿邻接面，此处的菌斑控制受到解剖特点及组织学缺陷等的制约，需要结合特殊的牙间清洁工具加以解决。根据牙的间隙大小、根分叉暴露的情况、牙齿排列及有无正畸或固定修复装置等，牙间清洁工作需要选择相应的牙间隙清洁用具。常用的间隙清洁用具有牙线、牙签或牙间刷。

1）牙线：牙线是清除邻接面菌斑工具中最常用、最受推荐的一种。长期以来，很多研究者都在积极倡导牙线在邻面菌斑清除方面的作用。然而，一些系统回顾分析却认为常规使用牙线并不能成为减轻牙龈炎症的一个手段。

牙线主要适用于龈乳头完整、邻接区关系紧密的牙齿邻面清洁。市场上有各种缠绕或非缠绕的、结合或非结合的、加蜡或非加蜡的、或粗或细的尼龙丝制成的商售牙线。

牙线的选择以使用便利和个人偏好为基础，牙齿接触的紧密程度、邻接面的粗糙程度及患者手肘的灵活程度等个人因素可以影响其选择。

牙线的使用方法大致如下：

取一段可以掌控长度（约 30cm）的牙线，缠绕于手指或将牙线末端相系形成圆圈。

以拇指和示指或在示指间绷紧牙线，两指间距 1～1.5cm，将此段牙线轻轻从殆面通过两牙之间的接触点。如接触点较紧，可作颊、舌向拉锯式动作通过。

一旦牙线到达接触点根方，将牙线环绕某个牙齿的邻接面并作滑动直至龈缘以下。稳定地将牙线沿牙面向接触区作刮擦移动后再降到龈沟，如此上下反复数次。

完成一个邻间隙清洁后将牙线转至另一邻间牙龈，重复上述动作，直至全口牙列每个象限的最后牙齿的远中面完成。

不要将牙线突然通过接触区，以免损伤牙间乳头。当牙线的工作部分变脏或出现撕裂时，可改用牙线的其他部分。

使用牙线绷架可方便牙线的使用，但它比手用牙线更耗时间。但对手肘灵活度较差的患者，则比较适合。

2）牙间刷：主要用于较宽大牙间隙、裸露的牙根面和凹陷根分叉的清洁。最常见的是小锥形或圆柱形牙间刷。作为刷牙的一种补充，牙间刷比单用刷牙可以清除更多的牙菌斑。研究显示，两者的结合使用对于菌斑指数、出血指数和牙周探诊深度等的改善更为有利。

牙间刷可以完全深入邻间隙作短而往复的运动。为达到最佳的清洁效果，应选择直径稍大于牙龈外展隙的间隙刷，此时刷毛能对各个邻接面施加压力，对根面凹陷也发挥清洁作用。单束牙刷可到达分叉区及严重退缩的孤立区域，对清洁下颌磨牙和前磨牙舌侧面非常有效。

除了牙间刷外，横截面为圆形或三角形的锥形木质牙签、橡皮锥等都可以被选作邻面清洁工具。但目前的研究认为，与单纯刷牙相比，刷牙结合牙签的使用在清除牙间菌斑或改善牙龈指数方面并无特殊优势。但有减少邻面牙龈出血的趋势。

（5）口腔冲洗装置：是指可以形成高压持续或脉冲水流的装置，患者可以在家中利用其自行冲洗牙面。口腔冲洗可从口腔内清除非附着细菌和软垢，其效率大于刷牙和口腔含漱。在清除黏附于正畸装置或固定修复体等难以到达区域的软垢时，口腔冲洗装置显得尤为有效。但也有研究认为，作为刷牙的一种补充方式，口腔冲洗并不能减少可见的菌斑数量。

2. 药物　化学药物作为机械性控制菌斑的辅助措施可在菌斑控制中发挥重要作用。如某些抗菌制剂及一些酶的制剂对控制菌斑有效。但存在控制菌斑的作用不稳定、长期使用会耐药等不良反应。

目前较为成熟有效的菌斑控制剂主要有氯己定（chlorhexidine）溶液，又称为洗必泰溶液。它是一种广谱抗菌剂，为二价阳离子表面活性剂，可以与细菌胞壁表面的阴离子结合，从而改变细菌的表面结构，提高细胞壁的通透性，使氯己定进入细胞质内，杀死细菌。

氯己定的使用方法：采用0.12%～0.2%的溶液，每天2次，每次10ml，含漱1min。

氯己定的优点主要为化学结构稳定、毒性小、长期使用不易形成耐药菌株或造成对人体的损害。但其缺点是长期使用会使牙面、舌背和树脂类修复体表面着色；有苦味，能使味觉短时改变；对个别患者口腔黏膜有轻度刺激。

在使用氯己定等阳离子拮抗剂的漱口水时，其杀菌消毒的作用可以被牙膏中的一些成分，如单氟磷酸钠或十二烷基硫酸钠所抑制。所以，临床医生应指导患者正确使用此类漱口水。药物控制菌斑有其局限性，目前还只能是机械菌斑控制的辅助手段。

除了这两种主要的手段，在临床上要注意发现并纠正导致菌斑滞留的因素，如充填物的悬突、不良修复体、龋齿、食物嵌塞等。

三、菌斑控制指导

在牙周病的防治过程中，菌斑控制占有非常重要的地位。而菌斑控制主要依靠患者自身的努力。所以，在诊疗活动中，要注意与患者的沟通，让其认识菌斑和控制菌斑的重要性。教育和激励患者进行有效的菌斑控制，当然也要帮助患者选择合适的、个性化的菌斑控制方法。

（刘朝阳）

第二节　龈上洁治

一、定义和基本原理

龈上洁治（supragingival scaling）是指采用器械去除龈上菌斑、牙石和色渍，并抛光牙面的过程。

洁治的基本原理是从牙面彻底去除菌斑和牙石的刺激，使牙龈炎症完全消退或明显减轻。对一些仅与牙菌斑有关的牙龈炎，洁治就能使牙龈恢复健康；而对于牙周炎，在龈上洁治术后，还需进行龈下刮治等治疗。洁治是否彻底，直接影响牙龈炎的治疗效果或者进一步的牙周治疗。同时，龈上洁治还是牙周维护治疗的主要内容之一。

就清除感染生物及其产物的本质而言，龈上洁治和龈下刮治是一致的，且它们均为牙周治疗整体计划中相互关联的两个步骤。区别仅在于两者针对的部位不同。

二、检查

龈上洁治前应对菌斑、牙石等沉积物及牙面不规则形态作范围和性质上的精确评价。在光线充足、视野清晰的环境下，很容易对龈上牙石和浅龈沟内的龈下牙石进行视觉检查；采用压缩空气吹干牙面有助于发现浅色牙石；另外，以稳定压缩空气气流直接吹入龈沟或牙周袋，将龈缘从牙面吹开，能检测到浅的龈下牙石。

三、适应证

1. 牙龈炎和牙周炎　龈上洁治是各型牙周病最基本的治疗方法。绝大多数的牙龈炎可以通过彻底完善的龈上洁治而痊愈；而牙周炎是在洁治术的基础上再作进一步治疗。

2. 预防性洁治　除了日常生活中的自我菌斑控制，牙周病患者或普通人群定期（6个月至1年）洁治有助于维持牙周健康，预防牙龈炎、牙周炎的发生或复发。

3. 其他治疗前的准备　如修复缺失牙，在取印模前先行龈上洁治，可以消除牙龈炎症，使印模更准确，将来的义齿修复更合适。头面部一些肿瘤手术的术前洁治，可以保证手术区的清洁、消除术后感染隐患。正畸治疗前、治疗期间的龈上洁治也有助于消除牙龈炎症，防止牙周组织的损害。

四、龈上洁治术

用于清除龈上牙石的工具有手用洁治器械和超声波洁牙机。两者的操作方法不尽相同。

1. 手用器械洁治　手用洁治器械包括镰形器和锄形器，但目前在超声器械普遍应用的情况下，锄形器的使用明显减少。

使用镰形器进行龈上洁治时，通常以改良握笔式（图8-4）持握，以无名指在邻近工作区的牙面上建立一个稳固的手指支点。器械刃口与所要洁治的牙面形成一略小于90°的夹角，切刃与龈上牙石的根缘啮合并以短促有力、互相重叠的洁治动作垂直、水平或斜向的冠方运动，将牙石清除。镰形器尖锐的头部容易撕裂牙龈，因此在使用器械时要小心。洁治完成后要用探针仔细检查是否干净，尤其是邻面和龈缘处。并对牙面进行抛光。

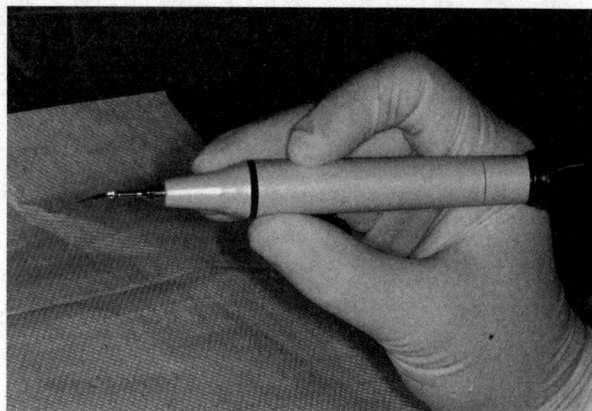

图8-4　改良握笔式

2. 超声洁治　超声波洁牙机是一种高效、省时、省力的洁治工具。近年来，随着细小超声工作尖的设计，超声波洁牙机不仅成为龈上洁治的主要工具，也开始应用于龈下牙石、菌斑的清除。

研究表明，与手用器械相比，超声器械在清洁效果、可能对牙（根）面造成的损伤方面、治疗后牙（根）面的光滑程度等都没有明显差异。使用两种器械都能获得满意的临床效果。临床医师可以根据需要及自身的喜好进行选择，往往两种器械结合使用能获得彻底的清洁效果。

不同品牌的超声波洁牙机，有不同设计的工作尖。同时，有的超声波洁牙机在冲洗或冷却液中加入了抗菌的成分。但研究表明它与常规设计相比，在改善临床效果方面尚无定论。

（1）超声波洁牙机工作原理：超声波洁牙机由超声波发生器（主机）和换能器（手机）两部分组成。发生器发出振荡，并将功率放大，然后将高频电能转换成超声振荡，每秒2.5万~3万次以上。通过换能器上工作头的高频振荡而除去牙石。

根据换能器的不同，超声洁牙机大致分为两类：磁伸缩式（magnetostrictive）和压电陶瓷式（piezoelectric）。

超声器械是保持与牙面平行的情况下，对牙面轻触、轻压，不断运动而完成清洁。

（2）超声洁治术操作步骤：术前彻底消毒超声手柄和工作尖。尽量采用一次性材料覆盖洁牙机控制按钮和手柄。机器使用前，应对管道系统冲洗2min，减少管线中的微生物数量。尽可能使用过滤水或消毒水。

指导患者术前用抗菌含漱液如0.12%氯己定含漱1分钟，以减少污染气雾。

操作者及助手应该佩戴防护眼罩、口罩，采用高速负压吸引系统，尽可能减少治疗过程中产生的污染气雾。

打开设备，选择合适工作尖与手柄连接，调节水量控制钮，使工作尖末端形成轻微水雾。在开始时功率可设置较低，以后的功率也不应过大，以能有效去除牙石为宜。

采用改良握笔法或握笔法握持器械，建立良好的支点。器械末端与牙面形成轻柔、羽毛式的接触，运用短而轻、垂直、水平或斜向重叠的动作清洁牙面。清洁时，手指不必额外施加较重的力，因为器械的振动能量即可剥落牙石。

工作尖尖端与牙面平行或形成小于15°的夹角，以避免对牙面造成刻痕或沟槽。必须保持尖端的持续运动，才能有效清除牙石。

应及时清除口内积水和唾液，并检查牙面清洁情况。术后进行牙面的抛光。

（3）超声洁治术注意事项：避免将工作尖长时间停留于一处牙面，或将工作尖垂直对准牙面，以免造成牙（根）面的粗糙或损伤。

由声波或超声波仪器产生的气雾，有传播病原菌的潜在危险。因而要尽量做到：术前使用氯己定含漱；术中应用高速负压吸引；术后环境表面的彻底消毒；管道系统的定期清洁与消毒；使用空气通风过滤设备净化空气。

超声波和声波洁治器在使用上存在一定的禁忌。禁用于置有无电磁屏蔽功能的心脏起搏器的患者，以免因电磁辐射的干扰影响起搏器的功能。也不能用于肝炎、肺结核等传染性疾病的活动期，以免血液和病原菌随喷雾而污染诊室空气。

对于种植体表面的清洁，只能采用塑料、黄金或炭精纤维制作的工作尖，以避免损伤钛质种植体。

五、龈上洁治效果的评价

龈上洁治术的效果可在术后即刻进行评价，也可待软组织愈合后进行再次评价。

龈上洁治后，应该在理想的光线下，通过口镜和压缩空气辅助对牙面进行视觉检查；同时用精细探针或牙周探针检查。健康的牙面应该坚硬、光滑，待牙石完全清除后能恢复邻近软组织的健康。

光滑程度是评价洁治效果的标准，但最终的评价建立在牙周组织反应的基础上。一般而言，在牙周洁治后进行临床检查和评价，时间不应早于洁治术后2周。因为器械治疗所造成的伤口需要1~2周时间完成再上皮化。

慢性龈缘炎患者在经过彻底洁治术后，牙龈炎症逐渐消退，一般可在一周后恢复正常的色、形、质，龈沟变浅。组织的愈合程度取决于牙石、菌斑是否彻底除净，患者自我菌斑控制是否得力。

牙周炎患者经过洁治术后，牙龈炎症可以部分减轻，龈缘退缩使牙周袋略变浅，出血会减少。同时，根面的部分龈下牙石将暴露，有利于进一步治疗。但组织的彻底愈合有待于龈下刮治术甚至牙周手术后。

（刘朝阳）

第三节 龈下刮治术（根面平整术）

一、定义和基本原理

龈下刮治术（subgingival scaling），即根面平整术（root planing），是采用精细的龈下刮治器械刮除根面的龈下牙石及部分病变牙骨质，以获得光滑、坚硬根面的过程。

龈下刮治和根面平整并非完全分离的过程。从工作形式而言，刮治与根面平整仅仅只是程度上的差别。根面牙骨质暴露于菌斑、牙石堆积的环境，沉积在根面的牙石往往不规则地嵌入暴露的牙骨质。甚至，菌斑细菌和毒素也可侵入牙本质小管。所以，在做龈下刮治时，必须同时刮除牙根表面牙石和感染的病变牙骨质，才能获得良好的治疗效果。但目前也有研究认为，细菌及毒素在牙根表面的附着表浅而松散，较容易刮除，所以不必刮除过多牙骨质以达到根面的无感染状态。同时，如果去除过多牙骨质，则容易造成牙本质小管的暴露。不仅引起刮治术后牙根的敏感，而且增加牙周-牙髓相互感染的机会。龈下刮治术时要充分考虑上述两方面的情况。

二、龈下刮治器械

由于部位的特殊性、龈下牙石与根面结合的特点，龈下洁治和根面平整远比龈上洁治复杂并难以操作。这就需要特殊设计的器械用于龈下刮治术。

1. 匙形刮治器 匙形刮治器（curettes）是龈下刮治的主要工具。其弯曲的刃口、圆形的头部及弯曲的背部允许其插入袋底，并能最大程度地避免对组织的损伤。

匙形器工作端薄而窄，前端为圆形。工作端略呈弧形，其两个侧边均为刃口，可紧贴根面，工作端的横断面呈半圆形或新月形。操作时，只有靠近前端的1/3与根面紧贴。

匙形刮治器可以分为通用型（universal curettes）和区域专用型（area – specific curettes），后者又称为Gracey刮治器。

通用型匙刮只有前后牙之分，每支适用于牙齿的各个面。两侧切刃缘平行而直，都是工作缘，刃面与器械颈部呈90°角。

目前国际上普遍使用的是Gracey刮治器（图8–5）。它的使用有牙位特殊性，每支均有特殊形态设计，适用于不同牙齿和不同的牙面。其两侧刃缘不平行，呈弯形，长而凸的外侧切刃缘是工作缘，刃面与器械颈部呈70°角。Gracey刮治器共有7支，编号为1–14，均为双头，成对。临床上常用的是其中4支，即#5/6，适用于前牙；#7/8，适用于前磨牙及磨牙的颊舌面；#11/12，适用于前磨牙和磨牙的近中面；#13/14，适用于前磨牙和磨牙的远中面。也可配备#15/16用于张口度相对不大或最后磨牙（如第三磨牙）的近中面；#17/18用于张口度不大或最后磨牙（如第三磨牙）的远中面。另外，Gracey匙刮还有一些改进型，比如将工作端的喙部改短，而颈部加长，能更方便有效地工作。如Hu – friedy公司出品的After Five、Mini Five、Micro Mini Five Grace刮治器等。这些改进产品更易于进入牙周袋、或窄深的牙周袋或根分叉区。

2. 龈下锄刮与根面锉 龈下锄形刮治器适用于袋壁较松软的深牙周袋刮治，而根面锉往往用于刮治后根面的锉平、锉光。但随着超声龈下刮治器的改进及普遍使用，龈下刮治理念的变化等，目前临床上已经很少使用龈下锄刮和根面锉。

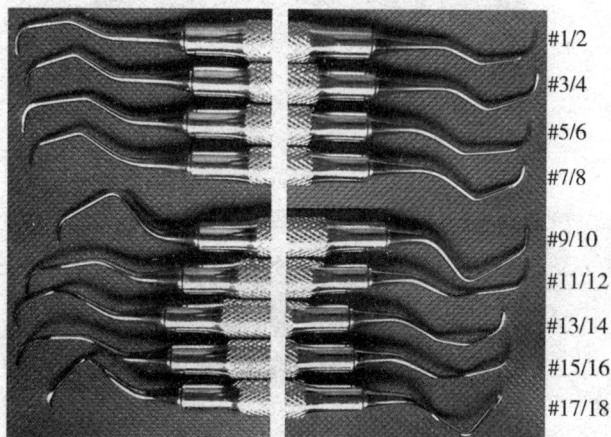

图8–5 Gracey刮治器及其编号

3. 超声龈下工作尖 随着超声洁牙机在临床的普遍推广使用，各商业公司开发了各种形状的超声龈下工作尖，以满足不同牙位、牙面龈下治疗的需要。

三、龈下刮治操作要点

1. 术前探查龈下牙石的部位和量 由于龈下刮治是在牙周袋内进行，肉眼不能直视，而龈下刮治器械多较锐利，容易损伤软组织，所以应在术前查明情况后再进行操作。

龈下刮治前应对菌斑、牙石等牙面沉积物和牙根的不规则形态进行探查。

龈下探查要使用精细的尖探针或牙周探针，采用轻巧、稳定的改良式握笔法，这可为探查龈下牙石和其他不规则根面提供最大的敏感性。拇指和其他手指,尤其是中指指垫能感受遭遇牙面不规则形态时由器械手柄和颈部所传导的轻微振动。

在确立稳固的支点后,探针头部仔细向龈下插入牙周袋的底部,在牙面上作小幅度垂直滑动。当探查邻接面时,滑动范围应使其中的一半路径经过接触区以确保发现邻接面的沉积物。在探查牙体的线角、凸起和凹陷时,在拇指和其他手指之间的器械手柄应该稍旋转,以保持与牙面形态的持续一致。

对龈下牙石、病变牙骨质、龋、修复体缺陷等的探查辨别需要大量的临床经验积累。许多临床医师认为,提高探诊技术与掌握龈下刮治和根面平整技术同样重要。

2. 器械的握持和支点 同龈上洁治术一样,龈下刮治的器械也应该采用改良握笔式握持,且建立稳妥的支点。

3. 刮治方法 根据不同牙位及牙面,选用适当的器械。采用 Gracey 匙刮时,将匙形器工作端的平面与牙根面平行放置到达袋底,改变刃缘位置,使其与牙根面逐渐成45°角,探查根面牙石。探到根面牙石后,将刃缘与牙面形成70°~80°角进行刮治。牙石以一系列受控制的、重叠的、短而有力的、主要使用腕-前臂运动的动作去除。刮治过程中,保持器械颈部(指靠近工作端的下颈部)与牙体长轴大致平行。刮治结束后,刃缘回到与牙根面平行的位置,取出器械。

在从一个牙齿到下一个牙齿的器械治疗过程中,操作者的体位和手指支点必须调整、变化以确保协调的腕-前臂运动。

以下是在口腔各区段进行龈下刮治时术者操作要点。

(1) 右上颌后牙区段:颊侧面(图8-6,图8-7)。

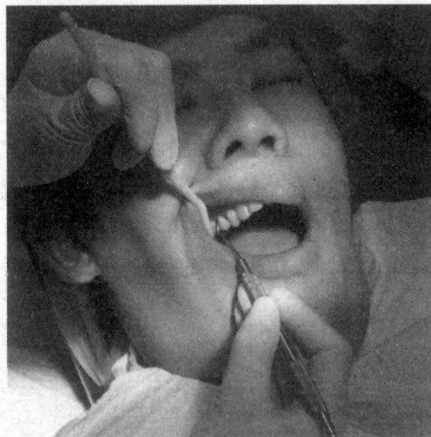

图8-6 手工龈下刮治体位(1)

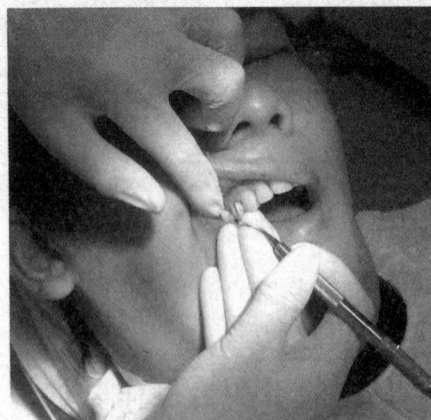

图8-7 手工龈下刮治体位(2)

1)口外支点

操作者位置:椅侧旁位置。

照明：直接。

视野：直接（磨牙远中面为间接）。

牵拉：口镜或非操作手的示指。

支点：口外，手掌向上。中指和第四指的指背放置于右面部下颌的侧方。

2）口内支点

操作者位置：椅侧旁位置。

照明：直接。

视野：直接。

牵拉：无。

支点：口内，手掌向上，邻牙支点。非操作手的示指放置于右上颌后牙的咬合面；操作手第四指放置于非操作手的示指。

（2）右上颌后牙区段：腭侧面（图 8 - 8）。

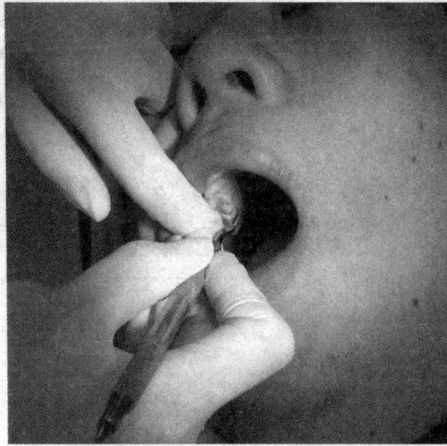

图 8 - 8　手工龈下刮治体位（3）

操作者位置：椅侧旁或前方位置。

照明：直接。

视野：直接。

牵拉：无。

支点：指 - 指，手掌向上。中指和第四指的指背放置于右面部下颌的侧方。

（3）上颌前牙区段：远术者区（将每个前牙牙冠以假想矢状面分为一分为二，靠近术者侧半个牙面称为近术者区，远离术者侧半个牙面为远术者区）（图 8 - 9）。

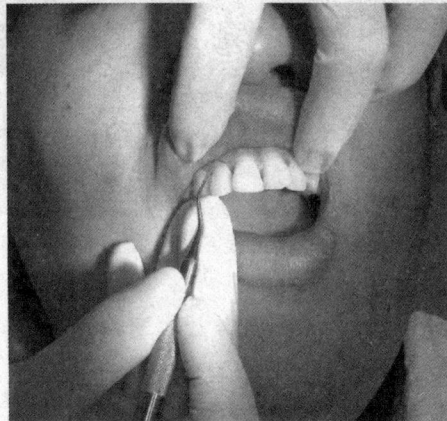

图 8 - 9　手工龈下刮治体位（4）

操作者位置：椅后位置。

照明：直接。

视野：直接。

牵拉：口镜或非操作手的手指。

支点：口内，手掌向上，第四指放置于邻近上颌牙的切缘或咬合面（可垫于消毒棉球于支点牙上）。

（4）上颌前牙区段：近术者区（图8-10）。

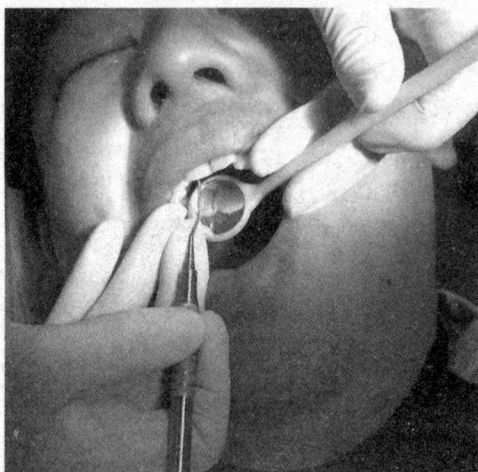

图8-10　手工龈下刮治体位（5）

操作者位置：右前椅位。

照明：间接。

视野：间接。

牵拉：无（但需口镜作为反光光源照明术区）或口镜牵拉上唇。

支点：口内，第四指放置于邻近上颌牙的切缘或咬合面。

（5）左上颌后牙区段：颊侧面（图8-11）。

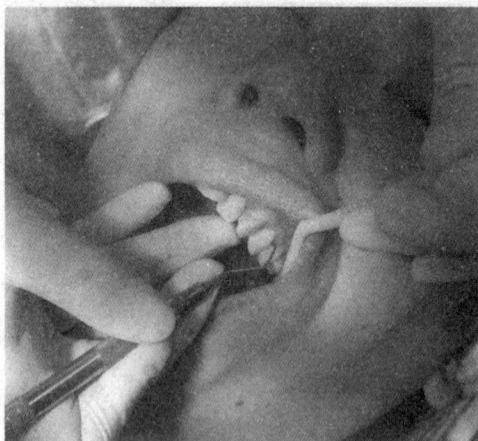

图8-11　手工龈下刮治体位（6）

操作者位置：椅侧旁或椅后位置。

照明：直接或间接。

视野：直接或间接。

牵拉：口镜。

支点：口内，手掌向上。第四指放置于邻近上颌牙的切缘或咬合面。

（6）左上颌后牙区段：腭侧面（图8-12）。

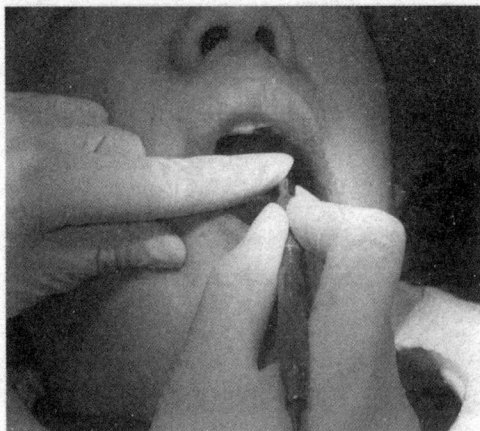

图8-12 手工龈下刮治体位（7）

操作者位置：右前位置。

照明：直接。

视野：直接。

牵拉：无。

支点：口内，手掌向下，对颌牙弓，加强。第四指的前面放置于下颌前牙的切缘或下颌前磨牙的唇侧面，并以非操作手的示指加强或作为辅助指点。

（7）左下颌后牙区段：颊侧面（图8-13）。

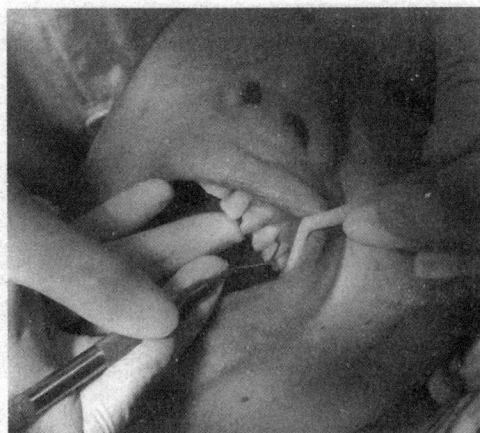

图8-13 手工龈下刮治体位（8）

操作者位置：椅侧旁或椅后位置。

照明：直接。

视野：直接或间接。

牵拉：非操作手的示指或口镜。

支点：口内，手掌向下。第四指放置于邻近下颌牙的切缘或咬合面或唇侧面；也可以椅后位，以对合牙为支点。

（8）左下颌后牙区段：舌侧面（图8-14）。

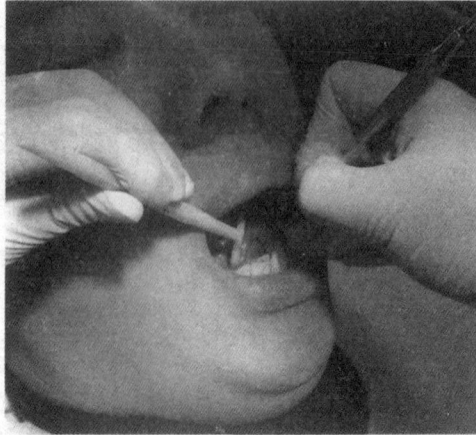

图8-14　手工龈下刮治体位（9）

操作者位置：椅前方或侧旁位置。

照明：直接或间接。

视野：直接。

牵拉：口镜牵拉舌体。

支点：口内，手掌向下。第四指放置于邻近下颌牙的切缘或咬合面；也可坐在后位，以对合牙为支点。

（9）下颌前牙区段：远术者区（图8-15）。

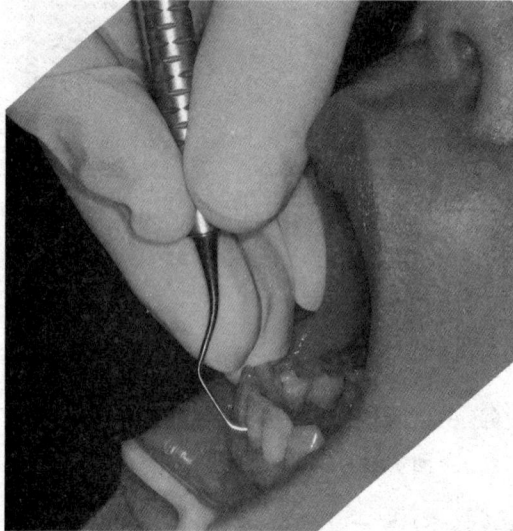

图8-15　手工龈下刮治体位（10）

操作者位置：椅后位置。

照明：直接。

视野：直接。

牵拉：非操作手的示指或拇指或口镜牵拉下唇。

支点：口内，手掌向下。第四指放置于邻近下颌牙的切缘或咬合面。

（10）下颌前牙区段：近术者区（图8-16，图8-17）。

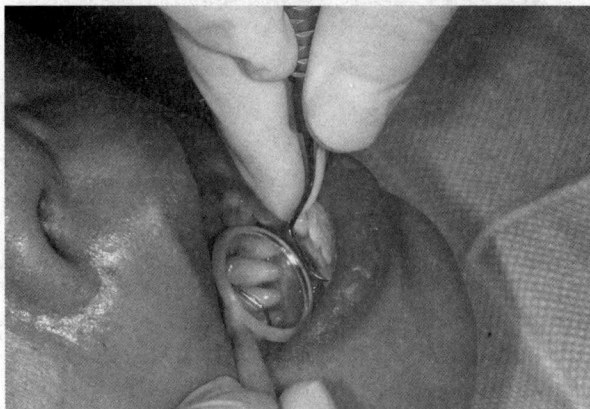

图8-16　手工龈下刮治体位（11）

1）操作者位置：右侧方位置。

照明：直接或间接。

视野：直接或间接。

牵拉：口镜牵拉舌体或口唇。

支点：口内，手掌向下。第四指放置于邻近下颌牙的切缘或咬合面。

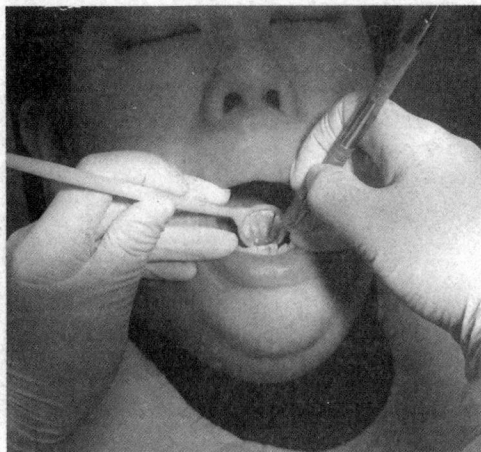

图8-17　手工龈下刮治体位（12）

2）操作者位置：椅前方位置。

照明：直接或间接。

视野：直接或间接。

牵拉：口镜牵拉舌体。

支点：口内，手掌向下。第四指放置于邻近下颌牙的切缘或咬合面。

（11）右下颌后牙区段：颊侧面（图8-18）。

1）操作者位置：椅侧旁或前方位置。

照明：直接。

视野：直接。

牵拉：口镜或非操作手的示指。

支点：口内，手掌向下。第四指放置于邻近下颌牙的切缘或咬合面。

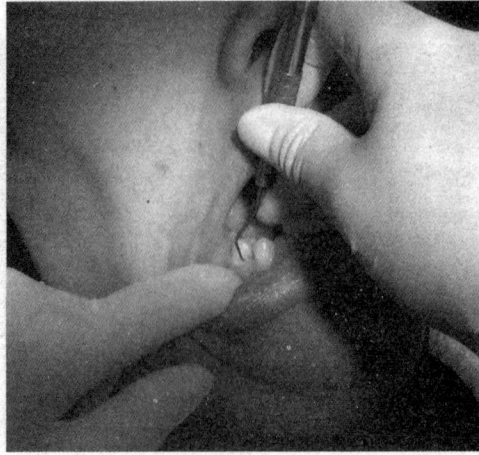

图 8 – 18　手工龈下刮治体位（13）

2）操作者位置：椅后位置。

照明：直接或间接。

视野：直接或间接。

牵拉：口镜牵拉口角。

支点：口内，对合牙支点（图 8 – 19）。

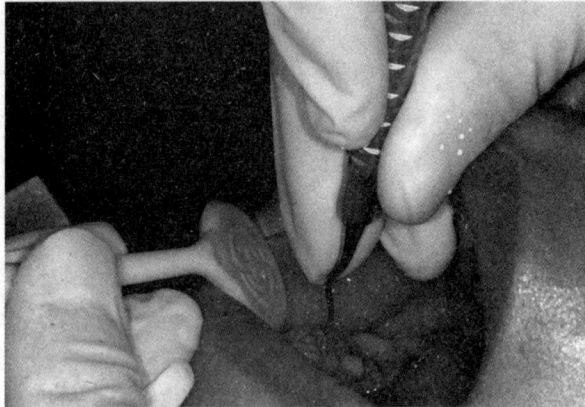

图 8 – 19　手工龈下刮治体位（14）

（12）右下颌后牙区段：舌侧面（图 8 – 20）。

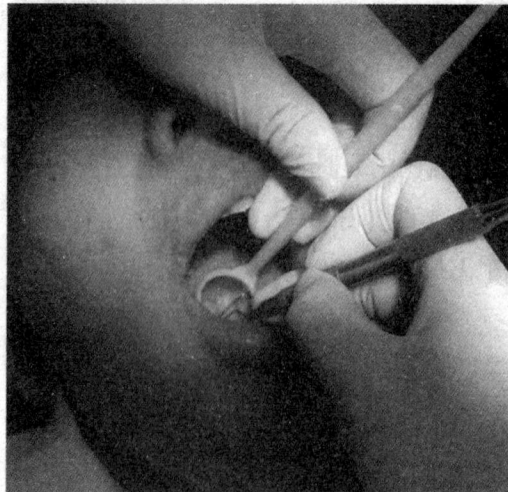

图 8 – 20　手工龈下刮治体位（15）

1）操作者位置：椅右前或右侧位置。

照明：直接或间接。

视野：直接或间接。

牵拉：口镜牵拉舌体。

支点：口内，手掌向下。第四指放置于邻近下颌牙的切缘或咬合面。

2）操作者体位：椅后侧位置。

照明：直接或间接。

视野：直接或间接。

牵拉：口镜推开舌体。

支点：口内，对合牙支点（图8-21）。

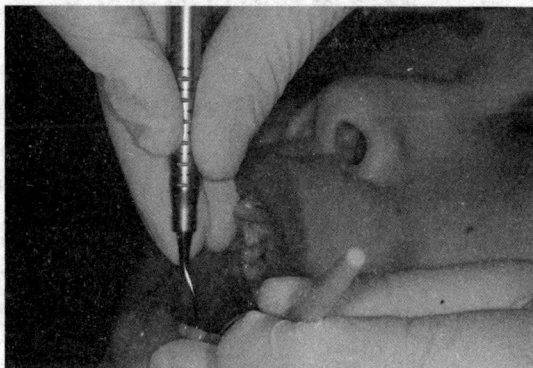

图8-21　手工龈下刮治体位（16）

4. 避免遗漏　为了避免遗漏需刮治牙位，应分区段按牙位逐个刮治。对于相邻位点，应该采用叠瓦式的刮治方法，每刮一下应与前一下有所重叠。刮治完成后需仔细检查牙石是否刮净。

但龈下刮治和根面平整应该限于探查到牙石和病变牙骨质的牙根面，此区域称为器械治疗区。如用器械刮治不必要的区域，既浪费了操作时间，又容易引起器械的钝化。

5. 无痛操作　为了减轻患者的疼痛，龈下刮治尽量在局部麻醉下进行。可以提高医生治疗的效率，而且能增加患者的依从性。

6. 冲洗和止血　刮治完毕后，应采用3%的 H_2O_2 冲洗牙周袋，冲掉碎片残屑、上消炎收敛防腐剂如2%碘甘油或透明质酸明胶并进行必要的止血。

四、龈下刮治效果的评价

研究显示，完善的龈上洁治和龈下刮治可以改善患者的口腔卫生水平、消除牙龈炎症、显著减少牙周袋深度和附着水平、不同程度地增加牙周附着水平。

龈下刮治术的治疗过程，不仅涉及牙根面，牙周袋内壁上皮、结合上皮和结缔组织也会不同程度的受到波及或被刮除。一般上皮会在术后1~2周内完全修复；而结缔组织的修复将持续2~3周。所以，在龈下刮治术后2~4周内不宜探查牙周袋，以免影响和破坏组织的愈合。

研究表明，牙周基础治疗尤其是龈下刮治后，龈下菌斑数量将显著减少，细菌成分从高比例的革兰阴性（G^-）厌氧菌转向以革兰阳性（G^+）兼性菌为主。经过彻底的洁、刮治，菌斑中的螺旋体、可动杆菌、伴放线聚集杆菌、牙龈卟啉单胞菌、中间普氏菌等可疑致病原减少，球菌数量增加，临床上牙周组织炎症逐渐减少或消失。

以往对龈下刮治和根面平整的评价过分强调根面的完全光滑坚硬，随着近年来龈下刮治理念的改变，对龈下刮治效果的评价也发生了变化。主要是检查患牙临床指标的改善，如牙龈的炎症状况、牙周袋的深浅、牙周附着水平的变化等。

（刘朝阳）

第四节　咬合调整

咬合调整（occlusal adjustment）是指通过多种手段达到建立平衡的功能性咬合关系，有利于牙周组织的修复和健康。咬合调整的方法有多种，如磨改牙齿的外形（选磨法）、牙体牙列的修复、正畸矫治、正颌外科手术调整等。本节主要介绍选磨法。

选磨法（selective grinding）咬合调整也称牙冠成形术（coronoplasty），是对牙齿外形选择性施行的重塑形过程。通过咬合调整可以完全或部分消除引起牙周病变的病因，改善牙周组织的修复愈合环境，促进牙周组织的恢复重建。

一、咬合调整的目的和意义

咬合调整的主要目的在于通过改善牙体外形和对𬌗状态，建立平衡稳定的、无创伤的咬合关系。它可以提高咀嚼系统的效能、对口－颌系统形成功能刺激，由此维护牙周组织行使生理功能，促进牙周组织的正常更新与修复。

对牙周组织而言，适当的功能刺激有利于维护其健康、保持其修复能力。正常情况下，多向咬合动作对牙面有自洁作用，可减少菌斑堆积。某些牙尖关系失调可能导致𬌗道受限，造成部分牙齿咀嚼刺激的不均匀，从而形成咬合面的不均匀磨耗、食物嵌塞和菌斑堆积。咬合调整可以使𬌗道多元化，改善牙体、牙列的功能关系，提高咀嚼效能，使牙齿及其支持组织接受均匀的功能刺激，确保咬合面得到均匀的生理磨耗。

咬合创伤、食物嵌塞等是牙周病发病的局部促进因素，对牙周炎的破坏进程有加速作用，对牙周组织的修复也有负面影响。所以，牙周炎的治疗应尽可能消除造成创伤性𬌗和食物嵌塞的原因，促进牙周组织修复。当然，并非所有的𬌗紊乱者均需咬合调整。只有因𬌗干扰或早接触而引起了咬合创伤的病理改变者，才需要进行咬合调整，纠正𬌗关系。

必须强调的是选磨法咬合调整对牙体硬组织具有不可逆的损伤，其治疗和损伤之间差别细微，须审慎对待。尽量做到少量多次调整，边调整边检查。

二、咬合调整的要点和注意事项

1. 时机　由于在经过完善的龈上洁治、龈下刮治后，绝大部分患牙牙周组织的炎症都能得到有效控制，故通常将咬合调整的时间放在牙周组织炎症得到有效控制后、牙周手术以前。

2. 准确定位　磨改前一定要对早接触点准确定位。对于涉及范围较广、对咬合关系和牙体外形影响重大的咬合调整行为，应该事先在精确的诊断性模型上进行试验性调𬌗，在患者知情同意后方可实施咬合调整。

3. 准备工作　咬合调整前应先教会患者做各种咬合运动（正中合、侧方合和前伸合运动），然后通过视诊、扣诊、咬合纸、蜡片、牙线等检查方法，确定具体进行咬合调整的部位。

4. 注意事项　由于选磨法会造成牙体外形不可逆的改变，所以牙体磨改前要反复做正中𬌗与非正中𬌗的检查，确定造成早接触、𬌗干扰或食物嵌塞等的原因，在兼顾正中𬌗与非正中𬌗关系的前提下进行磨改。

𬌗间早接触是造成咬合创伤最常见的原因，消除早接触点以选磨法为主。由于侧向力对牙周组织的损伤大，磨改中应注意使侧向力转为垂直力，并消除过大的𬌗力。

功能性牙尖是保持垂直距离、维持正常咬合功能的关键，对其进行磨改一定要慎重。对于维持垂直距离的咬合支持点应予保留，这样才能保持正中𬌗时稳定的咬合关系。

调𬌗应选择大小、形状合适的磨改工具如金刚砂轮、尖等进行。磨改过程中要注意冷却散热以免产热刺激牙髓。磨改应间断进行，在磨改过程中随时检查，防止因过度磨改出现新的早接触点或𬌗不平衡。磨改后观察数天并复查，以确定是否需要再次选磨。

对松动牙齿进行磨改时，可以左手手指固定松牙以减少磨改产生的不适与创伤。急性炎症使牙体松动、伸长，最好待急性炎症消退后再行磨改。

长时间、多牙位的选磨可造成患者咀嚼肌的疲劳，影响咬合运动的正确性，妨碍对早接触、𬌗干扰点的准确判断，磨改过程可分次完成。磨改过程出现牙齿敏感症状，则应对敏感部位进行脱敏处理。

选磨过程中应尽可能恢复牙齿的球面外观，减少或避免牙齿形成扁平外形，减少形成牙间接触面的可能，尽量恢复牙齿的球面外形，由此避免食物嵌塞和咬合创伤，提高咀嚼效率。

磨改结束后，可对牙面进行抛光，以免遗留粗糙牙面积聚牙菌斑或使患者产生不适感。

三、创伤性𬌗的咬合调整

上下颌牙齿间的早接触、𬌗干扰常使之不能均匀接触，造成个别牙因承受过度垂直力或侧向力而造成损伤。

牙周组织适应能力很强（这种适应能力因人而异），某些情况下即使有早接触、𬌗干扰等情况也并无不适感，并不出现𬌗创伤的症状，此时不建议作预防性调𬌗。只有因𬌗干扰、早接触等造成咬合创伤，出现病理后果的情况，才需要进行调𬌗治疗。

1. 早接触点的选磨原则　如正中𬌗协调，而非正中𬌗不协调，说明患牙牙尖沿相应斜面滑行时比其他牙齿先与相对牙接触，但当回复到正中𬌗时，尖窝关系以及与其他牙齿的关系是协调的。此时应保持其正中𬌗的正常咬合，只处理非正中𬌗的不协调。磨改只限于与该牙尖相对应的斜面。在前牙，应磨改上颌牙舌侧面中处于正中𬌗接触区以下的斜面；在磨牙，应磨改上颌磨牙颊尖的舌斜面和下颌磨牙舌尖的颊斜面。

若正中𬌗有早接触，而非正中𬌗时协调，说明仅有个别牙尖与舌窝或𬌗窝在正中𬌗时比其他牙齿先接触，但当牙尖沿斜面滑行时，咬合协调无早接触。此时应磨改其相对应的舌窝或𬌗窝的早接触区而不应磨改牙尖。在前牙应磨改上颌牙的舌窝，后牙应磨改与牙尖相对应的𬌗窝。

如正中𬌗和非正中𬌗都存在不协调时，说明功能性牙尖或切缘与对颌牙的窝和斜面均有早接触，此时应磨改出现早接触的牙尖或下颌前牙的切缘。磨改检查后再进一步调整。

2. 𬌗干扰牙的选磨原则　前伸𬌗时，前牙应保持多个牙接触而后牙一般不应有接触。如前伸𬌗时后牙有接触，应对有接触的后牙进行磨改，消除上颌磨牙舌尖的远中斜面和下颌磨牙颊尖的近中斜面上的𬌗干扰点。

侧向𬌗时工作侧有多个牙接触，非工作侧一般不应有接触。如侧向𬌗时非工作侧有接触，则可对非工作侧有接触的牙进行适当磨改，消除上牙舌尖颊斜面和下牙颊尖舌斜面上的𬌗干扰点。

由于𬌗干扰的选磨部位均位于磨牙的功能性牙尖上，故磨改时应十分小心，避免降低牙尖高度和影响正中𬌗。

3. 不均匀或过度磨损牙的选磨　见图8-22。

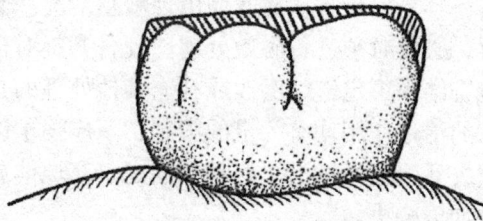

图8-22　不均匀或过度磨耗的选磨

磨牙不均匀磨损可在其非功能尖如上颌后牙的颊尖和下颌后牙舌尖上形成高尖陡坡，这些高陡的牙尖在咬合运动中易产生过大的侧向力，导致咬合创伤。而磨牙的重度磨损可使𬌗面成为平台状，不但失去了原有的生理性尖窝形态，也使𬌗面的颊舌径增宽，咬合运动时会产生过大咬合力或扭力，造成咬合创伤。

对不均匀或过度磨损的牙齿进行磨改时，应降低其高陡牙尖的高度，缩减𬌗面的颊舌径，尽量恢复𬌗面的牙尖、颊（舌）窝沟的生理外形，使之保持正常的咬合功能。在所有选磨工作中，均应注意恢复牙齿的球面外形，减少扁平外形出现，同时应注意勿随意降低牙尖的高度。

四、食物嵌塞的𬌗治疗

造成食物嵌塞的原因很多，咬合调整适于垂直型食物嵌塞的治疗，对水平型食物嵌塞则无效。主要适用于有𬌗面过度磨损、边缘嵴或溢出沟磨平、外展隙变窄或有充填式牙尖存在且邻面接触关系基本正常的情况。

𬌗面过度磨损可使边缘嵴变平、消失或斜向邻面，甚至出现相邻两牙边缘嵴高度不均，由此造成食物嵌塞。后牙𬌗面严重磨损时，原有食物溢出沟消失，食物易嵌入邻间隙中。磨牙的不均匀磨损常形成高陡锐利的充填式牙尖，食物咀嚼运动过程中易受挤压而嵌入对颌牙的牙间隙。上颌最后磨牙的远中尖有异常分力（即形成悬吊牙尖）时，磨牙易向远中移动而造成食物嵌塞。邻面的过度磨损而使接触区变宽，颊舌侧外展隙则随之变窄，食物易被塞入邻面。

对垂直型食物嵌塞，可通过重建或调整边缘嵴高度、重建食物溢出沟、消除悬吊牙尖、恢复牙尖生理形态及加大外展隙等方法解决。

1. 重建或调整边缘嵴 通过磨改使边缘嵴斜向𬌗面形成𬌗面内聚，使相邻两牙的边缘嵴高度尽可能保持一致。

2. 重建食物溢出沟 在边缘嵴和𬌗面磨出发育沟形态，建立食物有溢出通道。

3. 恢复牙尖的生理形态 磨牙的不均匀磨损常使非功能尖形成高陡锐利的牙尖，如上颌磨牙的颊尖和下颌磨牙的舌尖。对此类牙尖应予以磨改降低，使之尽可能恢复正常生理外形，以消除作为充填牙尖的条件。对于磨牙远中的悬吊牙尖，应将远中尖磨低，消除分力，避免咬合运动中游离端牙向远中移动而造成食物嵌塞（图8-23）。

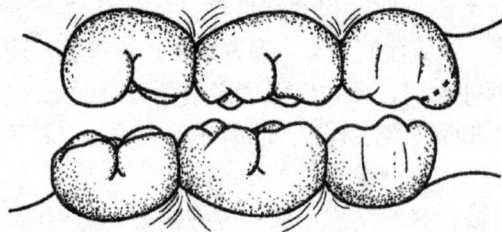

图8-23 食物嵌塞的选磨

4. 加大外展隙 采用刀状砂轮将邻面和轴面角磨改以加大外展隙、缩小过宽的邻面接触区，利于食物的溢出。

在过度磨损情况下磨改牙齿，容易因牙本质暴露而出现敏感情况。磨改动作应十分轻巧，对高度敏感的患牙可间断或分次进行磨改，必要时须进行脱敏处理。咬合调整对食物嵌塞矫治是否有效需经进餐验证，应预约患者复查并根据检查结果决定继续磨改或补充其他处理的必要性。

咬合调整对创伤或食物嵌塞的治疗作用均有一定的限制，不应强求以咬合调整解决所有的创伤和食物嵌塞。临床上还可通过修复缺失牙、正畸矫治、松动牙固定、充填体或冠的修复甚至拔牙等其他治疗手段如对牙周病变中的咬合问题加以解决。

（刘朝阳）

第五节 牙周牙髓联合病变的综合治疗

牙周组织和牙髓组织关系密切，在组织发生学方面均来源于中胚叶或外中胚叶，在解剖学方面又互相沟通。牙周炎和牙髓根尖周病的发病因素和病理过程虽然不尽相同，但都是以厌氧菌为主的混合感染，而且两者的感染和病变可以相互影响和扩散，导致联合病变的发生。牙周牙髓联合病变在临床上并不少见，通过根尖孔、侧支根管和牙本质小管，它们可以相互影响。两种疾病并存将使诊断和治疗计划复杂化，并影响治疗计划的实施。

一、牙周牙髓疾病的影响方式

1. 牙髓病变对牙周组织的影响 当牙髓组织有活力时，即使其出现明显的炎症也对牙周组织没有或有极小影响。一旦牙髓坏死，则可能在根尖、分叉或在牙根的任一点上产生骨吸收并形成放射性阴影。

牙髓病变可以导致急性根尖周炎或脓肿，或慢性的根尖周病变（囊肿或肉芽肿）；或与侧副根管有关的病变。病变可以局限，也可扩散直至破坏更多的根周组织与牙周病变相连续。

2. 牙周病变对牙髓组织的影响 目前，牙周炎和牙髓病变之间的确切关系尚有待证实。人们推测细菌和牙周炎的炎性产物可能通过侧支根管、根尖孔或牙本质小管进入牙髓。这和坏死牙髓影响牙周膜的过程相反，引起的牙髓感染称为逆行性牙髓炎。

二、牙周牙髓联合病变的临床特点及治疗原则

疾病的来源、性质和累及范围不同，因此要根据病变的存在与否、病变的性质和累及范围确定合适的处理方法。

1. 牙髓根尖周病引起牙周病变 生活状态的牙髓炎症、无菌状态的牙髓坏死不易引起明显的牙周破坏。但感染性的牙髓坏死，其细菌毒素及代谢产物可通过根尖孔或侧支根管等引起根尖周病变或根分叉感染。

最为常见的类型是根尖周感染急性发作时形成牙槽脓肿，脓液沿阻力较小的途径向牙周组织排出。另外，在牙髓治疗过程中或治疗后造成的牙周病变也不少见，如根管壁侧穿、髓室底穿通、髓腔或根管内封入的烈性药物（如砷制剂、塑化液、干髓剂等），均可能通过根分叉或侧支根管影响牙周组织。

此类型的特点有：牙髓无活力或活力异常；牙周袋和根分叉病变局限于个别牙或牙的局限部位；与根尖病变相连的牙周骨质破坏，典型的呈烧瓶形；邻牙的牙周组织基本正常或病变轻微。

此型预后良好，患牙若能得到及时有效的牙髓治疗，除去感染源，则牙周病损能很快愈合；但如果根尖周病未得到及时有效的治疗，或者根管侧壁穿、髓底穿等不能完善修复的，则牙周排脓处有牙龈上皮向根方增殖形成袋上皮，并有菌斑长入龈下，牙周炎病变长期成立，很难获得满意的治疗效果。

对于此型患牙的治疗原则如下：病程短者，单纯进行牙髓治疗，牙周病损可自行愈合；病程长者，先清除作为感染源的病变牙髓，接着进行牙周感染的治疗，最后再进行完善的根管充填。观察数月至半年，若数月后根周骨质仍无修复，或牙周袋仍深且炎症不能控制，可行进一步的牙周治疗如翻瓣术等。

2. 牙周病变引起牙髓病变 深牙周袋内的细菌、毒素通过根尖孔或根尖1/3处的侧支根管进入牙髓，可以引起根尖区的牙髓充血和发炎，局限的慢性牙髓炎可急性发作而表现为典型的急性牙髓炎。同时，牙周袋内毒素的长期刺激，也可造成牙髓的慢性炎症、变性、钙化甚至坏死。另外，牙周治疗时，如根面刮治和平整时，往往造成牙本质的暴露，造成根面敏感和牙髓的反应性改变。

此类型的患牙常常有深达根尖区的牙周袋或严重的牙龈退缩，牙齿松动。牙髓有明显的激发痛或者牙髓活力表现为迟钝甚至无反应。

此型患牙的治疗原则如下：患牙就诊时有深牙周袋，但牙髓尚有较好活力，可先行牙周基础治疗甚至手术治疗；对于病程长且反复急性发作、袋深、根分叉受累的患牙，除了进行完善的牙周治疗，还应该注意进行牙髓活力检查。对牙周袋较深而牙髓活力迟钝甚至坏死的患牙，宜同时作牙髓治疗，这有利于牙周病变的愈合。

此型患牙的预后主要取决于该牙牙周病变的程度和牙周病治疗的效果。如果牙周袋能消除或变浅，完善的牙髓治疗结合牙周病治疗后，病变能得到控制。但如牙周病变严重，不易彻底控制炎症的，往往预后较差，可考虑拔牙。

3. 牙周病变与牙髓病并存　这是真正的牙周牙髓联合病变，指两者同时发生于同一个牙齿，各自为独立疾病，但当病变发展到一定阶段时，两者可相互融合和影响。

此型患牙具有牙周病和牙髓病两种病变的特征，使得诊断、治疗程序更为复杂。在诊断过程中，要注意牙髓活力、拍片了解有无根尖周病变的存在及骨组织丧失的程度、仔细地探诊证实有无牙周袋的存在及其形态学特征。

此型病变的预后同样取决于牙周附着丧失的程度。如果有严重的附着丧失，即便能彻底完善地进行髓病治疗，预后也较差。

不管是何种类型的牙周牙髓联合病变，都应该首先查清病源，以确定治疗的主次。在不能确定的情况下，死髓牙先作牙髓治疗，配合牙周治疗；活髓牙则应先作系统的牙周治疗和调合，若疗效不佳，再视情况行牙髓治疗。

（刘朝阳）

第六节　牙周病的药物治疗

一、牙周病药物治疗的目的和原则

目前公认，牙周病是一种多因素的慢性感染性疾病。牙周病的病因和病理机制十分复杂。但可以肯定的是，堆积于龈缘周围的细菌菌斑及其代谢产物是牙周病发病的始动因子。研究表明，单纯使用抗菌药物并不能取得理想的治疗效果。但是，在对牙周病病因及发生、发展规律的深入了解基础上，在牙周基础治疗、手术治疗同时配合运用药物，可以帮助清除致病因子或阻断牙周病的病理过程，以达到治疗牙周病的目的。

1. 牙周病药物治疗的种类及目的

（1）针对病原微生物的药物治疗：菌斑微生物及其产物是牙周病发病的始动因子，清除牙菌斑、防止或迟滞其在牙面的再形成是治疗牙周病、防止其复发的核心手段。机械性清除牙菌斑仍是迄今为止治疗和预防牙周病最行之有效、应用最广泛的方法。但在某些情况下，借助化学药物控制牙周组织感染，作为基础治疗、手术治疗的辅助措施，仍有极为重要的意义。

1）存在一些器械难以达到的部位：中重度牙周炎患者多有深在的牙周袋、深而窄的骨下袋以及根分叉感染等病变，常规的菌斑清除工具在非手术条件下很难到达牙周袋底、分叉穹隆等深在的感染部位，应用药物控制残留的细菌、菌斑进而遏制牙周炎症和牙槽骨吸收可以起到重要的辅助作用。

2）微生物可以侵入牙周组织：由于牙周炎症过程中，牙周袋壁上皮和牙龈结合上皮经常有糜烂和溃疡，细菌可直接侵入牙周组织。洁治、刮治和根面平整等基础治疗方法多难以彻底清除组织内的入侵细菌。药物治疗有助于消除组织内的细菌进而控制牙周炎症。

3）口腔内其他部位的微生物：口腔内存在大量的共生细菌，是牙周菌斑细菌的来源和贮池。即使在牙周治疗过程中，牙周环境的绝大部分细菌被清除，但存在于舌苔、扁桃体、颊黏膜和龋洞内部，甚至义齿孔隙内的细菌将极易重新定植于牙周袋内，导致疾病的复发。应用化学药物辅助菌斑控制可能防止和延缓炎症的复发。研究表明，在洁治、刮治等治疗后，对某些牙周疾病的易感个体辅以牙周袋内用药，有利于疗效巩固，防止牙周炎症复发。

4）牙周组织的急性感染：发生多发性龈脓肿、牙周脓肿和急性坏死溃疡性牙周病等急性感染时，应根据病情给予局部或全身的抗菌药物治疗，借以控制炎症范围、防止全身感染，为后续的常规治疗创造条件。

5）某些全身疾病患者的治疗：一些全身疾病如糖尿病、风湿性心脏病等患者并非牙周治疗的绝对禁忌。但在长时间的牙周检查、洁治和刮治过程中，可能因一过性菌血症而发生全身感染或其他并发症。对此类患者，在术前、术中或术后使用抗菌药物，可预防或控制感染，避免全身并发症的发生。

6）术后口腔护理：在口腔手术等造成患者暂时不能、不利口腔卫生措施的情况下，使用含漱类型的化学药物等，可预防或减少菌斑形成，有利于组织愈合。

虽然，牙周治疗过程中使用化学制剂或抗菌药物，能在一定时间内减少或预防菌斑的形成，从而达到控制牙周组织炎症的目的。然而，随着对耐药菌株的产生及危害认识的深入，牙周治疗中抗菌药物使用已逐渐趋于理性。由于牙菌斑的形成是个持续的过程，化学药物控制菌斑只能作为机械性清除菌斑的辅助，或在某些特定条件下使用。而不宜长期依赖药物来控制牙周菌斑。

（2）调节宿主防御功能的药物治疗：牙周病是在细菌侵袭和宿主防御之间的平衡被打破时发生的疾病，宿主的免疫和防御反应在病变发生、发展过程中有重要作用。随着对牙周病免疫学本质的深入认识，通过药物调节宿主的防御功能、阻断疾病的发展，已成为牙周病药物治疗的又一重要探索方向。研究表明，金属基质蛋白酶的形成、花生四烯酸的代谢等与牙槽骨吸收存在密切联系，在这方面研究药物对宿主防御产生的作用，也可能影响牙周疾病进程。另外，祖国医学在这方面也有一些探索，其目的是通过中医药的使用，调节机体抵抗力，纠正细菌和宿主之间的不平衡状态。

2. 牙周病药物治疗的原则 牙周基础治疗和手术治疗是牙周治疗的基本治疗方法和核心手段，药物治疗只是作为前两种治疗方法的辅助手段。长期以来，牙周病治疗中普遍存在滥用抗生素和药效不佳的情况。一般而言，牙周病的药物治疗应该遵循如下原则。

（1）循证医学原则：这一原则认为，临床医生对患者的一切治疗都应该基于患者所患疾病的具体表现。一般情况下，菌斑性牙龈炎和轻、中度牙周炎的治疗并不需要使用抗菌药物，彻底的牙周洁治、刮治和切实有效的菌斑控制方法即能治愈牙龈炎或控制牙周炎症。抗生素的全身使用可以考虑用于侵袭性牙周炎的患者和重度牙周炎患者特别是对常规牙周治疗反应不佳者。

（2）牙周药物治疗前应清除菌斑、牙石：牙周药物治疗前应首先进行龈上洁治、龈下刮治，清除牙龈和牙体组织周围的菌斑和牙石，尽量破坏菌斑生物膜的结构，以便药物能直接作用于残留细菌，达到辅助治疗目的。牙周药物治疗只能作为基础治疗的辅助手段。

（3）牙周药物治疗前的细菌学检测：牙周药物治疗前，应尽量做细菌学检查及药敏试验，尽量选择抗菌谱较窄的药物，防止或减少其对口腔微生态环境造成的干扰及菌群失调。用药后也应做细菌学复查，观察细菌的变化用以指导临床用药。但是，这种检测既昂贵又存在技术困难。所以，临床医师往往凭借经验和临床指征进行药物选择。

（4）用药时机：一些间接的证据表明，全身性抗生素使用的最佳时机为洁治、刮治完成后即刻使用。而且，用药的时间不宜超过7d。

（5）尽量采用局部给药途径：从公共卫生安全出发，应尽可能严格限制全身性抗生素的使用。尽量采用局部给药途径。

二、牙周治疗中的全身药物

牙周治疗过程中可作全身应用的药物主要有抗生素、非甾体类消炎药和中药，这些药物的给药途径以口服为主。

1. 全身使用抗生素的利弊

（1）优点：全身使用抗生素常作为机械性菌斑控制的辅助手段，其作用可直达深在的牙周袋袋底及根分叉区等治疗器械难以到达的区域，最大程度地清除这些部位的细菌；抗生素也可深入牙龈、结合上皮和结缔组织内部，杀灭牙周袋壁内的微生物；抗生素还可清除口腔内舌背、扁桃体和颊黏膜等特殊组织结构中潜藏的病原微生物，防止其在牙周袋内重新定植。

（2）缺点：全身使用抗生素的途径多为口服，经胃肠吸收和血液循环后，其在牙周组织、牙周袋内的药物浓度相对较低，常难以发挥抗菌和抑菌作用；低浓度抗生素不仅难以达到杀灭细菌的目的，还容易诱发耐药菌株形成；全身大剂量、长时间地使用抗菌药物并不一定能消除牙周组织的炎症，反易引起菌群失调，造成白念珠菌等的叠加感染；另外，口服抗生素经胃肠吸收，还易产生胃肠道反应和全身过敏等不良反应。

2. 全身使用抗生素的疗效及影响因素 全身使用抗生素的疗效取决于药物本身的药代动力学和局

部环境因素，体外药敏试验的结果并不能完全反映体内的药物效能。影响抗菌药物疗效的因素有药物的药代动力学、药物的配伍、药物对组织的吸附、感染的类型、耐药性、菌斑生物膜等多个环节。

药代动力学对药物的疗效有决定性影响。抗生素在药代动力学上可分为三类，即浓度依赖型、时间依赖型和抗菌后效应型。

浓度依赖型药物具有首次接触效应，药效取决于药物浓度，与药物作用时间无关，常采用大剂量、间断给药的方式，以提高药效。甲硝唑类属于此类药物。时间依赖型药物的疗效与药物作用时间的长短相关，药物在保证血药浓度高于最小抑菌浓度的条件下即可有效杀菌，进一步提高血药浓度并不能增加杀菌能力。这类药物使用时应在维持有效血药浓度的前提下确保足够的作用时间，此类药物以青霉素类最为典型。抗菌后效应是指药物血药浓度降至最小抑菌浓度后的一段时间内，仍具有抑菌作用。此类药物叫抗菌后效应型抑菌剂，在使用时应延长给药的间隔时间，典型药物为四环素族药物。

药物对组织的吸附能力对药物疗效有重要作用。不同的药物对组织的吸附能力不同，四环素等药物对钙化组织有较强的吸附力，可吸附于牙齿、骨等组织，然后再向牙周袋缓慢释放，可延长药物的作用时间。

组织的感染类型对药物作用的强弱也有明显影响。牙周袋内有革兰阳性和阴性细菌、兼性和专性厌氧菌及致病菌和非致病菌等多种细菌存在，是典型的混合感染。各种细菌间存在着复杂的共生关系，非致病菌群利用结合、降解等机制可消耗、消除抗菌药物的活性，降低药物在龈沟液中的有效浓度，使牙周致病菌逃避被彻底消除的结局。如粪链球菌通过使甲硝唑失活，可保护脆弱杆菌等的生存。

耐药性是细菌对抗菌药物产生的抵抗和适应。多种牙周致病菌对常用抗生素可产生耐药性。耐药菌株的产生，可使抗菌药物的效能下降甚至完全失效。牙龈卟啉单胞菌、中间普氏菌、具核梭形杆菌等多种细菌都可产生 β – 内酰胺酶而使青霉素类药物失去活性。

菌斑生物膜是细菌利用细胞外多糖 – 蛋白质复合物及其他一些物质将多种微生物黏附在一起形成的微生态环境。细菌凭借这一独特的生物膜结构可抵御抗菌药物的渗入，使抗菌药物在菌斑内部不能形成有效浓度，从而降低抗菌药物杀灭致病微生物的能力。

牙周病是多种细菌的混合感染，临床上经常采取两种或两种以上抗生素配伍，进行联合治疗。但联合用药时，应考虑药物之间的配伍问题，避免产生药物间的拮抗。药物使用时配伍得当，可使发挥药物间的协同作用，提高疗效。杀菌剂只能杀灭处于分裂期的细菌，同期使用抑菌剂会抑制细菌分裂，减低杀菌剂的作用效果。因此杀菌和抑菌药物只能采用序列治疗方法，如先用四环素、强力霉素抑菌，再用青霉素、甲硝唑杀菌，避免药物间产生拮抗作用。

在牙周炎患者的治疗中，如能合理地全身使用抗生素，并与机械性清除菌斑相结合，可产生良好的近期疗效。临床表现为探诊出血部位明显减少，牙周探诊深度变浅。牙周袋内细菌的组成也可发生变化，牙龈卟啉单胞菌、伴放线菌嗜血菌、螺旋体、能动菌等牙周可疑病原菌的比例明显下降或消失，革兰阳性球菌比例增加，牙周袋内的微生态平衡转向健康方向。但药物治疗只是机械性菌斑清除不足部分的辅助和补充，常规牙周治疗中全身应用抗菌药物并不值得提倡。

抗菌药物的作用基本上都是短期的。合理应用药物可使病变区的牙槽骨密度和高度有所增加，降低牙周炎症的程度，牙周治疗的远期疗效主要依赖于定期复查和必要的支持治疗。

3. 牙周病治疗中常用的抗生素

（1）硝基咪唑类药物

1）甲硝唑（Metronidazole）：第一代硝基咪唑类衍生药物，最初用于滴虫性阴道炎的治疗，后发现对厌氧菌感染造成的坏死性溃疡性牙龈炎有效，遂逐渐应用于牙周治疗。甲硝唑能有效杀灭病变组织中存在的牙龈卟啉单胞菌、中间普氏菌、具核梭形杆菌、螺旋体及消化链球菌等，改善牙龈出血、牙周袋溢脓等牙周症状。

甲硝唑具有廉价高效、无明显不良反应的特点，能杀灭专性厌氧菌，使用中不易产生耐药菌株或引起菌群失调。甲硝唑对兼性厌氧菌、微需氧菌无效，但可以结合使用其他抗生素如阿莫西林（青霉素羟氨苄）或螺旋霉素等，以提高疗效。如对优势菌为伴放线菌嗜血菌等微需氧菌引起的侵袭性牙周炎和常规治疗无效的病例，联合用药可改善治疗效果。

部分患者服用甲硝唑后可出现恶心、胃痛、厌食、呕吐等多种消化道反应。偶有腹泻、皮疹、口内金属味等不良反应。长期服用可能出现一过性白细胞减少、周围神经病变等。有报道大剂量使用可能有致癌、致畸倾向，故妊娠或哺乳期妇女禁用；甲硝唑在体内经肝脏代谢后大部分由肾脏排出，血液病、肾功能不全者慎用；因其可抑制乙醇代谢，服药期间应忌酒。

用法：每次口服片剂200mg，3~4次/d，一个疗程为5~7d。

2）替硝唑（tinidazole）：第二代硝基咪唑类衍生物。比甲硝唑半衰期更长、疗程更短，因而疗效也更高，但同时不良反应也更多。替硝唑的不良反应与甲硝唑相似，主要表现仍然是胃肠道不适等。另外，与抗高血压药合用时可能引起血压升高。

用法：替硝唑有片剂和胶囊剂型。片剂，每片250mg，首日口服2g，1~2次服完，以后2次/日，每次0.5g，3d为一疗程。

3）奥硝唑（ornidazole）：第三代硝基咪唑类衍生物。具有良好抗厌氧菌作用且不良反应小，疗效优于替硝唑和甲硝唑。它主要以具有细胞毒作用的原药和具有细胞毒作用的中间产物作用于细菌DNA，使其螺旋结构断裂或阻断其转录复制而导致死亡，达到抗菌目的。

用法：剂型有片剂、胶囊剂和注射剂等。片剂，每片250mg，每次500mg，2次/日，4天为一疗程。

（2）四环素族药物：四环素为广谱抗生素，对G^+菌、G^-菌及螺旋体均有抑制作用，可抑制多种牙周可疑致病菌的生长，对伴放线菌嗜血菌的抑制作用最为突出。药物口服后经血液循环在体内广泛分布，但对钙化组织的亲和力比较突出。而且，药物在牙周组织内可形成较高浓度，龈沟液的药物浓度可达血药浓度的2~10倍。

可用于牙周治疗的四环素族药物有四环素、二甲胺基四环素、强力霉素等。

1）四环素（tetracycline）：本药在治疗侵袭性牙周炎中的作用较为突出。侵袭性牙周炎的牙周袋壁内多含有侵入的伴放线菌嗜血菌，机械治疗难以完全消除。在刮治后结合应用四环素，能有效杀灭组织内的细菌。同时，研究表明四环素族药物还能抑制胶原酶及其他基质金属蛋白酶的活性，抑制结缔组织的破坏，阻断骨的吸收，从而有利于牙槽骨修复。

用法：片剂，每片250mg，每次250mg，4次/d，2周为一疗程。

2）米诺环素（minocycline）：又名二甲胺四环素。为半合成四环素族药物。它抑菌谱广而强，其体内抑制螺旋体和能动菌的药效可长达3个月。

用法：2次/d，每次100mg，1周为一疗程。

3）多西环素（doxycycline）：又称为强力霉素。其疗效优于四环素，在胃肠道中的吸收不受钙离子或抗酸剂的影响，此优点在四环素族药物中比较突出。

用法：多西环素的用法是首日100mg，分2次服用，以后2次/日，每次50mg，1周为一疗程。若以小剂量作抗胶原酶使用则可1~2次/d，每次口服20mg，3个月为一个疗程。

四环素类药物可造成胃肠道反应，肝、肾损害等不良反应，最为突出的不良反应是造成齿和骨骼等硬组织的着色。由于四环素类药物对钙化组织有较强亲和力，药物可随钙离子沉积于发育中的硬组织，故孕妇及6~7岁前的儿童禁用。

（3）阿莫西林：又名称羟氨苄青霉素或阿莫仙（amoxicillin）。它是β-内酰胺类半合成广谱抗生素，对G^+菌及部分G^-菌有强力杀灭作用。可与甲硝唑等联合使用以增强疗效，用于治疗侵袭性牙周炎。但阿莫西林对能产生β-内酰胺酶的中间普氏菌、具核梭杆菌等无抗菌作用，需与能降解β-内酰胺酶的克拉维酸联合使用，才能发挥杀菌作用。

用法：每次口服500mg，3次/d，7天为一疗程。

羟氨苄青霉素不良反应较少，偶有胃肠道反应、皮疹和过敏反应。对青霉素过敏者禁用。

（4）螺旋霉素：螺旋霉素（spiromycin）为大环内酯类抗生素，对G^+菌有强力抑菌作用，对G^-菌也有一定抑制效果。能有效地抑制黏放线菌、产黑色素类杆菌群及螺旋体等牙周优势菌。螺旋霉素进入体内后可广泛分布，但以龈沟液、唾液、牙龈和颌骨中的浓度较高，龈沟液中的药物浓度为血药浓度的10倍。螺旋霉素在唾液腺和骨组织中滞留的时间可达3~4周，释放缓慢，对牙周病治疗有利。

螺旋霉素不良反应较小，仅偶有胃肠道不适。

用法：每次口服200mg，4次/d，5~7天为一疗程。与抗厌氧菌药物有协同作用。

红霉素、罗红霉素（roxithromycin）也属大环内酯类抗生素，其作用与螺旋霉素相似，对衣原体和支原体也有一定效果。

4. 调节宿主防御反应的药物　大量临床和实验研究显示牙周组织的破坏与机体防御机制间存在密切联系。尽管现有的提高机体防御能力、阻断牙周组织破坏的治疗方法在理论上并不成熟，但在针对机体免疫和炎症反应、基质金属蛋白酶形成、花生四烯酸的代谢及牙槽骨吸收几个环节的尝试上已经取得了某些进展，为从调节宿主防御反应着手，对牙周炎患者进行全身治疗积累了一定的资料。

（1）机体免疫和炎症反应的调节药物：研究表明，炎症反应过程有多种细胞因子的参与，阻断其中的某些或全部环节可有效减轻组织炎症，也抑制了牙槽骨的吸收和牙周附着丧失，对减缓疾病进展有一定作用。细胞因子 IL-1、IL-11、TNF-α 和 NO 的受体拮抗剂可能在调节机体免疫和炎症反应方面有一定的应用前景。

（2）胶原酶和基质金属蛋白酶的抑制药物：胶原酶和基质金属蛋白酶在牙周组织的破坏过程中有重要作用。四环素族药物可抑制胶原酶及基质金属蛋白酶活性，从而抑制牙周组织的酶解和骨组织的吸收。四环素族药物抑制胶原酶的作用与其抗菌作用并无关联，失去有效抗菌基团的四环素，仍具有抑制胶原酶活性的能力。四环素类药物中以多西环素的抗胶原酶活性最强，对牙周炎患者进行小剂量、长疗程的多西环素治疗有良好临床疗效。糖尿病患者的胶原酶活性增高，治疗中联合应用多西环素也有明显治疗作用。但其安全性及长效性还有待进一步的研究证实。

（3）花生四烯酸代谢的抑制药物：前列腺素可刺激牙槽骨发生吸收，是牙周炎症过程中最重要的炎症因子，在病变的进展中有重要作用。前列腺素由花生四烯酸经生物代谢形成，其中环氧化酶的催化作用是其关键环节。非甾体类抗炎药物（即消炎镇痛类药物）可阻断花生四烯酸代谢过程中的重要媒介——环氧化酶的活性，因此非甾体类抗炎药物有可能阻断花生四烯酸代谢而抑制前列腺素合成，由此阻止牙周病变时牙槽骨的吸收。

非甾体类抗炎药可能抑制环氧化酶和脂氧化酶的活性，降低花生四烯酸的代谢，通过减少前列腺素和白三烯的产生，最终抑制炎症过程，减轻牙槽骨的吸收。另外，非甾体类抗炎药还可能减弱 IL-1、TNF-α 等细胞因子对前列腺素合成的诱导作用。

临床实验表明非甾体类抗炎药物对治疗牙周炎症确有一定作用。有的研究探讨了风平（flurbiprofen）、吲哚美辛（indomethacin）、布洛芬（ibuprofen）、芬必得（fenbid）等多种非甾体类抗炎药物用于牙周病治疗的意义。但在实际应用时，要注意权衡这些药物的不良反应和其实际疗效。

（4）骨质疏松的预防药物：牙周炎的牙槽骨破坏可能与骨质疏松有关，预防和控制骨质疏松可能对牙周骨组织丧失起到抑制作用。研究显示，双磷酸盐（alendronate）等骨质疏松预防药物可抑制骨丧失、减缓与牙周炎相关的牙槽骨吸收，但其治疗牙周炎的临床疗效尚待证实。

（5）中药的全身应用：中医认为"肾主齿，肾虚齿豁，肾固齿坚"。自古以来，历代医家都有用于牙周病治疗的中药复方，这些复方则主要是补肾、滋阴、凉血、清火。众多研究显示，这些中药作为一种辅助治疗手段，有一定改善牙周炎症的作用。同时，能调节宿主免疫力、减缓牙槽骨的吸收。但是，中药辅助治疗牙周炎的有效性，其发挥作用的有效成分等都有待进一步的研究和探索。

三、牙周病的局部药物治疗

局部用药是牙周病药物治疗的重要方面。局部用药在辅助牙周器械治疗，预防或减少菌斑的重新聚集方面有突出效果。局部药物治疗直接作用于病变部位，药物在组织内可形成较高的局部浓度，同时也可避免全身用药的诸多不良反应。但是这种治疗方式的最大劣处在于其对临床效果的改善基本都是临时性的。这种治疗不能完全消除牙周致病菌，治疗部位往往会发生细菌的再定植。

牙周局部用药的疗效取决于：药物到达病变区域的难易程度；病变部位的药物总量和浓度是否达到治疗要求；药物在病变部位的作用时间是否足够。

牙周的局部药物治疗可有多种给药途径，如含漱、冲洗、局部涂布及牙周袋内缓释、控释给药等。局部应用的药物按用药途径和剂型可分为：含漱药物、涂布药物、冲洗药物和控缓释药物。

1. 含漱药物 应用含漱剂（mouth rinse）的主要目的是清除和显著减少口腔内的细菌。通过含漱剂的使用应明显减少牙面、舌背、扁桃体、颊黏膜等处的细菌总量，限制龈上菌斑的堆积和成熟，阻止致病菌在龈沟、牙周袋的重新定植，预防牙龈炎、牙周炎的复发。

由于含漱液自身的剂型和使用特点，它在口腔内停留时间短暂，进入龈沟或牙周袋的深度也不超过1mm，理论上这些含漱液只是针对口腔表面和龈上菌群产生作用，对牙周袋内的菌群并无直接影响。常用的含漱药物有：

（1）氯己定：氯己定（chlorhexidine），为双胍类广谱抗菌剂，也称为洗必泰。对 G^+ 菌、G^- 菌和真菌有较强的抗菌作用，是已知效果最确切的菌斑对抗药物。其作用机制为吸附于细菌胞浆膜的渗透屏障，使细胞内容物漏出而发挥抗菌作用。低浓度有抑菌作用，高浓度则有杀菌作用。对因某些原因暂时不能行使口腔卫生措施者，采用氯己定含漱液能有效地控制菌斑。牙周手术后含漱可减少菌斑形成，有利组织愈合。

临床上，一般使用浓度为 0.12% ~ 0.2% 的葡萄糖酸氯己定溶液。含漱后部分药物可吸附于口腔黏膜和牙面，在 8 ~ 12h 内以活化方式逐步释放，持续发挥药物作用。

氯己定长期使用安全，不易产生耐药菌株。全身不良反应小，主要不良反应为味觉异常、牙面及舌背黏膜的着色，偶有口腔黏膜烧灼感。氯己定宜在饭后或睡前使用，牙面的着色可以洁治术清除。由于牙膏发泡剂可增加液体表面张力，不利于氯己定阳离子表面活性剂的作用，建议使用氯己定类含漱剂的时间尽量与刷牙时间错开，至少间隔 1 小时。

用法：0.2% 氯己定每日含漱 2 次，每次 10ml，含漱 1 分钟。用 0.12% 浓度的氯己定 15ml 可保持同样疗效而减少不良反应的发生。

（2）西吡氯铵：西吡氯铵（cetylpyridinium chloride，CPC），也称西吡氯烷、氯化十六烷基吡啶，是一种阳离子季铵化合物。它是一种阳离子表面活性剂，可与细菌细胞壁上带负电荷的基团作用而杀灭细菌。使用 0.05% 的西吡氯烷溶液含漱，可使菌斑的量减少 25% ~ 35%。其抗菌作用不如氯己定强，但不良反应也小于后者。作为辅助治疗措施，可以比氯己定使用更长的时间。

2. 涂布药物 牙周组织处于唾液、龈沟液等体液环境中，涂布药物的实际作用效果经常受到质疑。龈上洁治、龈下刮治和根面平整术等基础治疗过程能使牙龈炎症消退、牙周袋变浅。通常情况下，牙周治疗后并不需要涂布药物。涂布药物只有在牙龈炎症较重，牙周袋有肉芽增生或牙周急性脓肿时，出现能够暂时容留涂布药物的龈袋、牙周袋或类似组织结构的情况下，才能发挥作用。

（1）碘伏：碘伏（Iodophor）为碘与聚醇醚复合而成的广谱消毒剂，能杀死病毒、细菌、芽孢、真菌、原虫。可用于皮肤消毒、黏膜的冲洗或手术前皮肤消毒，也可用于皮肤、黏膜细菌感染以及器械、环境消毒。是一种安全、低毒、刺激性小的消毒剂，脓肿引流后可将碘伏置于患牙牙周袋内，有较好的消炎作用。

（2）碘甘油：为碘化钾、碘和甘油按一定比例混合制成，具有一定抑菌和消毒收敛作用，药物刺激性小。复方碘甘油则是碘化锌、碘及甘油按一定比例混合而成。其杀菌和收敛作用较前者更强，常需由牙科医生将其置入袋内。

（3）四环素：四环素在溶液条件下呈酸性，具有螯合金属离子的能力，可用于病变根面的处理。手术条件下用四环素溶液对裸露的根面进行药物处理可使根面轻度脱矿、牙本质小管开放、胶原纤维裸露，并刺激牙周膜细胞在根面迁移，从而直接促进细胞附着与生长。但这种作用取决于应用时的局部药物浓度和持续作用时间，浓度过高、使用时间过长反而抑制成纤维细胞生长。

（4）乙二胺四乙酸：乙二胺四乙酸（ethylene diamine tetraacetic acid，EDTA）是中性金属离子螯合剂。手术条件下处理病变根面，可使根面轻度脱矿、牙本质小管开放、胶原纤维裸露。由于药物本身呈中性，对周围组织的影响少，有利于潜能细胞的增殖和分化。24%乙二胺四乙酸膏体的药物作用比较典型。

3. 冲洗药物　牙周病的局部冲洗治疗是以水或抗菌药液对牙龈缘或牙周袋进行冲洗，以达到清洁牙周组织、改善牙周袋局部微生态环境的目的。加压冲洗对菌斑有一定机械清洁作用，但冲洗（药）液在牙周袋等组织内的停留时间短暂，也不能形成较高药物浓度。无论是机械清除还是药物作用，由冲洗达到的牙周治疗效果是短暂的。

抗菌药液的龈上冲洗并不能去除已形成的菌斑，但可抑制或减缓菌斑的形成。沽治后进行的龈上冲洗，可清除牙间隙和较浅牙周袋中残留的牙石碎片，稀释和减少细菌及其毒素残留数量，减少菌斑重新附着和成熟的机会。

常用的牙周冲洗药物有过氧化氢、氯己定和聚维酮碘。

过氧化氢在治疗急性坏死性溃疡性龈炎、急性牙周感染时有较好的疗效。洁治、刮治和根面平整后，以3%过氧化氢液作牙周局部冲洗，有助于清除袋内残余的牙石碎片及肉芽组织。氯己定可吸附于细菌表面，改变细胞膜的结构，破坏其渗透平衡而杀菌，0.12%~0.2%氯己定对G^+菌、G^-菌及真菌有很强的杀灭作用。但应注意处于病变活动期的牙周袋内经常存在脓血，可能影响氯己定作用的发挥。

聚维酮碘是碘与表面活性剂的结合物，对G^+菌、G^-菌、病毒、真菌、螺旋体等有杀灭作用。以0.5%聚维酮碘用于牙周冲洗，可改善局部的牙龈炎症，使龈下微生物的组成向有益的方向转化。

4. 牙周缓释及控释药物　缓（控）释药物是指能将药物的活性成分缓慢地或控制性地释放，在特定时间和作用部位内形成并维持有效药物浓度的药物制剂。

抗菌缓（控）释药物的应用正符合牙周病变中牙周袋和菌斑的结构特点，可在牙周袋内形成较高的药物浓度，作用时间延长。相对全身用药而言，它可显著减少用药剂量和给药频率，避免或减少了药物的不良反应。

牙周缓释药物的应用也可能带来某些问题。如现有的此类药物多通过牙周袋途径给药，对已侵入袋壁组织内的伴放线菌嗜血菌、螺旋体等并无疗效，对位于舌背、扁桃体或其他口腔黏膜等部位的细菌也无作用。并且由于给药缓慢，可能导致牙周袋内形成耐药菌株。

牙周缓释抗菌药物的应用对象多为龈下刮治后仍有明显炎症特征的牙周袋、急性牙周脓肿、脓肿窦道和某些不宜全身用药的牙周炎患者。

现有牙周用途的缓释抗菌药物中比较典型的有盐酸二甲胺基四环素、甲硝唑和四环素等。

盐酸二甲胺基四环素的缓释剂型包括可吸收的2%盐酸二甲胺基四环素软膏和不可吸收的5%米诺环素薄片两种。盐酸二甲胺基四环素软膏为目前最常见的牙周缓释抗菌剂，药物呈膏状，贮于特制注射器内。使用时膏体通过纤细针头注入牙周袋深部，软膏遇水固化成黏性凝胶。通过在牙周袋内缓慢释放其成分，药物软膏可在较长时间内保持较高的局部药物浓度，通常注射1次软膏可维持有效抗菌浓度约1周。由于盐酸二甲胺基四环素还有抑制胶原酶活性的作用，故可用其缓释软膏在洁治和根面平整后进行牙周袋注射作为基础治疗的辅助。

25%的甲硝唑凝胶和甲硝唑药棒也是常用的牙周局部缓释药物，其载体是淀粉和羧甲基纤维素钠。对牙周脓肿和深牙周袋的治疗效果良好，但在牙周袋内有效药物浓度维持时间较短。

此外四环素药线、四环素纤维及氯己定薄片、强力霉素凝胶等也有一定应用。

目前牙周袋内控释药物的开发尚处于研制阶段，牙周局部缓释、控释制剂的广泛应用尚需时日。

（刘朝阳）

第七节　临时牙周夹板

牙齿松动的主要原因是牙槽骨等支持组织的丧失，而炎症是造成组织破坏的主要机制，但咬合创伤在病变过程中也有重要影响。对于破坏比较明显的牙周组织，即便正常的咬合力量也会因支持组织不足而导致咬合创伤。

处理松动患牙应该首先消除炎症和创伤，多数松动牙经基础治疗后其动度可明显降低。但某些动度较大的患牙虽经牙周清创和咬合调整也很难恢复，由此可能因继发性咬合创伤而影响咀嚼功能。对符合保留和固定条件的松动患牙加以临时或永久固定，有助于这些患牙在病变后继续行使咀嚼功能，是牙周治疗的重要组成部分。牙周夹板视功能及保留时间长短不同，可分为临时性和永久性牙周夹板。临时性牙周夹板由牙周科医师完成，而永久性夹板则多为口腔修复科医师制作。

一、牙周夹板的应用基础和原理

1. 牙周组织对不同方向殆力的反应　牙周组织对不同方向殆力的反应不尽相同。牙周膜自身的纤维结构和排列方式使之更适于垂直方向的殆力，此时的咬合承受力也最强。垂直殆力有利于牙周组织健康，水平方向的殆力可损害牙周组织。旋转力或扭力则对牙周组织损害最大，可导致使牙周膜撕裂和牙槽骨吸收，引起牙齿松动。

2. 夹板的生物学原理　牙周组织本身存在一定的储备，此潜力可使之在必要时承受超出其常态一倍的咬合压力。通过牙周夹板将多个松动患牙相互连接或固定于健康而稳固的邻牙之上，可使之相连形成一体即咀嚼组合体，由此松动牙可得到固定。

牙周夹板范围内，一颗牙受力时，咬合力可同时传导至组合体其他牙的牙周组织，共同负担咬合力量，从而达到分散殆力、为松动患牙减负的目的。并因此可减少扭转力、侧向力对牙周组织造成的创伤。

牙周临时夹板通过对松牙的固定，可以在特定时期缓解或消除牙周病患牙的松动，为牙周组织修复和松牙行使正常功能创造条件。

二、松牙固定的应用原则

牙周病变经基础治疗后，患牙松动程度多有不同程度的降低。对其中具备适应和代偿功能的松牙不必固定。某些患牙虽经牙周清创和咬合调整，但剩余支持组织仍不能承受正常殆力，可因继发性殆创伤而继续松动或移位，妨碍咀嚼或咀嚼不适。可进行松牙固定术。

根据松动牙的功能状况、松动程度和病变进展状态可考虑进行松动牙夹板固定。通过固定，增强或改善松动患牙的功能，阻止病情加重。

松牙固定须在牙周软组织炎症受到控制、殆干扰得到消除的情况下进行。要避免对无保留价值的松牙无原则地滥用夹板。

三、临时牙周夹板

牙周炎患牙经基础治疗后仍有明显松动和咀嚼不适等，可借助固定材料连接，形成临床夹板，以利牙周组织的修复再生。临时夹板可在牙周手术之前完成，减少术后牙齿松动造成的损伤。

临时性夹板制作简便，价格便宜，修理和拆除均比较方便。但固定材料为钢丝、玻璃纤维和树脂等，在牙体外侧增加了明显的附加物，可增加患者菌斑控制难度，同时也要求患者对牙体外形变化有必要的心理和生理适应能力。

临时牙周夹板多利用不锈钢细丝或玻璃纤维将松牙结扎、固定于健康的邻牙，再通过外覆复合树脂使松牙得以临时固定。一般可维持数周、数月或更长。当牙周组织反应良好，有骨组织修复，松动程度明显降低时，可拆除夹板或换成永久性夹板。

根据制作材料不同，可将临时夹板分为不锈钢丝复合树脂联合夹板、光敏树脂黏合夹板和玻璃纤维夹板。

1. 不锈钢丝联合复合树脂夹板　通常选用直径 0.25mm 的不锈钢钢丝从相邻健康牙（固定基牙）的远中牙间隙穿过，然后环绕基牙和需要固定的松牙进行"8"字交叉结扎，直至另一侧固定基牙，最后拧紧钢丝末端，将所有结扎牙形成一个咀嚼组合整体。牙间隙较大时可以钢丝在间隙处多绕几圈，使钢丝占据牙间隙，从而防止松牙在结扎后发生近远中向的松动和移位。

钢丝的固定位置应位于牙体邻接区与舌隆突之间。为防止结扎钢丝滑向牙颈部，可在基牙远中轴面角作牙体预备，即在结扎丝通过的部位磨出沟槽以利结扎固定，结扎后以复合树脂覆盖钢丝，完成后打磨抛光。

该夹板通过不锈钢钢丝和复合树脂进行双重固定，比较牢固。夹板维持时间较长，一般可达1年左右，适用于牙周治疗后牙松动仍较明显者，尤其适用于下前牙。但使用时须防止钢丝结扎对松动牙体的侧向加力造成新的创伤。

2. 光敏树脂黏合夹板　直接以复合树脂覆盖或充填固定邻牙和松动牙的邻接面，经修整外形后固化并抛光以使外形接近自然。这种夹板适合于外伤松动牙或牙周治疗前的临时固定，无需牙体预备，固定数周后即可拆除，固定作用较弱。

3. 玻璃纤维夹板　玻璃纤维具有很高的抗挠曲强度，化学结合牢固，可使松动牙稳固。由于牙面没有明显的附加物，外形美观易为患者接受，适合于前牙区的固定。此类临时夹板的维持时间可达半年至1年左右。

四、应用临时牙周夹板的注意事项

松牙固定时应保持牙齿原有位置，避免出现牵拉、移位力量造成新的创伤。固定后应作即刻检查和随访，防止早接触和新的咬合创伤的出现。注意临时牙周夹板的邻面形态，避免形成悬突压迫牙龈乳头或妨碍菌斑控制。应强调和加强口腔卫生保健，积极控制菌斑，教会患者如何保护好牙周夹板，不用其咬过硬的食物等。

（霍美玲）

第九章

牙周病的手术治疗及激光治疗

第一节 牙周手术治疗概述

一、牙周手术治疗的目的

牙周手术的目的在于控制牙周炎症，最大程度地获得牙周组织新附着或牙周组织再生。清除牙周袋壁的病变组织、暴露病变的根面和牙槽骨，便于在直视下彻底地清除根面的菌斑、牙石和病变组织。使牙周袋变浅或恢复正常，使患者和医师易于保持牙面清洁，减少炎症的复发。矫正因牙周病变所造成的软、硬组织缺陷和不良外形，建立生理性的牙龈外形，便于患者自身控制菌斑，维护口腔卫生。促进牙周组织修复和再生，建立新的牙周附着关系。恢复美观和功能需要以及利于牙齿或牙列的恢复，如覆盖裸露的根面、增宽附着龈、改变系带附着的位置、延长临床牙冠、种植牙等。

二、牙周手术治疗的适应证

经完善的基础治疗后，口腔卫生良好，但仍具有下列情况者，应考虑手术治疗。

牙槽骨外形不规则，有深的凹坑状吸收、骨下袋及其他一些骨缺损，需手术进入修整骨外形，或进行植骨术，或进行引导性组织再生术。

基础治疗不能彻底清除根面刺激物者，常见于磨牙区和前磨牙区。

后牙的根分叉病变达Ⅱ度或Ⅲ度者，手术有利于彻底刮净牙石、菌斑，暴露根分叉，或进行引导性组织再生术使病损处骨质修复，或需要进行截根、分根、半牙切除等。

最后一个磨牙的远中骨袋，常伴有膜龈问题，需手术治疗。

基础治疗后仍存在≥5mm的中、重度牙周袋，探诊后有出血或溢脓，炎症不易控制。

在浅牙周袋或正常龈沟处，存在膜龈问题，如附着龈过窄、个别牙龈退缩等，需采用膜龈手术治疗者。

龋坏或牙折断达龈下而影响牙体修复，或修复体破坏了生物学宽度，或前牙临床牙冠短，笑时露龈过多，需手术延长临床牙冠，以利治疗、修复或改善美观者。

三、选择牙周手术需要考虑的问题

牙周袋的特征：深度、范围、与周围牙槽骨的关系即骨上袋还是骨下袋以及牙周袋的形态、厚度。

器械是否能进入病变区，如根分叉感染。

牙槽骨的形态、高度，有无凹坑状吸收、水平或垂直吸收及有无其他畸形。

是否存在膜龈问题，如有无适当宽度的附着龈、牙龈的厚度和形态等。

对第一阶段基础治疗的反应。

患者的依从性，包括能够进行有效的口腔卫生维护；对于吸烟者，最好能在短期（如几周）内停止吸烟。

患者的年龄及全身健康状况。

美学上的考虑。

四、牙周手术的局部麻醉

通过麻醉消除痛觉是手术过程的一个重要组成部分，良好的麻醉是保证手术治疗能够顺利进行的关键性措施。麻醉的方法有很多，应根据患者的体质、疾病的性质、手术的部位、麻药的特性等选择合适的麻醉措施，牙周手术一般采用局部浸润麻醉或神经传导阻滞麻醉。

（一）局部麻醉常用药物

口腔局部麻醉药物主要包括麻醉药和血管收缩药两大类。根据化学结构不同，可以将局部麻醉药分为酰胺类和酯类；血管收缩药则可分为儿茶酚胺类和合成多肽类。

酰胺类局部麻醉药是口腔麻醉主要的注射用药，除了其麻醉效果较酯类更好外，一个重要的特点是发生过敏反应的可能性低，而酯类容易引起过敏反应。

1. 国内常用的酰胺类局部麻醉药物

（1）利多卡因（lidocaine）：利多卡因又名赛洛卡因（xylocaine），是最常用的局部麻醉药，它在口腔麻醉中的应用已超过50年。其注射剂为氢氧化盐溶液，在临床上主要以1%～2%与1：100 000肾上腺素共同用于口腔阻滞麻醉；如作为局部浸润麻醉浓度宜降低至0.25%～0.5%。利多卡因有较强的组织穿透性和扩散性，也可用于表面麻醉，用作表面麻醉药时，可有多种配方和浓度，如5%膏剂、10%喷雾剂和20%胶贴。利多卡因单独使用时，麻醉持续时间不长，当与肾上腺素配合使用时，能获得可靠的麻醉效果并维持2小时左右。利多卡因还有迅速而安全的抗室性心律失常作用，常为心律失常患者首选的局部麻醉药。

（2）阿替卡因（articaine）：阿替卡因为4%（40mg/ml）的溶液，与肾上腺素以1：100 000或1：200 000的比例联合使用。加入了肾上腺素的阿替卡因与利多卡因和肾上腺素联合制剂的作用相似，对组织的渗透性强。该药物代谢较快，组织毒性相对更低。目前常用的市售成品盐酸阿替卡因肾上腺素针剂商品名为"必兰"。

（3）甲哌卡因（mepivacaine）：甲哌卡因2%溶液中可加入1：100 000肾上腺素。加入了肾上腺素后，甲哌卡因与利多卡因和肾上腺素联合制剂的作用相似。甲哌卡因的血管扩张作用不及利多卡因明显。国内市场上，甲哌卡因的商品名为"斯康杜尼"。

2. 牙科可能用到的酯类局部麻醉药

（1）普鲁卡因（procaine）：普鲁卡因又名奴佛卡因（novocaine），在利多卡因出现以前是牙科局部麻醉首选药物，也是唯一可用于注射的酯类局部麻醉药物，其他都只作为表面麻醉。2%的普鲁卡因用于阻滞麻醉，浸润麻醉的使用浓度为0.5%～1%，由于其通透性和弥散性差，不适用于表面麻醉。普鲁卡因麻醉作用时间较短；常与肾上腺素配合使用。单纯的普鲁卡因是很强的血管舒张剂，因此它常用作发生静脉内镇静罕见并发症——动脉痉挛时的急救动脉内用药。因为是酯类药物，普鲁卡因偶能产生过敏反应，如皮炎、荨麻疹或声门水肿等。有不少患者因使用普鲁卡因青霉素而致敏，故对有青霉素过敏史的患者应警惕使用普鲁卡因可能存在的危险性。普鲁卡因能抑制磺胺类药的抗菌作用，故普鲁卡因不适用于正使用磺胺制剂的患者。

（2）苯佐卡因（benzocaine）和丁卡因（amethocaine）：苯佐卡因在水中不溶解，而丁卡因毒性很强，因此两者都只能用于表面麻醉。二者使用浓度分别为5%～20%和2%。

3. 用于口腔局部麻醉的血管收缩药

（1）肾上腺素（epinephrine）：肾上腺素是一种自然产生的激素，加入口腔局部麻醉药中能够加深麻醉、延长牙髓麻醉时间、控制出血。研究显示，微量的肾上腺素并不引起血压明显变化，对高血压、糖尿病患者的反应，与正常人基本相同。在局麻药中加入1：200 000～1：400 000的肾上腺素，反而可取得良好的镇痛效果，消除患者紧张情绪，从而避免血压的波动。

（2）苯赖加压素（felypressin）：苯赖加压素是一种合成的肽，血管收缩效果不如肾上腺素，所以控制出血的能力不强，但安全范围大。对伴有严重心脏病的患者，使用麻醉药物应非常谨慎，选用苯赖加压素更安全。

（二）浸润麻醉（infiltration anaesthesia）

浸润麻醉是将局部麻醉药注入组织内，以作用于神经末梢，使之失去传导痛觉能力而产生麻醉效果，这是牙周手术中最常用的麻醉方法，此种局部浸润麻醉因麻醉药注射在骨膜上黏膜下，又称为骨膜上浸润麻醉。

1. 上颌颊侧浸润麻醉　上颌颊侧骨板皮质很薄，用这种方法，麻药会渗透入牙髓，可以麻醉患牙及邻近牙齿的牙髓，还有包括牙周韧带在内的颊侧软组织，以及此区域的颊侧牙槽骨。

方法：注射麻药之前要消毒术区。通常使用配有长度为 20～25mm 针头的注射器，进针点在颊侧黏膜反折处，进针点最好在患牙根尖处，针尖如抵到骨面则微后退针头 1～2mm，注意针头不要抵到骨面进行注射，以防药液注射到骨膜下产生剧烈疼痛。注射前先回抽，回抽无血后缓慢注射药液 1～1.5ml，约每分钟 1.8ml。通常 2 分钟内即显麻醉效果。

2. 腭部浸润麻醉　尖牙以后的腭侧软组织可以用浸润麻醉。浸润麻醉的进针点为距龈缘 10～15mm 的位置，在患牙远中注射浸润 0.2ml 麻醉药可以麻醉从进针点到患牙区域的腭黏膜及腭侧牙周膜。

但上颌第三磨牙进针点应在它的前方，这是因为腭大神经孔位于上颌第三磨牙近中，支配此区域的神经走向是从前向后。

在腭前部，鼻腭神经阻滞麻醉较常用。

3. 下颌浸润麻醉　下颌区域根据具体情况选择浸润麻醉。浸润麻醉适用于儿童下颌乳牙的各个区域，方法与上颌颊侧浸润麻醉相似。对于成人，浸润麻醉是下切牙牙髓麻醉的首选方法，在牙的颊舌侧根尖部均进行浸润麻醉（图 9 - 1），唇颊侧方法与上颌相似，舌侧浸润位于根尖部黏膜转折处。麻醉显效所需时间长于上颌，一般需 8～10 分钟。部分品种的麻药（如盐酸阿替卡因肾上腺素针剂）渗透性较强，可以替代阻滞麻醉应用于全部下颌区域。

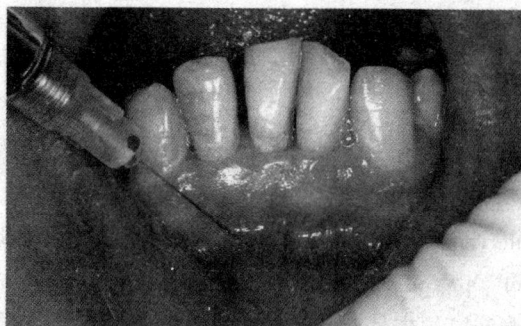

图 9 - 1　下前牙唇侧的浸润麻醉

（三）阻滞麻醉（regional block anaesthesia）

阻滞麻醉是将局麻药注射到神经干或其主要分支附近，以阻断神经末梢传入的刺激，使神经分布的区域产生麻醉效果。局部阻滞麻醉的优点在于：一次注射麻醉区域广泛；减少麻醉药的用量和注射次数；麻醉可远离感染区。但阻滞麻醉技术上较浸润麻醉难度大；可能造成有出血倾向患者的深部出血，注射前一定要检查有无回血，回抽无血后方可注射。

1. 上牙槽后神经阻滞麻醉（posterior superior alveolar nerve block）　注射局麻药于上颌结节，以麻醉上牙槽后神经，又称上颌结节注射法（tuberosity injection）。适用于上颌磨牙的拔除及相应的颊侧龈、黏膜和上颌结节部的手术（图 9 - 2）。方法如下：患者头微后仰，半张口，术者牵拉其颊侧软组织向上后，以上颌第二磨牙远中颊侧根部口腔前庭沟作为进针点，紧贴上颌结节弧形表面以 45° 角向上后内方刺入 2cm，这时针尖已靠近上颌结节后壁，回抽无血后推注麻药 1～1.5ml。注意针尖刺入不要过深，否则容易引起血肿，如果发现血肿应立即在翼丛区域加压至少 5min。

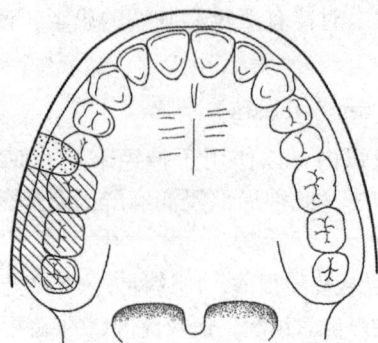

图9-2 上牙槽后神经麻醉成功后的麻醉区域
斜纹区：完全麻醉；点状区：部分麻醉

2. 眶下神经阻滞麻醉（infraorbital nerve block） 眶下神经出眶下孔，又称眶下孔（管）注射法
[infraorbital foramen（canal）injection]，麻醉眶下神经及其分支，也可麻醉同侧上牙槽前神经，麻醉范
围包括同侧上唇、鼻、上颌前牙、双尖牙，及这些牙的唇侧或颊侧的牙槽骨、骨膜、牙龈和黏膜等组织
（图9-3）。方法如下：患者微张口，术者牵拉其口角向外向上，在前磨牙的颊侧前庭沟区域进针，然
后平行前磨牙根尖向上行，直到接触眶下孔区的骨面，再稍退针至骨膜上，回抽后推注1ml药液。

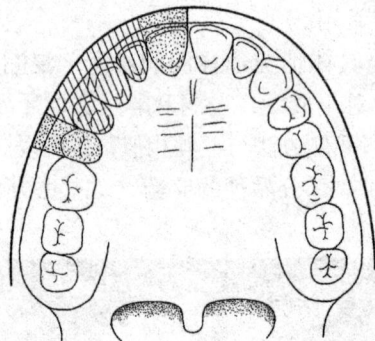

图9-3 眶下神经阻滞麻醉成功后麻醉区域
斜纹区：完全麻醉；点状区：部分麻醉

3. 腭前神经阻滞麻醉（anterior palatine nerve block） 将麻药注入腭大孔或其附近以麻醉腭前神
经，又称腭大孔注射法（greater palatine foramen injection）。麻醉范围：同侧磨牙、双尖牙腭侧的黏骨
膜、牙龈及牙槽骨等组织（图9-4）。尖牙腭侧区域受腭前神经与鼻腭神经交叉支配。方法：患者头后
仰，张大口，上颌牙颌面与地平面成60°角，腭大孔位于上颌第二磨牙远中腭侧，它也是腭前神经麻醉
的进针点，往上后方推进至腭大孔，回抽无血，注入麻药0.3~0.5ml。

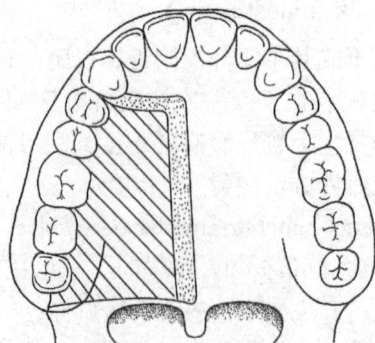

图9-4 腭前神经阻滞麻醉成功后麻醉区域
斜纹区：完全麻醉；点状区：部分麻醉

4. 鼻腭神经阻滞麻醉（nasopalation nerve block）　将麻药注入腭前孔（切牙孔），以麻醉鼻腭神经，又称腭前孔注射法（anterior palatine foramen injection）。麻醉范围：双侧上颌前牙及硬腭前份软组织颌骨组织，其中尖牙区域也受腭前神经的共同支配（图9-5）。方法：切牙孔位于左右尖牙连线与腭中线的交点上，表面有梭形的切牙乳头覆盖。患者张大口，进针点为切牙乳头侧缘，然后将针摆向中线，使之与中切牙的长轴平行，向后上方推进，浸润切牙孔，回抽无血后推注0.3~0.5ml麻醉药，药效见效很快。

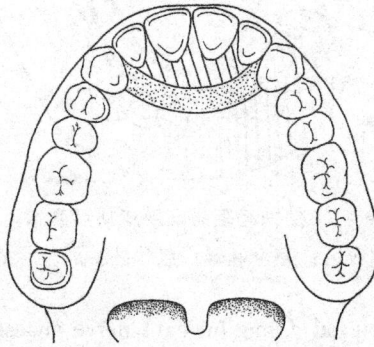

图9-5　鼻腭神经阻滞麻醉成功后麻醉区域
斜纹区：完全麻醉；点状区：部分麻醉

5. 下牙槽神经及舌神经阻滞麻醉（the inferior alveolar and lingual nerve block）　最常用的成人下颌麻醉方法。将麻醉药注射于下颌支内侧的下颌神经孔处，以阻滞由此进入下颌骨的下牙槽神经。麻醉范围：同侧下颌骨、下颌牙、牙周膜、双尖牙至中切牙唇（颊）牙龈、黏骨膜及下唇部，以下唇麻木为注射成功的主要标志（图9-6）。注射标志点：患者张大口，磨牙后方，咽前柱之前，有一条索样黏膜皱襞，即翼下颌韧带；颊部有一脂肪组织突起形成的三角形颊脂垫，其尖端正对翼下颌皱襞中点而稍偏外处，此两者即为注射的重要标志点。如颊脂垫尖不明显，则以大张口时上下颌牙槽嵴相距的中点线上与翼下颌皱襞外侧3~4mm的交点作为注射标志。方法：患者张大口，下颌𬌗面与地面平行，注射器由对侧前磨牙处伸入，注射针应高于下颌𬌗面1cm并与之平行，从上述标志点进针，一直向前，直至骨面（成人通常进针15~25mm），回抽无血，缓慢注射1.5ml麻药。如需麻醉舌神经，则在最初位置注射完后，针头退出约一半的距离，回抽无血，再注入麻药，边注射边退针，直至针尖退出黏膜。这法可同时麻醉下牙槽神经及舌神经。

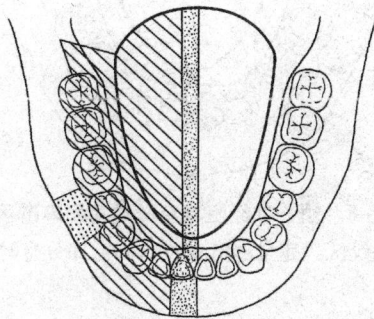

图9-6　下牙槽神经和舌神经阻滞麻醉成功后麻醉区域
斜纹区：完全麻醉；点状区：部分麻醉

6. 颏神经阻滞麻醉（mental nerve block）　颏神经阻滞麻醉需在颏孔注入局麻药，颏孔位于下颌双尖牙牙根尖之间的下方，下颌骨下缘上方约1cm处，麻醉范围见图9-7。方法：由黏膜转折处进针，针尖朝向前磨牙牙尖之间的骨组织，抵达骨面后微微退针，回抽无血缓慢注入约1.5ml麻醉药。

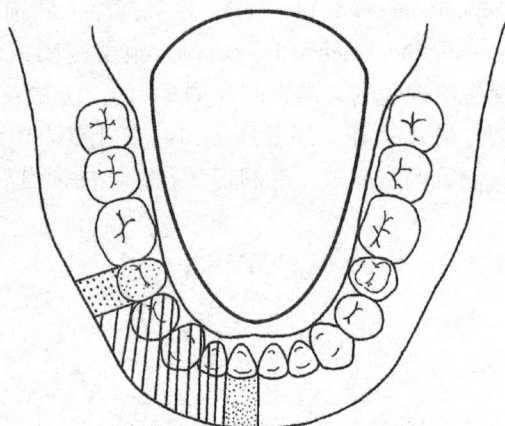

图 9 - 7　颊神经阻滞麻醉成功后麻醉区域
斜纹区：完全麻醉；点状区：部分麻醉

7. 颊（颊长）神经阻滞麻醉 ［buccal（long buccal）nerve anaesthesia］　在颊神经经过的不同位置都可进行麻醉。可在下牙槽神经阻滞麻醉过程中，针尖退至肌层、黏膜下时注射麻醉药 0.5 ~ 1ml，即能麻醉颊神经；也可以下颌磨牙颌面的水平线与下颌支前缘交界点的颊黏膜（在腮腺导管口下、后约 1cm 处）作为注射标志，进针后在黏膜下注射麻醉药 0.5 ~ 1ml；还可在要拔除磨牙的远中根颊侧黏膜转折处，作局部浸润麻醉。麻醉范围：同侧下颌磨牙颊侧牙龈、黏骨膜、颊部黏膜、肌肉和皮肤（图9 - 8）。

8. 龈乳头内麻醉（intrapapillary anaesthesia）　龈乳头内麻醉适用于在牙周手术时取得局部麻醉效果，控制血肿形成。还可在颊侧浸润后，作为一种麻醉腭侧的方法。方法：针头刺入颊侧的龈乳头，位置以龈乳头顶端根方 5mm 处为宜。平行殆平面进针，缓慢注射，所需注射量少（约 0.1ml）。

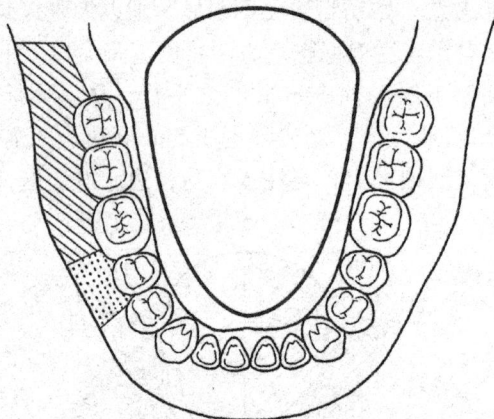

图 9 - 8　颊长神经阻滞麻醉成功后麻醉区域
斜纹区：完全麻醉；点状区：部分麻醉

（四）局部麻醉的并发症

局部麻醉在口腔中的运用有良好的安全性，但这并不意味可以随意使用局部麻醉药物，对一些特殊人群，如儿童、老年人、体弱者等可能产生不良效果。在局部麻醉前必须了解患者的全身情况和用药情况。当出现下列局部麻醉并发症时需要及时对症处理。

1. 晕厥　晕厥是由于一时性中枢缺血所致。一般可因恐惧、饥饿、疲劳及全身健康情况较差，或疼痛、体位不良等引起，因此在术前应该消除患者的紧张情绪、避免空腹。一旦发生晕厥，立即停止注射，放平坐椅，头置低位，松开衣领，保持呼吸通畅；芳香胺酒精或氨水刺激呼吸；针刺人中穴；氧气吸入；静脉输入高渗葡萄糖溶液。

2. 过敏反应　酰胺类麻醉药产生过敏反应的现象极其罕见,酯类麻醉药则较容易造成过敏反应。一些对硫磺过敏的患者可能对含肾上腺素的药物过敏。所以,术前要详细询问有无酯类局麻药过敏史,如有或为过敏体质者,均应改用酰胺类药物,并预先做皮肤过敏试验。除了麻醉药物成分可产生过敏反应,乳胶也是一种潜在的致敏原,某些麻醉药的针筒含有乳胶,也存在导致过敏性休克的可能。

3. 中毒　当单位时间内进入血循环的局麻药速度超过分解速度时,血药浓度升高,若达到一定浓度,患者就会出现中毒症状。引起局部麻醉药物中毒的可能因素有血管内注射、药物过量、患者代谢异常等,因此在注射前计算出最大安全剂量、注射前和注射中回抽无血、缓慢注射都是预防中毒的重要措施。

局部麻醉药和血管收缩药都可能导致药物中毒。局部麻醉药引起中毒反应时,应立即使患者平卧,以对抗循环系统的衰竭;血管收缩药引起中毒反应时,应该将患者端坐,以降低大脑血压。

4. 注射区疼痛和水肿　常见原因有麻醉药液变质或混入杂质,注射针头钝而弯曲或有倒钩而引起组织或神经损伤;麻醉药物注入骨膜下;未严格执行无菌操作,引起感染性炎症等。所以在操作前要认真检查麻醉剂和器械,注意消毒隔离,严格按照麻醉注射的要点进行操作。若已经发生注射区疼痛和水肿,可局部热敷、理疗、封闭或给予消炎止痛药物。

5. 血肿　注射针刺破血管,特别是刺伤静脉丛,即发生组织内出血,在黏膜下或皮下可出现紫红色瘀斑或肿块。注射前要检查针尖,不能粗钝或有倒钩;注射时进针不要过深,不要反复穿刺。若局部已形成血肿,可立即压迫止血,并冷敷;出血停止后,改为热敷,促使血肿吸收消散;同时给予抗感染及止血药物。

6. 暂时性面瘫　面神经穿过腮腺组织,当进行下牙槽阻滞麻醉时,针头偏向内后或偏上,可能刺入腮腺深部,将麻醉药物刺入腮腺,而造成面神经麻痹,局部面瘫将随着麻醉药物的代谢清除而痊愈。因此行下牙槽神经阻滞麻醉时,应确保针头接触骨面,以减少误入腮腺的可能。

7. 神经损伤　注射针穿刺或撕拉,或注入混有酒精的溶液,都能损伤神经,从而出现长时间的感觉异常、神经痛或麻木。多数神经损伤是暂时、可逆的,但也有不可复的,因此出现神经损伤症状要早期给予营养神经的药物和相应的理疗处理,促进功能恢复。

8. 暂时性牙关紧闭　麻醉药注入翼内肌或嚼肌内,或刺破血管导致血液流入肌肉,都可导致肌肉痉挛,牙关紧闭。这种症状一般都为暂时性,2~3小时后即可自行复原。

(霍美玲)

第二节　袋内壁刮治术

袋内壁刮治术(gingival curettage)的目的是将牙周袋壁的污垢、肉芽组织等一并清除,以促进结缔组织再生,从而使牙周袋变浅,避免牙周炎症的进一步发展。

一、适应证

(1) 范围比较局限的骨下袋,尤以袋的周围均存在牙槽骨壁者。

(2) 较浅的骨上袋,不需骨成形者。

(3) 由于年龄、系统性疾病等原因,进一步的手术治疗被列为禁忌证者。

(4) 已接受过牙周手术,在复查中发现某一位点反复出现炎症者。

二、术前准备

(1) 手术器械主要采用匙形刮治器。

(2) 在进行袋内壁刮治术之前,应先行龈上洁治术,控制炎症。

(3) 术前仔细检查牙周袋深度,部位和范围。

(4) 如有创伤性𬌗,术前应调𬌗。

三、手术步骤

（1）术区常规消毒，必要时进行局部麻醉。

（2）再次检查牙周袋，若有残留的龈下牙石，可再进行刮治和挫光牙根面。然后用纱条隔离术区，以1%碘酊消毒。

（3）刮除袋内壁的上皮组织和感染的肉芽组织（图9-9）。

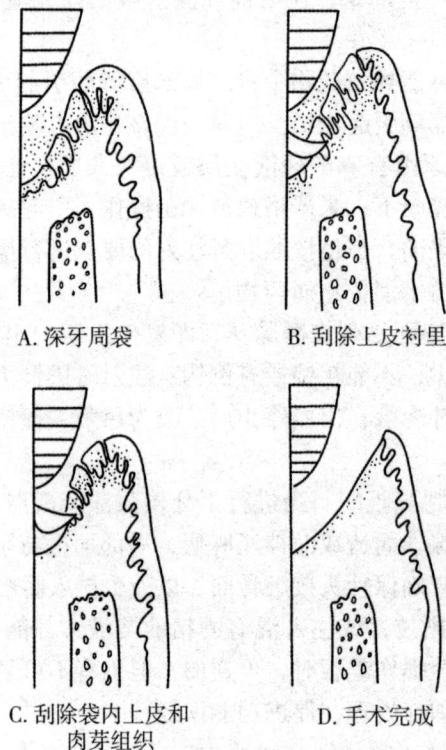

A. 深牙周袋   B. 刮除上皮衬里

C. 刮除袋内上皮和
肉芽组织   D. 手术完成

图9-9 袋内壁刮治术

（4）刮除牙根面上的坏死牙骨质并光洁根面。刮治时如出血过多，可用纱布进行压迫止血。

（5）刮治完毕后，彻底清除牙周袋中残存的组织碎屑（如小片坏死牙骨质，牙石，上皮和感染肉芽组织等），可用双氧水或生理盐水冲洗。

（6）牙周袋清洗后，在隔湿条件下用小棉球吸除牙周袋中过多水分，轻微刺激牙周袋壁，使之出血并在牙周袋中凝成新鲜而不掺杂唾液或细菌的血块。敷以牙周塞治剂。

四、术后处理

注意口腔卫生，术后1~2个月才能探查牙周袋。嘱患者门诊随访。

五、术后的组织愈合

袋内壁刮治术后有血块充满牙周袋内，由于毛细血管扩张，组织有出血，大量多形核白细胞迅速移出覆盖创面，随后肉芽组织快速增生，小血管数目减少。龈沟内上皮的生长和修复需要2~7天。21天内未成熟的胶原纤维出现，在愈合过程中，原先从牙齿上被撕裂的牙龈纤维也逐渐修复。在临床上，袋内壁刮治术后牙龈呈鲜红色，并有少量出血；1周后，牙龈高度降低，颜色较正常略红；2周后，在适当的口腔卫生维护配合下，牙龈的颜色、质地、形态都能恢复正常。

（霍美玲）

第三节　牙龈切除术和牙龈成形术

牙周病通常会引起牙龈外形的改变，如龈裂、牙龈增生、急性坏死性龈乳头炎造成的龈乳头呈火山口样等等。这些牙龈形态的改变使菌斑和食物残渣更易于堆积，牙龈切除术（gingivectomy）是指切除增生肥大的牙龈组织，通过去除某些部位的牙周袋壁，能更容易地清除牙石等局部刺激物，为牙龈的愈合提供更合适的生理环境，重建牙龈的生理外形及正常的龈沟。牙龈成形术（gingivoplasty）与牙龈切除术相似，但其目的相对单一，是为了修整牙龈形态，重建牙龈正常的生理外形。两种手术常合并使用。

19 世纪 80 年代初，Robicsek 提出，牙槽脓肿是一种慢性的破坏性骨炎，可以通过切除牙龈，去除炎性肉芽组织，暴露牙颈部，使牙周袋内不再有脓液的积聚。这是最早的龈切术。1950 年，Goldman 提出了牙龈生理外形的重要性，认为这是牙周手术的基础。现在所应用的龈切术是参照 1951 年依据 Goldman 的理论确定并延续至今的技术。

牙龈切除（成形）术有常规外科手术、电刀手术、激光龈切及化学龈切等多种方法。目前临床上还是以常规外科手术的方法为主。

一、适应证

（1）经基础治疗后牙龈仍肥大、增生，形态不佳或形成假性牙周袋，如牙龈纤维性增生，药物性增生、妨碍进食的妊娠瘤等。

（2）后牙区浅或中等深度的骨上袋，袋底不超过膜龈联合，附着龈宽度足够者。

（3）骨上袋的慢性牙周脓肿。

（4）龈片覆盖冠周但位置基本正常的阻生牙，可切除冠周的牙龈以利萌出。

（5）全身健康无手术禁忌证者。

二、非适应证

（1）未经基础治疗，牙周炎症未消除者。

（2）牙槽骨病损及形态不良，需行骨手术者。

（3）牙周袋过深，袋底超过膜龈联合。

（4）前牙的牙周袋，牙龈切除术会导致牙根暴露，影响美观。

三、手术步骤

（1）麻醉：局部浸润麻醉。一般多用 2% 普鲁卡因或利多卡因，或 4% 阿替卡因，唇腭侧在手术区龈颊移行部做浸润麻醉，腭侧行门齿孔或腭大孔阻滞麻醉。

（2）消毒：患者在术前用 0.12% 氯己定含漱，清洁口腔。口腔周围皮肤用 75% 酒精消毒，铺消毒巾。术者戴无菌手套。

（3）标定手术切口的位置：首先用牙周探针检查牙周袋情况，然后标出袋底位置，确定手术切口。袋底位置的标定可用印记镊法，也可用探针法。印记镊法：将印记镊的直喙（无钩的一端）插入袋内并达袋底，弯喙（有钩的一端）对准牙龈表面，夹紧镊子，使两喙并拢，弯喙刺破牙龈形成一个出血点为标记点，该出血点与袋底位置一致（图 9 - 10A）。探针法：用探针探查袋的深度，在牙龈表面相当于袋底处用尖探针刺入牙龈，形成出血点，作为印记。在术区每个牙唇（舌）侧牙龈的近中、中央、远中处分别做标记点，各点连线即为袋底位置。切口位置应位于此连线的根方 1～2mm。如果牙龈组织较厚，切入点可位于更偏向根方一些。

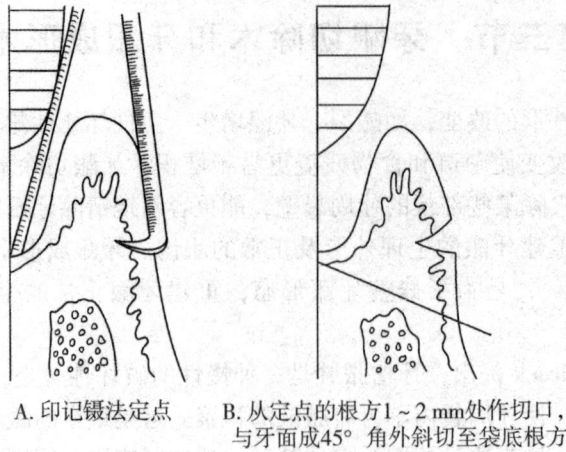

A. 印记镊法定点　　　B. 从定点的根方1～2 mm处作切口，
　　　　　　　　　　　　与牙面成45°角外斜切至袋底根方

图9－10　牙龈切除术

（4）切口：使用斧形龈刀（或15号刀片），将刀刃斜向冠方，与牙长轴呈45°角，在已定好的切口位置上切入牙龈，直达袋底下方的根面，应避免暴露牙槽骨。做连续切口切除牙龈，使龈缘成扇贝状外形（图9－10B）。然后使用柳叶刀（或11号尖刀），在邻面牙间处沿切口处与牙长轴呈45°角切入，将牙龈乳头切断。切入的角度可以根据牙龈的厚薄适当调整，如牙龈较厚，可减小切入的角度。总之，应使术后的牙龈外形薄而接近生理外形，避免形成宽厚的外形，使菌斑易于滞留。切龈时必须一次切到牙面，切忌反复切割损伤组织而使龈缘呈锯齿状，并避免残留牙龈组织，否则不利于组织愈合。切口可以是连续的，也可逐个牙分别间断地切除牙龈，但此时要注意相邻牙龈切口的连接及龈外形的连续。选择连续切口还是间断切口，可根据术区各牙周袋底位置深浅是否一致来确定（图9－11）。

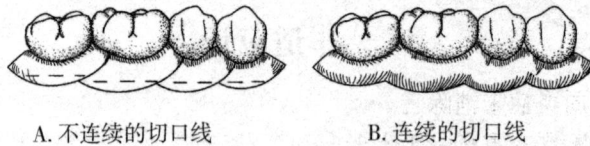

A. 不连续的切口线　　　　　　B. 连续的切口线

图9－11　牙龈切除术定点及切口线

（5）清创：采用龈上洁治器（常用背宽镰形洁治器或Ball刮治器）刮除切下的边缘龈组织和邻面牙龈间组织，然后彻底刮净牙面残留的牙石、肉芽组织及病变的牙骨质，以获得一个光滑、干净的表面。

（6）修整：用小弯剪刀或龈刀修剪创面边缘及不平整的牙龈表面，使牙龈形态与牙面呈45°角，并形成逐渐向边缘变薄、扇贝状的正常生理外形。

（7）生理盐水冲洗创面，纱布压迫止血，检查创面，外敷牙周塞治剂。

（8）术后处理：可用0.12%氯己定含漱剂，2次/d，每次15ml含漱1分钟。24小时内手术区不刷牙，可进软食。一般不用内服抗生素。5～7天复诊，除去牙周塞治剂。若创面较大，尚未愈合，必要时可再敷牙周塞治剂1周。

四、术后的组织愈合

牙龈切除术后有血块覆盖创面，下层组织出现急性炎症症状，伴有一些坏死。血块逐渐被肉芽组织所替代，血块下方的新结缔组织在术后24小时即开始生成，新结缔组织细胞中主要是成血管细胞。第3天，大量的成纤维细胞产生，肉芽组织增殖达高峰并向冠方生长，5～7天形成新的游离龈和龈沟。牙周韧带血管衍生的毛细血管向肉芽组织移行，2周后与牙龈血管连接。在术后 4~5 周时形成新的结合上皮，以半桥粒体和基底板的方式与牙面牢固地结合。约在牙龈切除术后2周，临床上牙龈外观恢复正常形态，龈沟建立，但完全的上皮修复需要1个月，结缔组织的完全修复则需要7周。龈沟液量在术后1周内增加，约5周时恢复正常。如果手术时将原有的结合上皮完全切除，则愈合后附着水平略有丧失，牙槽嵴顶也有轻微的吸收。不同患者的牙龈切除术后的愈合过程虽然一样，但具体愈合时间的长短受手术创面大小、全身状况、局部刺激因素及感染等因素的影响而有所不同。

1. 电刀切龈　高频电刀进行牙龈切除时术中出血少，术区清晰，便于操作。但电刀不适用于装有心脏起搏器的患者；严禁接触损伤牙槽骨；电刀产生的热量会损伤牙周组织，刺激牙髓，要避免接触牙面及根面；电刀操作时会产生刺激的气味。因此电刀只适用于个别牙牙龈及龈瘤的切除，病变较为表浅，手术范围如涉及骨面，以及翻瓣术或膜龈手术等，则不适用。电刀切龈的组织愈合报道各异，一些研究表明电刀与手术刀切龈对牙龈愈合的影响没有明显差异；另有报道则显示电刀切龈会造成更多的牙龈退缩及牙槽骨的损伤，延迟愈合。

2. 激光切龈　在牙科领域常用的激光为 CO_2 激光和 Nd：YAG 激光，其波长分别为 10 600nm 和 1 064nm。CO_2 激光常用于切除增生的牙龈，与通常的手术方法相比，术区牙龈愈合延迟。在使用激光时要注意预防措施，以免光线通过器械反射，损伤邻近组织及操作者的眼睛。目前激光在牙周手术方面的应用还没有足够数量和权威的研究支持，尚未推广使用。

3. 化学切龈　用化学的方法来去除牙龈，如5%多聚甲醛或氢氧化钾曾被使用过，但化学切龈深度不易掌握，易损伤健康的牙周组织；不能有效地重建牙龈形态；对牙周组织的再生也不如常规手术方法好。

（霍美玲）

第四节　翻瓣术

翻瓣术（open flap debridement，OFD）是用手术的方法切除部分牙周袋及袋内壁，并翻起牙龈的黏骨膜瓣，暴露病变区组织，在直视的情况下处理牙槽骨和牙根面，刮净根面牙石及感染肉芽组织，修整骨外形，术中可根据需要施行促进牙周再生的处理，经清创后将软组织瓣复位或根据手术要求将瓣移位，以达到消除牙周袋或使牙周袋变浅、改善膜龈关系及促进骨修复的目的。

翻瓣术是由 Widman 在 1918 年首次提出，切口包括两个垂直切口，翻起黏骨膜瓣至牙槽骨暴露 2~3mm，修整骨外形，龈瓣复位至牙槽嵴顶。1965 年 Morris 在此基础上提出了非复位黏骨膜瓣（unrepositioned mucoperiosteal flap）；1974 年 Ramfjord 和 Nissle 也描述了本质上相同的手术过程，称之为改良 Widman 翻瓣术（modified Widman flap）。改良 Widman 翻瓣术一般不需要垂直切口，第一切口在距龈缘 1mm 处切入，方向与牙体长轴平行，将袋内壁上皮与龈瓣分离，龈瓣翻开范围较小，仅暴露牙槽骨边缘，一般不作骨修整。翻瓣术是目前应用最广泛的牙周手术方法，也是很多其他手术如骨成形术、植骨术、引导性组织再生术等的基础。

一、适应证

（1）深牙周袋或复杂性牙周袋，经基础治疗后牙周袋仍在5mm以上，且探诊后出血者。

（2）牙周袋底超过膜龈联合界，不宜做牙周袋切除者。

（3）有骨下袋形成，需做骨修整或需进行植骨者。

（4）根分叉病变伴深牙周袋或牙周-牙髓联合病变患者，需直视下平整根面，并暴露根分叉，或需截除某一患根者。

二、手术步骤

下面以改良 Widman 翻瓣术为例，介绍翻瓣术的基本步骤和方法。

1. 常规消毒、铺巾　传导阻滞麻醉或局部浸润麻醉。

2. 切口设计　翻瓣术的切口应根据手术目的、需要暴露牙面及骨面的程度、术后最终将瓣复位的位置等因素来设计，同时还需考虑保障瓣的良好血液供应。

（1）水平切口（horizontal incision）：水平切口（图9-12）是指沿龈缘附近所作的近远中方向的切口，应包括手术患牙，并向近中和远中延伸1~2个健康牙齿（图9-12）。

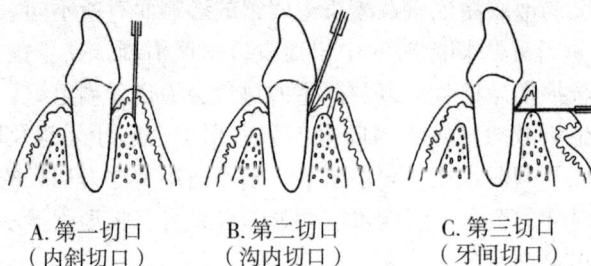

A.第一切口　　　B.第二切口　　　C.第三切口
（内斜切口）　　（沟内切口）　　（牙间切口）

图9-12　水平切口的步骤

1）第一切口：内斜切口（internal bevel incision）。内斜切口在距龈缘1~2mm处进刀，向根方切入，直达牙槽嵴顶。这是大部分牙周翻瓣术的基础，翻瓣后能暴露骨和根面。采用内斜切口可达到3个目的：①去除牙周袋内壁的上皮衬里；②保留牙周袋表面未被炎症累及的牙龈，牙龈复位后，可形成附着龈；③使龈缘边缘变薄，易贴附于牙面和根面。内斜切口通常使用11号或15号刀片，刀片与牙面成10°角，从术区唇面（或舌面）的一端开始，刀片以提插方式移动，每次插入均达骨嵴顶。应沿着每个牙的牙龈扇贝状外形改变刀片的方向，移至邻面时要更加注意刀片方向的转变，保留龈乳头的外形，避免将龈乳头切除，最终形成扇贝形的牙龈外形。内斜切口完成后，欲切除的组织仍包绕着牙齿，包括袋内壁的上皮和炎性肉芽组织、结合上皮、袋底与骨嵴顶之间的结缔组织纤维。在完成第二切口、第三切口后，以上组织将被彻底清除。内斜切口是翻瓣术中最关键的切口，临床上有时只切此一刀，用刮除方式替代其余两刀。

第一切口与龈缘的距离及切入的角度，应根据手术目的而定，并根据牙龈厚度、龈瓣复位的位置等情况作适当调整。如做改良Widman术，或根向复位瓣术，需尽量保留牙龈外侧的附着龈，内斜切口应距龈缘较近，甚至从龈嵴处切入；而在附着龈较厚的后牙，为了消除牙周袋，则可从距龈缘较远处切入。在牙龈较薄的部位，切口应距龈缘较近；而在牙龈肥厚增生的部位，则切口可距龈缘远些、切入角度大些，以切除增厚的袋壁组织，也可将内斜切口与牙龈切除术联合应用，以保存部分附着龈。

2）第二切口：沟内切口（crevicular incision）。沟内切口是将刀片从袋底切入，直达牙槽嵴顶。围绕整个牙齿一周做此切口，将欲切除的袋壁组织与牙面分离。可用12D号刀片。

3）第三切口：牙间切口（interdental incision）。用骨膜分离器沿第一切口，将龈瓣略从骨面分离，暴露第一切口的最根方，然后做第三切口。将刀片与牙面垂直，在骨嵴顶的冠方，水平地切断袋壁组织与骨嵴顶及牙面的连接。此切口除沿颊、舌面进行外，重点是在两牙间的邻面进行，刀片伸入邻间隙，从颊舌方向将欲切除的组织与骨嵴顶和牙面彻底断离。常用Orban刀。

（2）垂直切口（vertical incision）：为了减小组织张力，更好地暴露术区，在水平切口的近中端或近、远中端所作的纵形松弛切口。切口从龈缘开始，经过附着龈，直至牙槽黏膜或颊侧移行沟。在近、远中侧均做垂直切口时，应注意使龈瓣的基底部略大于龈缘处，略呈梯形，并且避免龈瓣近、远中向的距离很短，而水平切口根向距离很长，以保证龈瓣的血供。应尽可能避免在舌腭侧做垂直切口，因为此处可能会伤及腭部的血管、神经。垂直切口的位置应在术区近、远中侧比较健康的牙龈组织上，位于牙的颊面轴角处，将龈乳头包括在龈瓣内，以利于术后缝合。切忌在龈乳头中央，或颊面中央做垂直切口，以防影响愈合。

是否做垂直切口，取决于手术目的和瓣的设计。如：做根向复位瓣术，必须在近、远中两侧做垂直切口，且切口应达膜龈联合的根方、接近移行沟处，使龈瓣能整体向根方移位。若进行牙槽骨手术，需暴露较多的骨面时，也可做单侧或双侧的垂直切口。单纯的改良 Widman 翻瓣术，不需暴露较多骨面，故不需做垂直切口，必要时可将水平切口延长 1～2 个牙位，即可充分暴露术区。

（3）保留龈乳头切口：在做植骨术或引导性组织再生术以及前牙美观需要时，如龈乳头的近远中径较宽，可将整个牙龈乳头保持在某一侧的龈瓣上，即形成龈乳头保护瓣（the papilla preservation flap），一般将完整保留的龈乳头连在唇（颊）侧瓣上。其优点是对邻面植骨处覆盖较严密，避免植入物脱落或感染，并且可减少术后龈乳头的退缩，有利于美观。

操作时，术区的每个患牙作环形的沟内切口，不在邻面将颊舌侧龈乳头切断，而是在舌腭侧作一半月形切口（图9－13），凸向根尖，距龈乳头顶端至少5mm，贯通其两侧邻牙的轴角，再用 Orban 刀从半月形切口伸入并指向唇面，切透该龈乳头基底部的1/2～2/3，然后可将该乳头从腭侧分离开，随唇颊侧龈瓣一起被翻起（图9－13）。

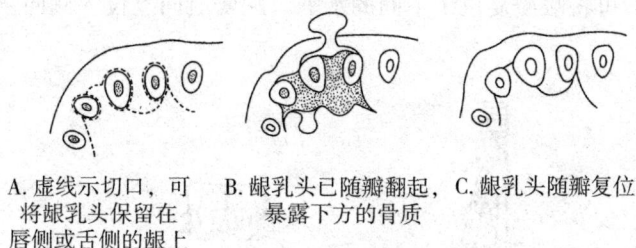

A.虚线示切口，可　　B.龈乳头已随瓣翻起，　C.龈乳头随瓣复位
将龈乳头保留在　　　暴露下方的骨质
唇侧或舌侧的龈上

图9－13　保留龈乳头切口

（4）楔形切口：常用于磨牙远中楔形瓣切除术（distal wedge procedure），用于治疗最后一个磨牙远中的牙周袋，也适用于缺牙区间隙的近、远中牙周袋，伴有骨下袋及不规则的牙龈组织纤维性增生突起。如果有足够的附着龈且没有骨损害，也可用龈切术。

此切口是在内斜切口的基础上，在磨牙远中做楔形切口，形成三角瓣，底边在最后磨牙的远中面，尖朝向磨牙后垫或上颌结节的远中端，切口直达骨面。切口之间的宽度和长度取决于袋的深度、角化龈宽度以及该牙远中面至磨牙后垫的距离等。袋越深则两切口间的距离越大。根据附着龈的情况，切口可偏颊侧或舌腭侧，尽量偏向附着龈多的一侧（图9－14），可减少出血，有利于组织愈合。用 12B 号手术刀将楔形组织与下方骨组织分离，用组织镊或止血钳夹持并稍提起已切开并剥离的楔形块，将之整块切除，直达骨面。

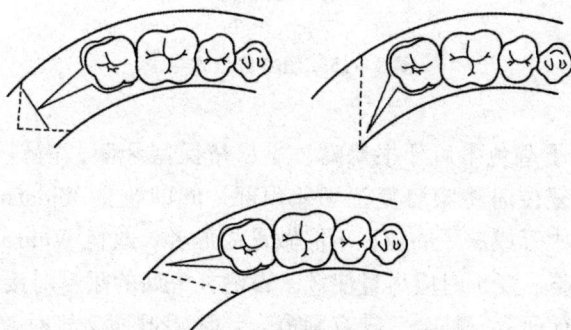

图9－14　远中楔形瓣术

3. 翻开组织瓣　龈瓣的种类包括全厚瓣和半厚瓣。可根据手术目的和牙槽骨的具体情况而选择。

全厚瓣（full thickness flap），也称为黏骨膜瓣（mucoperiosteal flap），应使用骨膜分离器进行钝分离，沿骨面将黏骨膜一同翻起，暴露病变区。

在一些膜龈手术、或牙槽骨板很薄、或有"骨开窗"等情况下，为了保护牙槽骨避免因暴露而被过多吸收，可做半厚瓣（partial thickness flap），即龈瓣只包括上皮及下方的一部分结缔组织，所以半厚瓣只适用于牙龈较厚处。半厚瓣需用 11 号或 15 号刀片进行锐分离。

也可将全厚瓣和半厚瓣联合应用，以结合两者的优点。龈瓣的冠向部分可以是全厚瓣，以暴露骨面，做骨修整，而根向部分为半厚瓣，使这部分骨得到骨膜的保护。

4. 刮治和根面平整　用刮治器彻底刮除炎性肉芽组织、根面残留牙石及病变牙骨质，平整根面。

5. 龈瓣的复位　在龈瓣复位前，用弯头组织剪修剪去除龈瓣内壁残留的肉芽组织和上皮，并适当修剪龈瓣外形，使颊、舌侧乳头处的龈瓣能对接，龈瓣的外形与骨的外形相适应并能覆盖骨面。然后用生理盐水冲洗创口，清除刮下的组织碎屑，将龈瓣复位，用湿纱布在表面轻压 2～3 分钟，由根方向冠方压推，挤压出多余的血液和空气，使瓣于骨面、根面紧贴，避免术后形成死腔和感染，有利于术后愈合。

根据手术目的的不同，可将龈瓣复位于不同的水平。龈瓣冠向复位、侧向复位应用较少，目前经常应用的有（图 9 - 15）。

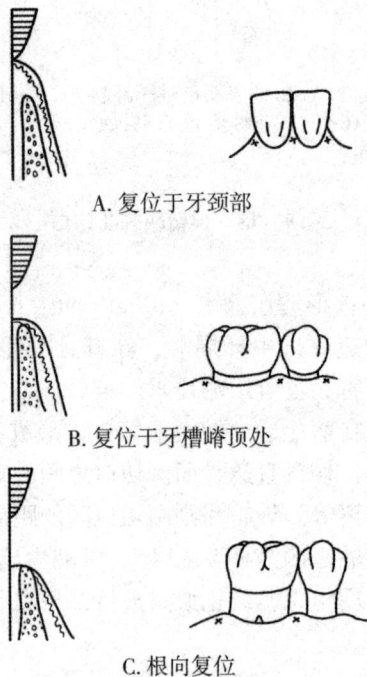

A. 复位于牙颈部

B. 复位于牙槽嵴顶处

C. 根向复位

图 9 - 15　龈瓣复位水平

（1）复位于牙颈部：为了避免术后牙根暴露，应尽量保留牙龈，内斜切口从距离龈缘 0.5～1mm 处切入，切除袋内壁上皮，复位时将龈瓣复位于牙颈部，此即改良 Widman 翻瓣术（modified Widman flap）。适用于前牙和后牙的中等或深牙周袋，不需做骨成形者。改良 Widman 翻瓣术能彻底除去袋内壁上皮及炎症组织，不做骨修整。复位时应尽量使颊、舌侧乳头处的龈瓣对接，不使邻间牙槽骨暴露。术后健康的牙龈结缔组织能与牙面紧密贴合，既有利愈合，牙龈退缩又相对较少。Ramfjord 对患者术后 7 年的跟踪调查显示，在几种复位方法中，改良 Widman 翻瓣术能使牙周袋保持相对较浅，临床附着水平相对较高的状态。

（2）复位于牙槽嵴顶处：在后牙区，为了尽量消除牙周袋，可从接近袋底和牙槽嵴顶处做内斜切口，切除一部分袋壁牙龈，降低龈瓣高度并削薄龈瓣，因此也可认为是内斜切口的龈切术。龈瓣复位后位于牙槽嵴顶处的根面上，刚能将骨嵴顶覆盖，愈合后牙周袋消失或变浅，但牙根暴露较多。此类手术称为嵴顶原位复位瓣术（undisplaced flap），适用于后牙中等深度及深牙周袋，以消除牙周袋为主要目的，以及需修整骨缺损者，因根分叉病变而需暴露根分叉者，但都必须保证有足够宽度的附着龈，才能避免手术切除袋壁后产生膜龈问题。

（3）根向复位：当深牙周袋超过膜龈联合，而附着龈又较窄时，可从距龈缘不超过1mm处做内斜切口和双侧垂直切口，垂直切口应超过膜龈联合达移行沟处，以便将瓣向根向复位。翻起龈瓣，刮治、清创后，将龈瓣向根向推移，复位于刚覆盖牙槽嵴顶的水平，加以缝合固定。其优点是既消除了牙周袋，使病变区（如根分叉区）充分暴露，易于自洁，同时又保留了附着龈，称为根向复位瓣术（apically repositioned）。它适用于牙周袋底超过膜龈联合者，以及因根分叉病变需暴露根分叉而附着龈过窄者。在大多数情况下，龈瓣采用全厚瓣，复位后选用悬吊缝合，将龈瓣悬吊至期望的位置，并用塞治剂协助固位，防止龈瓣向冠方移位。如为了增宽附着龈，牙龈较厚，可进行半厚瓣的根向复位，将骨膜和部分结缔组织留在骨面，半厚瓣复位在牙槽嵴的根方，用骨膜缝合法进行固定。创口愈合过程中，上皮爬向冠方，覆盖暴露的结缔组织，可增宽附着龈，并能避免牙槽嵴的吸收。

6. 缝合　用间断缝合法或连续悬吊缝合法缝合水平切口，间断缝合垂直切口。

7. 牙周塞治　详见本章相关内容。

8. 拆线　1周后去除塞治剂，拆除缝线。

其目的是为了使牙槽骨按现有的水平，或更偏根方的水平的基础上，修整牙槽骨的边缘部分，使其恢复至原有的形态。骨成形术强调修整骨外形而不降低支持骨高度，而骨切除术则是切除一部分起支持作用的牙槽骨。在临床上，这两种方法往往需要同时使用，很难严格区分。

（霍美玲）

第五节　牙周骨手术

牙周骨手术是指用手术的方法修整由于牙周病变引起的牙槽骨的变形，如外生骨疣等，使牙槽骨恢复正常的形态和生理功能。

牙周炎引起牙槽骨的病理改变，导致牙槽骨水平或垂直吸收，同时也有部分区域骨质代偿性的异常增生，从而导致牙槽骨外形改变，如水平吸收常常导致牙槽骨高低不平、边缘变厚变钝；垂直吸收形成骨下袋、牙间的凹坑状吸收等，牙槽骨因此失去正常的生理形态。而骨的形态与牙龈的形态直接相关，由于骨的畸形，牙龈也失去正常的生理外形，菌斑堆积增加。因此要恢复牙周软、硬组织的正常生理外形，必须在翻瓣术中同时纠正骨畸形，为良好的牙龈外形创造条件。

牙周骨手术分为骨成形术（osteoplasty）、骨切除术（osteectomy）和植骨术（bone grafting）。骨成形术和骨切除术属于"减骨术"，可合称为切除性骨手术（resective osseous surgery），植骨术属于"加骨术"，又称再生性骨手术（regenerative osseous surgery），其目的是尽可能使牙槽骨恢复至原有的高度和水平，这使牙周治疗有可能获得最理想的治疗效果，它意味着骨的再生及牙周韧带的再附着，结合上皮能附着于更冠方的水平。

骨缺损的形态在很大程度上决定了所采用的手术方法。一壁骨袋，植入的骨或骨替代材料难以固位、成活，通常需用骨成形术来修整牙槽骨外形，消除骨袋。三壁骨袋尤其是窄而深的骨袋，可以用再生性的方法成功地获得新附着和骨再生。而二壁骨袋可选择性地采用这两种方法，主要由袋的深度、宽度和总的形态决定，如果是宽而浅的二壁袋，则可选择采用切除性的骨手术。

对牙槽骨正常外形的了解，在骨手术中非常重要。正常的骨外形应在嵴顶处较薄呈移行状态，牙根间的骨面有纵向凹陷，若牙槽骨嵴圆钝肥厚或突出呈平台状则需修整成形。正常的外形应是邻间骨嵴较高，而颊舌面的骨嵴较低，且相邻牙齿的骨嵴顶高度较一致，若骨边缘线高低不齐或邻面骨低于颊舌面而使骨缘线呈反波浪形者，则需要修整，必要时可切除少量支持骨。

邻面骨凹坑状吸收，骨再生的可能性较小，可切除较薄而低的一侧骨壁，形成斜坡状，或将颊舌两侧壁均除去，消除凹坑状外形（图9-16）。

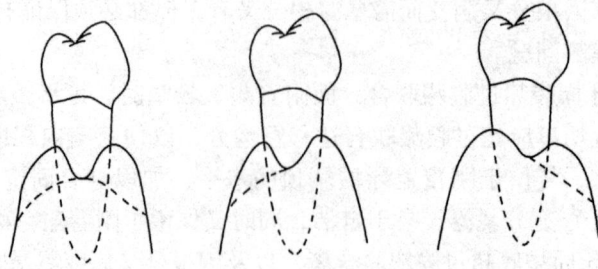

图 9 – 16　切除一侧骨壁，形成斜坡状，或将颊舌两侧壁除去，消除凹坑状外形

向邻近缺牙区倾斜的牙齿，常在缺牙侧形成窄而深的骨下袋，需将骨修整成逐渐移行的长斜面，才能消除牙周袋（图 9 – 17）。

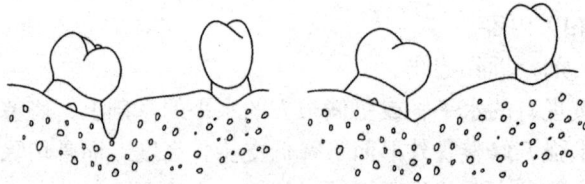

图 9 – 17　将骨修整成逐渐移行的长斜面

根分叉病变须作根向复位瓣以暴露根分叉时，应修整分叉区的根尖骨缘，形成薄而有根间纵沟的外形，以利牙龈附着。

一、术前检查

（1）经过口腔卫生宣教，通过洁治、刮治、根面平整等牙周基础治疗后，对患者的牙周状况进行再评估，再一次确认病变范围及病变程度。

（2）牙周袋探诊和探查：这是很关键的一项检查，包括牙周袋深度；牙周袋底的位置及其与膜龈联合、附着水平的关系；骨壁数目；是否存在根分叉区域骨缺损。在局部麻醉下可进一步探查牙周袋壁的组成、范围及构造。

（3）常规 X 线检查：X 线检查不能确认是否存在牙周炎，也不能很精确反映骨缺损的范围及骨壁的数量。但能提供近远中骨缺损的范围、有无角形吸收、龋、根干长度及牙根形态等信息。而且 X 线检查也是评价治疗是否成功的重要方法之一。

（4）制订治疗计划：治疗计划应该提供活动性牙周病的解决方法，修改牙周炎引起的组织变形，并且有利于牙科综合治疗方案的实施。由于牙周病累及的范围在同一个患者的不同牙位上有很大的变异，对治疗的反应每个患者也不同，所以治疗计划必须考虑周详，并有个性化的治疗方案。

（5）切除性骨手术要有利于义齿的修复，如去除骨尖、骨嵴、外生骨疣，在保证生物学宽度的基础上增加牙冠长度，有利于美观。

二、手术方法

（1）常规消毒铺巾，局部麻醉同翻瓣术。

（2）翻全厚瓣，刮除根面的牙石及肉芽组织，充分暴露骨的外形。

（3）用涡轮手机，选取不同型号和尺寸的骨修整车针，并配合使用骨锉等器械，修整病变区颊舌侧骨缘，形成正常的波浪形。窄而深的 V 形骨缺损或切迹状吸收则修整缺损两侧过突而锐的骨嵴，形成薄而圆滑的嵴缘。对肥厚及不齐的骨缘或一壁骨袋，修整形成移行的斜坡状，在接近骨缘处应由根方向嵴顶移动，以免降低骨的高度，还应避免损伤牙齿。在牙间和根间的骨面应形成生理性的纵凹沟。去骨过程中必须有冷却水，以免引起骨坏死。

（4）生理盐水冲洗手术区，龈瓣复位，可以是原位复位，或根向复位，但龈瓣应完全覆盖根面，以减少牙槽骨的吸收，减少术后并发症。

（5）缝合，塞治。

（霍美玲）

第六节 根分叉病变的治疗

一、概述

根分叉病变（furcation involvement）是指牙周炎的病变波及多根牙的根分叉区，可发生于任何类型的牙周炎，发生率随年龄增大而上升。

根分叉病变发生、发展过程中，菌斑仍是其主要病因，而且由于该处的解剖特点使菌斑控制和牙石清除十分困难。殆创伤是本病的一个加重因素，因为根分叉区是对殆力敏感的部位，一旦炎症进入该区，组织破坏会加速进行。根分叉破坏的程度和范围也与其局部解剖因素有关，如根柱长度、牙根形态、根分叉开口处的宽度和分叉角度，及局部发育畸形（如牙颈部的釉质突起）等。局部因素会影响菌斑沉积及口腔卫生维护的效果，从而影响牙周炎和附着丧失的进展。另外，龋齿和牙髓病也会影响到牙齿的根分叉区。在诊断和治疗中均要考虑到这些因素。

根分叉病变的范围和形态可以从临床探诊和X线片来判断，Glickman分类法将其分为四度。

1. Ⅰ度 属于病变早期。分叉区内骨质吸收很轻微，从牙周袋内能探到根分叉的外形，但不能水平探入分叉内，牙周袋属于骨上袋，在X线片上看不到改变。

2. Ⅱ度 在同一个多根牙的一个或一个以上的分叉区内已有骨吸收，但根分叉区内尚有部分牙槽骨和牙周膜存留，彼此尚未相通。用牙周探针或弯探针可从水平方向不同深度地进入分叉区内，有时还可伴有垂直吸收或凹坑状吸收，增加了治疗的难度。X线片一般仅显示分叉区的牙周膜增宽，或骨密质有小范围的降低。这是由于投照角度、组织影像重叠，以及骨质破坏形态复杂所造成的，尤其在上颌磨牙。

3. Ⅲ度 根分叉区的牙槽骨全部吸收，形成"贯通性"病变，探针能水平通过分叉区，但它仍被软组织覆盖而未直接暴露于口腔，下颌磨牙的Ⅲ度病变在X线片上可见完全的透影区，但有时会因牙根靠近或外斜线的重叠而使病变不明显。Ⅲ度病变也可存在垂直型的骨吸收。

4. Ⅳ度 根间骨隔完全破坏，且牙龈退缩而使病变的根分叉区完全开放而能直视。X线片所见与Ⅲ度病变相似。

另外还有Hamp、Nyman和Lindle等提出的一些分类法，这些分类法对根分叉的治疗和判断预后很有帮助。

由于根分叉区复杂的解剖形态，常规的牙周治疗器械很难进入，使得刮治难度大大提高，而家庭口腔卫生护理也难以控制分叉区的菌斑，从而使分叉区的治疗和维护效果受到极大影响。根分叉病变治疗的目的包括以下三点：①清除根分叉病变区内牙根面上的菌斑、牙石；②通过手术等方法，形成一个有利于患者自我控制菌斑并长期保持疗效的局部解剖外形；③阻止进一步的牙周附着丧失。

对不同程度的根分叉病变，治疗方法有各自的特点。

1. Ⅰ度病变 对早期的根分叉病变可采用保守疗法。牙周袋为骨上袋，根分叉区不能探入，常规的口腔卫生维护、龈下刮治就能取得较好的效果。如果有需修整的牙槽骨隆突、倒凹或牙颈部釉质突起等不符合生理外形，易造成局部菌斑堆积者，应在基础治疗后，行骨修整术。

2. Ⅱ度病变 根分叉病变发展至Ⅱ度，治疗就比较复杂了。需根据骨破坏程度、牙周袋深度、有无牙龈退缩等条件，确定治疗方案。对于骨质破坏不多，根柱较长，牙龈能充分覆盖根分叉开口处的下颌磨牙或上颌磨牙颊侧的Ⅱ度病变，可在翻瓣术清除根面牙石及病变区肉芽组织后，行植骨术或GTR手术，龈瓣复位至原高度，完全覆盖根分叉开口处，并严密缝合。其手术目的是获得根分叉处的牙周新附着。Cury 等通过 2 年的临床观察，结果表明下颌磨牙Ⅱ度根分叉病变采用 GTR 手术可获得新的牙周附着。对上颌磨牙而言，GTR 手术能促进颊侧Ⅱ度根分叉病变的治疗效果，但对近远中侧的病变则没有作用。对于骨破坏较多，牙龈有退缩，术后难以覆盖分叉区者，可以做根向复位瓣术和骨成形术，使根分叉区充分暴露。也可采用隧道成形术（tunnel preparation）和根分叉成形术（furcation plasty），磨除牙颈部牙冠过突处，或在根柱较短的下颌磨牙根分叉处磨除部分牙体组织，以扩大根分叉开口。这些方法都为患者控制菌斑提供了有利的外形，但易造成牙齿敏感和根面龋，应慎用。

3. Ⅲ度和Ⅳ度病变　治疗目的是使根分叉区充分暴露，以利菌斑控制。颊侧牙龈若有足够宽的附着龈，可直接行龈瓣切除术；若附着龈较窄，则行翻瓣术，根向复位。下颌牙的舌侧可切除袋壁。由于是多根牙，根据病变累及范围及程度的不同，可行截根术（root resection）、分根术（root bisection）、半牙切除术（hemisection）等牙周手术，并配合髓病治疗及冠、桥等修复治疗。对病变程度极为严重，炎症难以控制的患牙，则考虑拔除。

二、根分叉成形术（furcation plasty）

根分叉成形术指在根分叉入口处行牙成形术和骨成形术，以获得良好的形态控制菌斑。主要适用于颊舌侧分叉区。

（1）切除或翻开软组织瓣，暴露根分叉区和周围骨质。
（2）对暴露的根面进行刮治和根面平整，去除根分叉区的炎性肉芽组织。
（3）牙成形术，去除部分牙冠和牙根，增宽根分叉入口。
（4）修整牙槽骨嵴顶的形态，减小分叉区骨缺损的颊舌径。
（5）在牙槽嵴顶水平缝合龈瓣，覆盖根分叉入口，愈合后，以乳头样组织关闭根分叉入口。

在活髓牙上行牙成形术，不能过度去除牙体组织，以免引起牙根敏感。

三、隧道成形术（tunnel preparation）

隧道成形术可用来治疗下颌磨牙的Ⅱ度和Ⅲ度根分叉病变，适用于根干较短，分叉角度较大，近远中根之间距离较长的下颌磨牙。

（1）翻开颊舌侧的软组织瓣，对暴露的根面进行刮治和根面平整，去除根分叉区的炎性肉芽组织。
（2）去除部分根间骨质，使根分叉区增宽。
（3）修整牙槽骨嵴外形，包括牙间骨质、牙的近远中向的牙槽骨，以获得较为平缓的牙槽骨轮廓。
（4）去除牙槽骨组织，直至分叉区有足够的空间容纳菌斑控制的器械。
（5）软组织瓣根向复位。

术中操作要谨慎，以免使根分叉区暴露的根部敏感，及产生根面龋。

四、截根术（root resection）

截根术是指将根分叉病变的多根牙中破坏最严重的一个或两个牙根截除，去除分叉区病变，同时保留牙冠和其余的牙根，继续行使功能。常用于磨牙的Ⅲ度或Ⅳ度根分叉病变（图9-18）。

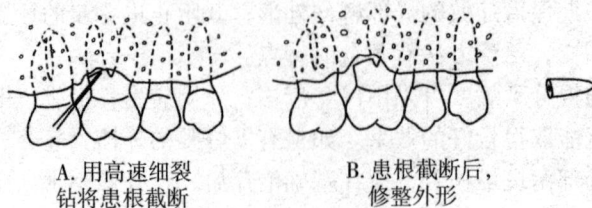

A. 用高速细裂　　　　　B. 患根截断后，
钻将患根截断　　　　　　修整外形

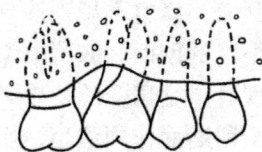

C.断面应成流线形，消除根分叉处的倒凹

图 9 – 18　截根术

1. 适应证

（1）此患牙的保留对制定整个牙列的治疗计划非常关键。如此患牙可作为活动或固定义齿的基牙，如拔除将影响义齿修复计划。

（2）患牙的根分叉处有足够的附着存在。

（3）多根牙的一个或两个根（上颌磨牙）的牙周组织破坏严重，且有Ⅲ度或Ⅳ度根分叉病变，而其余牙根病变较轻，牙齿松动不明显者。

（4）磨牙的一个根发生纵折或横折，而其他根完好。

（5）磨牙的一个根有严重的龋病或根尖病变，根管不通或器械折断不能取出，影响根尖病变的治疗者。

（6）患者能保持良好的口腔卫生。

（7）术前应对患牙作牙髓治疗，并调𬌗及缩减牙冠的颊舌径，以减轻该牙的𬌗负担。

2. 术前应考虑的因素　根柱（从釉牙骨质界到分叉处）的长度：根柱短的牙齿，牙周病变较早累及根分叉区，适合截根术，操作容易，术后有较多的牙周组织支持余留的根，保持稳定；根柱长的根，根分叉区较晚受到牙周病变的累及，但分叉部位接近根尖区，术后没有足够的牙周组织支持，不适合截根术。

根分叉的角度：根分叉的角度大，易于治疗和手术；根分叉角度小，根分叉空间小，操作难度增大。

牙根的长度和形态：牙根过短过窄，或牙根弯曲，术后牙根不足以支持牙齿行使功能者，不适合截根术。

牙根融合：在进行手术前要判断牙根是否融合，对下颌磨牙或上颌磨牙颊根，通过探诊或X线片可诊断，但对上颌磨牙的近中颊根（或远中颊根）与腭根或上颌第一前磨牙的颊腭根的判断较难，需将软组织瓣翻起，使术者直视这一区域，探诊深度达到3~5mm才能明确是否牙根融合。

余留根周围支持组织的量：这需要探查整个患牙周围的状况，支持组织量少，不足以支持牙齿，则不适合截根术。

牙齿动度：一般而言，松动度越大的牙齿，余留的牙周支持组织越少，如牙齿动度已超过Ⅱ度，则不适合截根术。

术后口腔清洁工具能否进入根分叉区：术后要形成有利于器械进入的解剖环境，进行术后口腔卫生的维护，否则不适合截根术。

保留的患根应进行彻底的根管治疗。

3. 手术方法　常规翻瓣，充分暴露根分叉区，彻底清创、根面平整。

可去除根分叉区颊腭侧少量的骨，有利于去除牙根。

截根。用灭菌的涡轮手机，安装细裂钻（最好为金刚砂钻），在分叉水平将患根截断并取出，注意要将分叉处完全切去，切忌残存树桩状的根面倒凹。修整截根面的外形，使从分叉区到牙冠接触区形成流线形斜面，以利于日后保持口腔卫生。

断面根管口倒充填。在断面暴露的根管处备洞，用银汞合金或玻璃离子倒充填，注意不要将银汞碎屑掉入伤口内。也可在做牙髓治疗时，将需截除根的根管口稍扩大加深，从髓腔内充填。

将根分叉深部及拔牙窝内的病变组织刮净，修整不规则的骨嵴外形，使其符合生理外形。

清创，将龈瓣复位缝合，尽量覆盖截根区的创面，放置塞治剂。

如果在进行牙周手术过程中，临时发现有重度病变的牙根必须做截根术，而未能于术前预先进行根管治疗者，可先行截根术，摘除断根，将余留断面作固位型，用氢氧化钙糊剂直接盖髓后充填，术后定期复查牙髓状态，若牙髓活力逐渐退变或坏死，再作根管治疗。

4. 截根术后的护理及愈合　截根术后即刻，患牙会有较明显的松动，嘱患者尽量不用患牙咀嚼，3～4周后患牙将逐渐恢复到术前的稳固度。

截根术后最可能发生的并发症是余留牙根的牙周破坏继续加重或根折。根折的主要原因是患牙支持作用减少，𬌗力分布改变，对患牙造成创伤；或术前未作调𬌗；或根管治疗造成根管壁过薄，或根管有内吸收后导致牙根脆弱而根折。

截根术获得长期疗效的关键在于正确的诊断、适应证的选择、正确的手术操作和修复，及患者良好的口腔卫生维护。

五、分根术（root separation）

分根术适用于下颌磨牙。将下颌磨牙从牙冠的正中沿颊舌方向截开，使其分离为近中、远中两半，形成两个独立的类似单根牙的牙体（图9-19）。这样能较彻底地清除根分叉区的病变组织，消除了原有的根分叉病变，有利于菌斑控制和自洁。

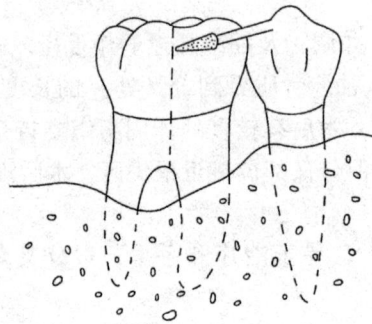

图9-19　分根术

1. 适应证

（1）下颌磨牙Ⅲ度或Ⅳ度根分叉病变，局部的深牙周袋不能消除者。

（2）患牙两根周围有充分的牙周支持组织，牙齿松动度不大。

术前考虑因素同截根术。

2. 手术方法　术前先行根管治疗，髓室内用银汞合金或树脂类材料充填。

作内斜切口及垂直切口，尽量保留根分叉处龈缘组织，以利于形成术后两个"单根牙"间的龈乳头。

常规翻瓣，充分暴露根分叉区，刮除病变组织。

使用金刚砂钻或涡轮裂钻，从正对根分叉部位沿患牙牙冠的颊舌向发育沟切开，分为近中、远中两半，形成两个独立的单根牙。修整近中、远中两半牙体的外形，远中根的远中面与近中根的近中面平行，远中根的近中面与近中根的远中面呈发散形，增加两者间的空间，为修复治疗作准备。

清创，龈瓣复位、缝合。放置牙周塞治剂。

伤口愈合期间最好制作临时冠，有利于牙间乳头的形成。6～8周后进行牙冠修复。修复体的边缘要有利于口腔卫生维护。调𬌗，尽量减少侧向𬌗力。

六、牙半切除术（tooth hemisection）

牙半切除术是将下颌磨牙从牙冠及牙冠的正中沿颊舌方向截开，使其分离为近中、远中两半，形成两个独立的类似单根牙的牙体。牙周组织破坏较严重的一个根连同该半侧牙冠一起切除，而保留病变较轻或正常的半侧，成为一个"单根牙"，从而消除根分叉病变（图9-20）。

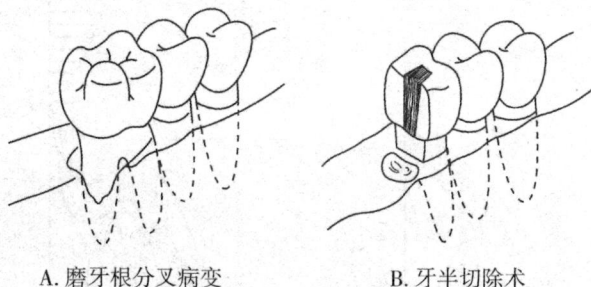

A. 磨牙根分叉病变　　　　　　　B. 牙半切除术

图8-20　牙半切除术

1. 适应证

（1）下颌磨牙根分叉病变，其中一根受累，另一根较健康，有支持骨，松动度不大，并能进行根管治疗者。

（2）需留作为基牙的患牙。

2. 手术方法　术前进行根管治疗，髓室内以银汞合金或树脂类材料充填。

切口、翻瓣同截根术。如根分叉已完全暴露，也可不做翻瓣。

用金刚砂钻或涡轮裂钻，将患牙从牙冠向根分叉部分分为近远中两部分，切割位置可稍偏向患处，以保留较多的健侧冠根。

拔除患侧冠根，刮净拔牙窝及原根分叉区的病变组织，必要时做骨修整。

修整保留侧的断面边缘，形成类似单根牙的良好牙体外形。

龈瓣复位缝合。放置塞治剂，注意不要将塞治剂放入拔牙窝。

2~3个月伤口完全愈合后，进行牙体或牙列的修复。

七、拔牙

如果根分叉病变的患牙附着丧失广泛，没有牙根可以保留，或保留该患牙使牙体及牙龈的形态结构不利于菌斑控制，则考虑拔除。若保留该患牙对整体治疗没有帮助，或该牙伴有牙髓病变和龋病，有可能成为整体治疗长期预后的一个危险因素，也考虑拔除。

（霍美玲）

第七节　牙周再生手术

一、引导牙周组织再生

1. 概述　伴随着机体修复机制的逐步解密和新型生物材料的快速发展，牙周炎治疗的模式在过去20年间发生了明显的变化。运用诱导和细胞功能反馈机制，我们已经可以实现对创伤愈合的过程进行一定的干涉。由此牙周治疗的目的不但包括阻止牙周病的进展，还包含遭破坏的牙周组织获得一定程度的再生，因此开拓牙周再生技术已经成为牙周病治疗的发展趋势。

引导组织再生（guided tissue regeneration，GTR）技术最早由Nyman等于1984年提出，其理论基础是：率先占据牙齿根面的细胞类型决定了牙周修复的类型，理想的牙周修复需要唯一具有再生正常牙周组织潜能的牙周膜细胞能够在牙齿根面早期定植，而牙龈上皮的快速增殖和迁徙能力将导致其率先占领根面形成长结合上皮愈合；GTR 的目的是使用屏障膜覆盖骨面、牙周膜和根面，隔绝牙龈上皮和牙龈结缔组织，防止牙周手术愈合期内牙龈上皮向根面的快速迁移（图 9 - 21），为牙周膜细胞、成牙骨质细胞、成骨细胞向根面的移动创造空间，为它们在牙周缺损区域的增殖分化提供环境，以实现牙槽骨、牙周膜和牙骨质的再生（图 9 - 22）。

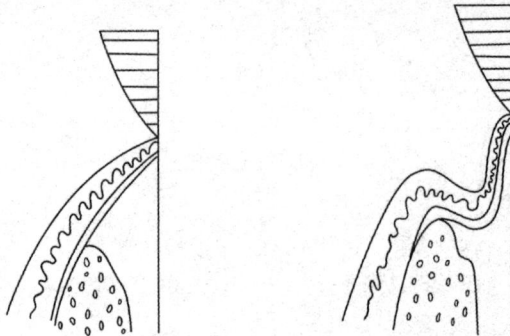

图 9 - 21　GTR 屏障膜放置

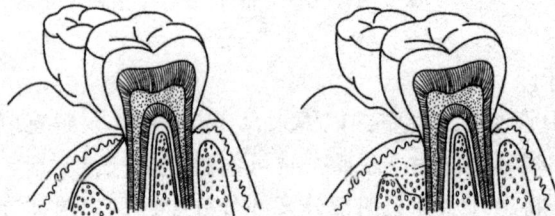

图 9 - 22　GTR 术后牙周组织再生

2. 屏障膜　最早应用于牙周 GTR 的屏障膜是微孔滤膜，牙科用橡皮障也曾被尝试作为屏障膜使用，随后膨化聚四氟乙烯成为大量应用的材料，近年来人工合成的多种可吸收聚合物也逐渐成为 GTR 膜的可选材料。

根据 GTR 手术的要求，理想的屏障膜应该具备以下性质。

（1）材料安全，不会因为屏障膜而传播疾病。

（2）生物相容性，无不良反应，无免疫原性。

（3）操作简便，易与根面骨面亲和。

（4）形态坚固，不易塌陷。

（5）分子可以渗透，细胞无法穿入。

（6）易与组织结合，易固定。

（7）在一定时间内维持牙周膜细胞的生长空间。

（8）其降解性可以控制。

（9）含有抗生素或其他抑菌剂，易于控制感染。

按照是否需要二次取出将屏障膜材料分两大类，非可吸收屏障膜和可吸收屏障膜。非可吸收材料需具备良好的生物相容性，其制作的屏障膜需要手术后 4 ~ 12 周后进行二次手术取出。可吸收材料同样需具备良好的生物相容性，其中人工合成的可吸收聚合材料通过水解反应在体内降解后，不应对机体产生伤害，天然材料胶原膜通常使用来源于牛或猪的 I 型胶原制备，在受体体内通过酶促反应降解，结构崩解时间从 6 ~ 8 周到 4 ~ 8 月不等。

下面介绍几类特殊的屏障膜材料，它们是当前临床常用的品种和一些具有特殊性能的屏障膜，虽然有学者总结了大量的临床报道，结论是使用不同种类 GTR 膜的手术疗效没有统计学差异。

（1）自体骨膜：自体骨膜是一种具有刺激牙周膜再生的屏障膜材料，其来源可以是患者自体健康的腭部组织。因获取自体骨膜需要在术区外增加手术区域，且其临床操作性能不佳，在当前有大量优秀材料可以选择的条件下没有获得临床推广

（2）胶原膜：胶原是牙槽骨和牙周结缔组织中主要的蛋白质。胶原具有凝聚血小板的功能，有助于促进血块形成，从而维持创面稳定；胶原还能够趋化成纤维细胞，其诱导的细胞快速移动能够促进创面愈合；胶原提供的支架增加了愈合组织的厚度；这些都是 GTR 手术成功的重要条件。

不同胶原屏障膜产品的降解时间从 4～24 周不等，能够满足 GTR 手术的需要，其生产时采用的交联技术能够增加强度、减缓降解，但胶原膜的降解仍然可能因应用条件不同而存在较大变异。产品化的胶原膜都来源于异种生物，因免疫原性弱并不引起机体的排斥反应。通常胶原膜的操作性能不及聚合物膜和聚四氟乙烯屏障膜，部分产品湿润后发生卷曲和皱缩，可能影响 GTR 手术进程。

商品名为 Bio - Gide 的胶原膜来源于猪的皮肤。其两面的结构不同，应用时需将粗糙面与牙根面或骨面接触。临床所需要的特殊的膜形状可以依据产商提供的模具修剪获得。手术中应用前使用生理盐水或血液浸润，膜即呈现一定黏性，易附着在骨面上，无需单独缝合固定。

（3）凝胶膜：凝胶膜是一种新型牙周引导再生膜制剂，于 2000 年获得 FDA 认证的商品名为 AtrisorbFreeFlow。产品提供为每次手术使用的独立套装，组份为聚乳酸粉末（powder - form polylactid）和液体载体 NMP（N - methyl - 2 - pyrrolidone），其系列产品 Atrisorb - D 含有能够在术后缓释 7 天的强力霉素（doxycycline）。粉液混合后既可以使用专用的注射器和可弯曲的金属套管，直接滴注在应用部位，在没有唾液和血液干扰的条件下流动到所需区域形成膜结构，也可以使用产品配套的模板现场制作各种形态的屏障膜，材料会在 5 分钟内凝结成柔软的膜，并在接触组织液后硬固，使用少量无菌生理盐水对膜进行喷雾处理 10～20 秒，有助凝胶膜的成形和固化。当在骨缺损区未使用植骨材料时，不宜使用直接滴注法以防止膜材料大量进入骨缺损部位。凝胶膜涂布的范围，即黏固后的屏障膜覆盖创面的要求与普通屏障膜相同。使用直接滴注法时，形成的屏障膜与周边软组织黏合紧密，无需针对膜的缝合固定步骤，瓣复位缝合时应避免缝针穿破撕裂凝胶膜。

此凝胶膜为多孔性结构，因其孔径较小，上皮细胞和结缔组织细胞无法从其中穿过。材料中缓释出的抗生素能够有效减少细菌感染的概率。凝胶膜的降解发生在术后 20 周，符合屏障膜的应用要求。

（4）聚乳酸等聚合材料膜：聚合材料是 GTR 中应用研究最广泛的一类膜，在国内亦有多家临床科研机构开展聚合材料屏障膜的研制开发。其中聚乳酸 PLA 和聚乙醇酸 PGA 的混合物在研制时具备较好的可控性，两者的比例变化可改变成品 GTR 膜的降解时间。多数聚合材料屏障膜产品由聚合物纤维编织而成，物理性能稳定，植入后降解时间明显长于胶原膜。

（5）聚四氟乙烯屏障膜：由于符合 GTR 要求的商品可吸收屏障膜不断涌现，非可吸收膜的应用已经日趋减少，但曾经是应用最广泛的聚四氟乙烯屏障膜仍然是引导再生膜临床疗效的金标准，任何新问世产品都需要以其作为对照进行实验研究。

（6）钛网强化膨化聚四氟乙烯膜：因其具备良好的维持形状的能力，能够确保牙周膜细胞的生长空间不受到限制，钛网强化膨化聚四氟乙烯膜（titanium - reinforced ePTFE，TRePTFE）具有极好的临床操作性能和稳定的物理屏障功能。

（7）可塑形的 GTR 膜：此种 GTR 膜原为柔软状态，可修整成形以适合术区需要，其特殊材质经过催化剂处理后，应用于术区即硬化成形，能够维持牙周膜生长的空间，同时此系统设计了可吸收材料制作的固定钉，可以选择应用缝线或固位钉对膜进行固定。

3. 手术方法

（1）手术基本步骤：包括 GTR 在内的众多牙周治疗新理论、新技术都仍然建筑在牙周抗感染的基础上，因此 GTR 手术的基础是牙周翻瓣手术，与其基本步骤相同。经过常规消毒、局部麻醉、切口、翻瓣、清创、根面处理后，准备屏障膜，在相应区域放置屏障膜，固定屏障膜，最后瓣复位缝合塞治。

不同手术区域可应用不同形状的 GTR 屏障膜（图 9 - 23）：①应用于切牙或双尖牙唇颊面较窄的垂

直型骨缺损。②应用于磨牙唇颊面较宽的垂直型骨缺损或根分叉区骨缺损。③应用于邻牙缺失牙的近中或远中骨缺损。④应用于前牙区邻面区域的骨缺损。⑤应用于后牙区邻面区域的骨缺损。⑥种植使用的埋入式 GTR 膜。

（2）术中术后注意事项、并发症及处理：术区麻醉可以使用局部麻醉骨膜下注射，唇颊侧注射部位选择前庭沟进针，舌腭侧距龈缘 1~2cm 进针，防止龈缘和龈乳头过度浸润而导致术后屏障膜上方的组织局部缺血坏死或预后延迟。

水平切口采用内斜切口，为尽量保留更多牙龈组织，切口可位于龈缘或行沟内切口，都需确保完全切除袋内组织。在邻面组织健康宽厚、血供充足的条件下可选择保留龈乳头切口。近中垂直附加切口位于患牙近中两个牙位，远中垂直切口位于患牙远中一个牙位，充分暴露术区病变骨组织同时释放软组织瓣张力。

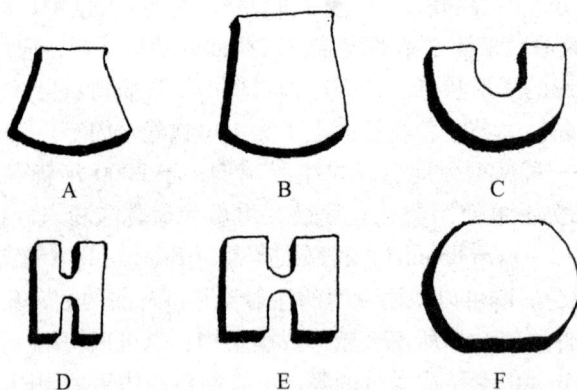

图 9-23　各种形状的屏障膜

根据病损部位形状及屏障膜放置方案，决定采用单侧或颊舌双侧翻瓣，以及黏骨膜全厚瓣剥离的程度，全厚瓣剥离至附着龈下方可以获得龈瓣冠向复位的条件，或行骨膜分离松解软组织，以配合对屏障膜的覆盖。

翻瓣通常最少需要到达骨缺损边缘下方 3~4mm，目的是稳定放置屏障膜并获得牙周组织再生空间。

去除牙周袋内壁病变组织，使用手器、超声、声波、旋转类等各种器械，刮除根面残余牙石、病变牙骨质，去尽骨缺损区肉芽组织。

预备放置屏障膜的部位需要使用生理盐水彻底清洁，不能残留根面处理制剂（釉基质蛋白等特殊制剂例外）和纱布棉絮等杂质。

根据牙周病变区或骨缺失区选择屏障膜，并修整成为合适的大小和形状：屏障膜放置后需要保证其边缘较骨缺失区向根方延伸 3mm，侧方延伸 2~3mm，切方位于釉牙骨质界下 2mm，屏障膜应当完全覆盖骨缺损区。周边的支持骨组织如果为坚硬的骨皮质，可以使用小号裂钻钻孔，使膜材料与血液或骨髓组织接触。

根据需要调整患者头位和方向，使手术者可以尽可能利用重力，使放置的屏障膜保持稳定。

存在较大骨缺损的部位需要结合使用植骨材料或使用具有维持形状功能的屏障膜，以保证屏障膜不会在创口愈合牙周膜再生期间发生塌陷。

根面血块的稳定性是牙周膜再生的最重要条件之一。它能防止上皮向根尖方向增殖，增加纤维基质可靠的稳定性，这是创口愈合过程中保证修复细胞正常迁移的自然诱导机制。为保证屏障膜覆盖的术区有薄层血凝块，使用悬吊缝合技术将屏障膜稳定地固定在患牙上，结合缝线的屏障膜在这项操作上较简便。

将黏骨膜瓣冠向复位，其边缘应超过膜边缘 2~3mm。

使用褥式缝合与间断缝合相结合，保证龈瓣严密闭合。

由唇舌两侧使用中等力量捏持术区 1~2 分钟，确保瓣完全稳定覆盖屏障膜。

使用牙周塞治剂保护整个手术区域，上塞治剂前在创面上使用缓释抗菌制剂能够减少术区感染的概率，但应防止药物过敏，并选择不干扰塞治剂固化的局部抗生素类药物。

术后酌情使用止痛药，口服广谱抗生素 1~2 周，若术区水肿严重可以短期使用激素。2 周内每天使用氯己定含漱液漱口 2 次，2 周拆线。

在拆线前发生塞治剂、缝线松脱等情况需及时复诊，去除已经无法保护创面的塞治剂和缝线，观察屏障膜情况，必要时重新缝合塞治。

为防止屏障膜受力移位，8 周内术区的口腔卫生维护只能轻柔使用软毛牙刷，而不应该使用任何机动器械，其他部位在 2 周后恢复使用软毛牙刷、牙线和牙缝刷。

术后第 1、2、4、8 周常规复诊检查，若发现菌斑堆积，及时进行简单洁治。术后 6 个月内不能进行牙周袋探诊和龈下刮治。

术后 1 周左右由于牙龈萎缩常见非可吸收屏障膜边缘暴露，同时伴有龈缘充血者多为局部细菌积聚、菌斑形成所致，可以增加抗菌含漱液的应用频次或使用局部缓释抗生素。尽可能保持部分暴露的屏障膜的稳定，方法是局部麻醉下追加缝合和术后 5 周内每周重复塞治。

对于非可吸收屏障膜，其边缘通常在术后 4~6 周暴露，部分病例在术后 5 周可以将屏障膜直接取出，或者在局部麻醉下在放置区局部使用尖锐刀片分类龈瓣和屏障膜后取出屏障膜，若龈瓣与屏障膜间形成盲袋，需要完全去除袋内上皮组织，以保证新鲜结缔组织接触新生牙周组织。二次取膜手术应动作轻巧，不可损伤下方的新生牙周组织，术后维护与翻瓣术相同。

正常情况下可吸收屏障膜无需取出。若因可吸收性材料不稳定或因局部感染发生屏障膜早期崩解，可能出现屏障膜变形皱缩、由创面排出或部分外露，此情况发生在 2 周内需及时将剩余屏障膜去除，可根据患者具体情况决定重新翻瓣置入，或在判定患者无法维持口腔卫生时，不再重复进行引导牙周再生手术。

4. 疗效评估　多种因素影响着 GTR 手术的疗效，牙周病医师有必要根据具体情况决定是否进行此类再生手术。已经获得公认的将为 GTR 手术带来负面作用的因素如下。

（1）口腔卫生差，菌斑控制不良。

（2）患者依从性差，不能配合按时复诊进行牙周维护。

（3）吸烟。

（4）医源性因素：如屏障膜材料选择、瓣设计、术后维护，以及牙根形态、特殊解剖结构和部位等其他因素。

其他可影响 GTR 预后的因素还有患者自身的条件如年龄、全身健康情况、精神压力等，年轻身心健康的患者通常能够获得满意的疗效；手术医师接受的特殊训练和临床经验等来自术者的条件也决定着手术的效率和成果，牙周专科医师培训和牙周病专业进修是当前我国口腔科医师学习掌握 GTR 技术的主要途径；病变区牙齿和牙槽骨解剖结构、牙龈厚度、牙齿松动度、咬合创伤、剩余骨量等病损区条件也影响着 GTR 术后的附着获得，三壁骨下袋、大于 4mm 的骨缺损和二度根分叉感染是能够获得最理想效果的 GTR 术适应证。

目前商品化的 GTR 屏障膜多为进口产品，材料价格远高于国内多数地区的牙周手术费用，而国产GTR 屏障膜的价格也不低，因此 GTR 手术适应证的掌握一定要综合患者的各方面条件进行研判，而通过循证医学研究获得的 GTR 疗效评估可以帮助医师研判其具体临床条件下可能获得的预后情况：在骨下袋缺损的病例中，使用 GTR 能够较传统翻瓣术获得更多牙周附着、减少更多的牙周探诊水平；在根分叉感染的条件下，GTR 术较翻瓣术能获得更多的垂直附着，减少更多的水平及垂直探诊水平，但术前无法预知是否能够完全修复根分叉区的骨缺损；在骨下袋缺损中，使用不同类型 GTR 膜的最终疗效并无显著性差异，但对于根分叉病变仅有 ePTFE 和聚合物材料制作的屏障膜有作用；结合植骨材料应用的 GTR 术在根分叉感染缺损的治疗中能够进一步促进牙周再生，但使用植骨材料在骨下袋病例中没有更多的改善。而在根面暴露病例中使用 GTR 术的疗效不及结缔组织移植术。

二、富血小板血浆技术

1. 概述　富血小板血浆（platelet - rich plasma，PRP）在促进软组织和骨组织的愈合过程中具有特殊功效，正日益被临床医学的众多学科广泛研究和应用。富血小板血浆的定义是具有高浓度血小板的自体血浆。血液中正常的血小板浓度为 $150 \times 10^9/L \sim 350 \times 10^9/L$，一般认为血小板浓度为全血 5 倍以上，或者浓度达到 $1\,000 \times 10^9/L$ 的血浆才能被称为 PRP，血小板低于此浓度的血浆不具备可靠的功能，而太高的浓度也未发现具有更好的疗效。血库提供的浓缩血小板（platelet concentrate）是同种异体的血液制品，不排除含有少量白细胞和其他异体成分，有造成输血反应和疾病传播的可能，并不适用本章节讨论的 PRP 的各种临床应用。

2. 血小板及所含生长因子　血小板是骨髓成熟巨核细胞来源的具有生物活性的小块物质。我国成年人的血小板正常数量是 $100 \times 10^9 \sim 300 \times 10^9/L$。血小板内的 α 颗粒（α granules）中蕴含丰富的生长因子，主要包括：血小板衍生生长因子（platelet - derived growth factor，PDGF）；其 3 种同分异构体为 PDGF - αα、PDGF - ββ、PDGF - αβ；转化生长因子 β（transforming growth factor beta，TGF - β）；胰岛素样生长因子 I （insulin - like growth factor I，IGF - I）；血管内皮生长因子（vascular epithelial growth factor，VEGF）和内皮生长因子（epithelial growth factor，EGF）等。这些生物活性分子能够刺激成纤维细胞（fibroblasts）、平滑肌细胞（smooth muscle cells）和成骨细胞（osteoblastic cells）的增殖；趋化中性粒细胞（neutrophilic granulocyte）和巨噬细胞（macrophage）；对于某些表型的细胞能够诱导细胞外基质的产生；激活内皮细胞增殖，刺激血管生成；并能吸引多种细胞成分参与对抗感染和对损伤组织的修复。其中 PDGF - αα 和 PDGF - ββ 还是人类牙周膜细胞有丝分裂的主要促进因子，TGF - β 则是细胞有丝分裂的调节因子。血小板在激活后释放出其富含的 PDGF 和 TGF - β 等生长因子，以及 PRP 中大量包含的能够促进牙周膜细胞和成骨细胞合成 I 类胶原的纤维蛋白，它们的共同作用能够促进牙周组织的再生。

3. 使用 PRP 的意义和临床应用　使用 PRP 的安全性是得到一致公认的。PRP 所含生长因子为内源性蛋白分子，应用时不进入细胞而是作用于细胞膜受体，通过胞浆内信号传导通路，调控靶细胞特定基因表达，因而不会发生致畸、致突变的可能。

使用自体血液制备的 PRP 较商品化生长因子具有更多优势。一方面外源性生长因子作为异种蛋白可能引发免疫排斥或传播特殊疾病；另一方面其使用剂量和多组分间的比例均不易控制，即使有动物实验或体外细胞实验的研究数据，也由于人体存在复杂的反馈机制而不宜简单套用。作为多种生长因子的载体，PRP 包含的各生长因子组分以人体中固有的比例存在。较单独使用一种或几种外源性（包括重组的）生长因子，使用 PRP 可能产生更和谐的生理效应，因此能够获得更加理想的临床效果。

来源充足，制备简单，价格相对低廉，安全可靠的 PRP 已经被医学界认可，1997 年首次在口腔医学领域应用，并在骨科手术、心外科、整形美容外科、运动医学等领域获得广泛应用，并取得了良好疗效。

4. PRP 制备

（1）制备原理：经长时间静置或离心，抗凝全血可分为三层，底部是红细胞，上层是血清，中间为白细胞和血小板层。通过离心法获得 PRP 的原理就是根据血液中各种成分的沉降系数不同，使用一定的离心力和离心时间获得血小板和其他血液成分的相对分离，分别得到 PRP、血小板血浆（PPP）和浓缩红细胞。

（2）制备方法：虽然仍然有使用一次离心获得 PRP，并成功应用于临床的报道，但简单的一次离心技术无法获得高浓度的血小板，因此多数 PRP 制备方案都采用了二次离心法。

每种方案的离心力的两行数据分别为第一次离心和第二次离心的离心力。

离心力与半径转速间换算概述公式：

离心力 $= 1.118 \times 10^{-5} \times$ 半径（cm）$\times$ rpm（每分钟转速）

科技文献报道的 PRP 制备技术，部分过程不够详尽，部分是适合动物实验的方案，由于不同物种的血细胞成分不同，因此动物实验使用的 PRP 抽提方案并不适合临床使用。

（3）PRP 制备系统：现有多种商业 PRP 制备系统应用于临床，它们通常包括专用的离心机和特殊的一次性成套用具。自行组合各种设备和器材耗材也能够制备合格的 PRP，但耗时较长，需要手术者以外的专人进行操作。

1）Curasan PRP – kit，Germany，取 10ml 全血，经二次离心，获得约 0.4ml PRP。

2）Smart PReP system，Germany，可以抽取男性 48ml，女性 52ml 抗凝全血，经两步共 12 分钟的离心，获得 7ml PRP。

3）PCCS Ⅱ platelet concentrate collection system，USA，使用创新设计的专用离心管，将 PCCS 第一代产品的两步离心简化为一步离心。抽取 55ml 全血离心 12 分钟后在专用离心管中插入深度计，将活塞分离器向下推至阻力位，使用 30ml 针筒从血浆出口抽取获得 PPP，摇动离心管悬浮血小板，取出深度计，使用 10ml 针筒从中央出口抽取获得 PRP。

4）Friadent – Schutze，Austria，抽取 10ml 全血，经二次离心，获得约 0.8ml PRP。

5）GPS（Gravitational Platelet Separation System）和 GPS Ⅱ Platelet Concentrate Separation Kit，US；设备构成和操作方案与 PCSS Ⅱ 非常近似。

6）Teruflex triple blood – bag system，Belgium；适合大量 PRP 的制备，可以从 450ml 全血中获得 30±5ml 的 PRP。

7）PRGF（Plasma Rich in Growth Factors）KIT，Spain。

8）Magellan Autologous Platelet Separator System，US。

9）Osteokin System，Germany。

10）PLACON Platelet Concentrator，Korean。

11）SYMPHONY Platelet Concentrate System，US。

12）RegenKit，Switzerland。

13）Mycells，Israel。

（4）抗凝与激活：抗凝剂的种类众多。在制备 PRP 中使用的抗凝剂应该选择枸橼酸盐 – 葡萄糖溶液（anticoagulant citrate dextrose – A，ACD – A）和枸橼酸盐 – 磷酸盐 – 葡萄糖溶液（citrate phosphate dextrose，CPD）两种，因为两种抗凝剂中的枸橼酸能够螯合钙，防止血小板激活，而其他成分具有支持血小板代谢的功能。EDTA 会破坏血小板，不适合在 PRP 制备时作为抗凝剂使用。

PRP 使用时需要激活以迅速释放生长因子，提高疗效。激活剂通常使用凝血酶和（或）氯化钙。商品化凝血酶通常是来源牛的，在外科领域已经有超过一千万次安全使用经验，可以根据产品使用说明进行操作。单纯使用氯化钙的激活能力较低，过程缓慢。两者结合使用，可以立刻激活 PRP，数分钟内形成凝胶，将生长因子限制在凝集块，并获得方便临床操作的膜样结构。使用自体凝血酶作为激活剂可以避免异种生物制品可能导致的免疫反应，以及乙肝病毒（HBV）、感染性蛋白颗粒等引发乙肝、牛海绵状脑病（bovine spongiform encephalopathy，BSE，又称疯牛病）等疾病传播的风险。自体凝血酶可以使用分离胶制备，具体过程详见临床案例；也可以直接由 PRP 中获得：取部分 PRP 与 10% $CaCl_2$ 按照体积 3：1 混合 6~8 分钟，挤压此 PRP 形成的凝胶可以获得富含自体凝血酶的血浆，将其与剩余 PRP 按照体积 1：4 混合 3~5 分钟即激活 PRP。

根据手术时的具体应用环境选择激活 PRP 的方式。若单独使用 PRP，可以在试管中混合 PRP 和激活剂，倾倒并静置于扁平容器内以获得 PRP 膜（特殊形状的容器可以获得相应外形的 PRP 膜）。若将 PRP 与植骨材料结合使用，则在加入激活剂后，立即与植骨材料混合、搅拌均匀；或者使用双腔混合针筒，将 PRP 与激活剂喷洒在创面或植骨材料中。

（5）制备和使用 PRP 的注意事项

1）严格无菌操作，保证回植体内的 PRP 无微生物污染。

2）使用合格的一次性无热源医疗器械以保证 PRP 制品无热源污染。

3）抽取全血必须在手术前进行，因为手术的创伤将激活凝血系统，术中抽取血液中的血小板可能已经释放出生长因子。

4）抽取全血后尽可能立即制备 PRP，此全血禁止冷藏，因为 4℃ 保存的血小板易被激活发生凝集，而不再具有功能活性。

5）临床应用 PRP 的理想操作方式是手术开始前制备，术中使用时激活，不再保存到下次手术。原因是血小板在 22℃ 室温下可以保存，生长因子活性可以维持 5~8 天，但血液抽出后 4 小时血小板中生长因子的活性即开始降低，并随着保存时间延长，血小板可能逐渐被一些环境因素激活，导致血小板的功能发生改变。PRP 激活后即释放储存的生长因子，10 分钟内即达到 70%，并在 1 小时内超过 95%。

6）PRP 制备过程中离心必须按照一定的程序进行，转速过高可能导致血小板破碎，生长因子提前释放。

7）PRP 制备过程中，离心后应立即分离各种组分，防止血小板扩散而影响 PRP 的有效成分。

8）PRP 与凝血酶（thrombin）和（或）氯化钙混合后迅速激活，血小板凝集形成凝胶态结构，血小板 α 颗粒内含的生长因子在凝集发生 10 分钟后开始释放。因此 PRP 凝胶制备后必须及时应用，防止生长因子流失。

9）由于补液可能稀释血液，因此如果患者需要手术中补液就应该在补液前抽血制备 PRP。这种情况在牙周手术过程中发生的机会较少。

10）当大量抽血提取 PRP 时，过多的红细胞应回输患者，这项操作非口腔科医生在诊室中能够胜任，多应用于外科大型手术中。牙周手术用 PRP 抽全血通常小于 60ml，无需红细胞回输。

11）应用 PRP 或其复合材料的手术创面需要严密缝合，防止早期血块因感染崩解或脱落。即使 PRP 中的血小板在 7 天左右完全解体，吞噬其残片的巨噬细胞仍然能够释放促进创面愈合的生长因子。

5. PRP 在治疗牙周病中的临床应用　PRP 含有的纤维蛋白使其具备一定的黏性，可以与其他植骨材料紧密结合，增强复合物的操作性能，有利于移植物在受骨区的稳定、防止生长因子的流失；而 PRP 激活后形成的凝胶样 PRP 膜也具有良好的可塑性，既可单独使用，直接用于充填骨缺损区，也能够应用于软组织创面，以其良好的封闭伤口、局部止血和促进伤口的愈合功能。

PRP 不但经典地应用于牙周炎骨缺损重建的 GTR、GBR 术中，还在种植术中获得了广泛应用，包括上颌窦提升术、牙槽嵴增大术和种植体周围炎导致的种植体周骨缺损的植骨手术都是 PRP 的理想适应证。近年来 PRP 在牙周美学手术中应用也获得了理想的效果，单纯应用 PRP 治疗牙龈萎缩获得了与上皮下结缔组织瓣一致的效果，PRP 结合脱细胞皮肤基质（ADM）在牙周膜龈手术中应用的疗效更显突出。

由于 PRP 膜在数天后分解，其生长因子还可能导致牙龈并上皮快速增殖领先占领根面，因此 PRP 膜并不适合作为屏障膜在 GTR 术中单独使用。但可以放置于 GTR 膜的根面侧，促进牙周膜细胞的生长。

大量研究和临床实践已经证实了使用 PRP 的安全性，应用 PRP 的手术感染性并发症发生率为 2.0%~3.5%，与未使用 PRP 的手术基本一致。

6. 科研分歧　PRP 释放的多种高浓度生长因子不但作用于不同靶细胞，生长因子间还相互影响，引发多种信号通路，其产生效应的复杂程度远大于使用单一外源性生长因子刺激获得的结果。PRP 中不同生长因子的生物学特性、生物学作用及促进骨再生的机制目前尚未完全阐明。因此，针对 PRP 的研究正在从微观和宏观两方面着手，既有单独研究其中生长因子 PDGF、TGF－β 等的实验，也有将血小板视为一个整体探讨血小板浓度与疗效的研究。

无论是细胞培养、动物实验还是临床研究都对 PRP 的效果存在分歧。仔细分析众多研究的实验或临床过程，可以发现获得不同结论的可能原因如下。

（1）PRP 过程中，不同的离心次数、离心力和离心时间以及离心结束时是否使用制动，对于所获得的 PRP 中血小板浓度和活性成分均有影响。不恰当的制备可能得到的是低血小板浓度的血浆，其中生长因子的浓度也相应较低。

（2）离心速度太高等制备过程的疏忽还可能造成血小板提前激活，生长因子流失，因此并不排除部分研究获得的是假阴性的结果。

（3）PRP 激活过程迅速释放生长因子，因此 PRP 应用过程的差异也将影响最终的手术效果。

（4）体外细胞培养实验获得生长因子促进细胞成熟、分化、增殖等结论，但这种实验条件与体内的生理环境并不完全相同，若缺乏创伤愈合模型的证据，无法直接预测其临床应用效果。

（5）由于动物对创伤的愈合能力明显高于人类，因此动物实验中应用的 PRP 可能无法显现其优势。部分动物使用的对象是小动物，其自体血液不足以制备 PRP，因此实验中采用的是同种异体血液制备的 PRP，这并不是完全意义上的 PRP，其实验结果也不能完全等同于自体 PRP 的效果。

（6）部分由设备制造商提供资助的研究可能获得特殊倾向的结论。

正是由于各研究单位所使用的 PRP 制备方法或应用方法存在差异，因此关于 PRP 的评价也往往截然相反。因此，严格设计并能够控制生长因子或血小板准确指标的基础和临床研究亟待广泛开展，以不断优化 PRP 的制备和应用技术，为包括牙周病在内的多种疾病的治疗提供更有效、简便、低廉的治疗方法。

三、再生性骨手术（regenerative osseous surgery）

1. 概述　传统牙周手术中对牙槽骨的处理仅限于切除性骨手术，只能在已经缺损的牙槽骨基础上采用骨成形术和骨切除术，进行形态和功能的恢复。但切除性骨手术无法获得正常的生理外形，且在术后存在许多缺点：附着丧失增加，临床牙冠变长而影响美观，暴露牙颈部甚至根面而导致牙齿敏感、根面龋等。单纯的切除性骨手术由于疗效欠佳正逐步被各种实现骨组织再生的技术所替代。

牙周再生性骨手术主要指应用各种引导骨再生（guided bone regeneration，GBR）技术，实现在牙槽嵴局部缺损部位增加宿主骨组织的质量和数量的牙周骨手术。临床应用时又称为牙周植骨术（bone graft），是指采用骨或骨的替代品等移植材料来修复因牙周炎等原因造成的牙槽骨缺损的方法。其目的在于通过移植材料促进新骨形成，修复骨缺损，恢复牙槽骨的解剖形态，促进牙周软硬组织的生物性结合，达到理想的新附着性愈合。牙周再生性骨手术适用于二壁及三壁骨下袋，以三壁袋效果最好，对于Ⅱ度根分叉病变，龈瓣能覆盖根面及根分叉区者亦有良好疗效。

1923 年，Hegedus 最早试图用植骨术来修复由于牙周病所引起的骨缺损。1965 年，Nabers 和 O'Leary 进一步改善和巩固了这一技术。目前常用的增加骨量和加快骨形成速度的方法主要是：在骨缺损区应用各类植骨材料，通过化学性的骨诱导作用（osteoinduction），植骨材料中的分子（如骨形成蛋白，BMPs）能使邻近的细胞转化为成骨细胞；物理性的骨引导作用（osteoconduction），植骨材料的基质形成支架，使邻近组织中的细胞进入植骨材料；或移植物包含有自体成骨细胞而具备的固有的成骨性（ostegenesis），以实现骨组织再生的目的。植入牙周骨缺损区域的骨或者骨替代材料，虽然尚不确定能够引导包含牙龈、牙周膜、牙骨质、牙槽骨在内的全部牙周组织的再生，但它们通常都具有保持空间结构的三维支架，至少能够通过骨引导作用形成新骨。

临床使用的植骨材料种类繁多，可以分为四大类：自体骨、异体骨、异种骨和骨替代品。

（1）自体骨：自体骨（autogenous bone，autografts）是由患者自身体内获得，并植入自体组织中的骨组织。血管化的自体骨、自体骨松质及骨髓植入健康的受骨区后能够获得成骨性、骨诱导和骨引导的作用。片状或块状的自体骨皮质通常不含有成骨细胞，是一种没有成骨功能的无血管的骨组织，仅能为新骨的形成提供骨引导的支架。

自体骨是增加骨量的理想材料，但获取自体骨的过程会延长手术时间，通常需要在术区外增加手术区域，因此可能加重术后反应。口腔内可提供大量自体骨的部位是上颌结节、颏部和下颌骨体部（图 9 - 24），使用口腔内自体骨的另一缺陷是采集部位和数量有限，但通常都能够满足牙周手术的需要。

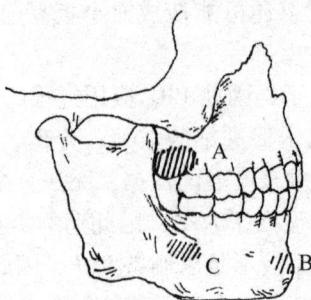

图 9 - 24　取骨部位（阴影）
A. 上颌结节；B. 颏部；C. 下颌骨体部

从口腔外取骨通常使用的供骨区是髂前上嵴（图 9 - 25），在牙周病学领域应用较少，主要原因包括取骨手术创伤大、牙周骨缺损修复效果不确定、实际应用中部分病例发生牙根外吸收等。当前骨替代品的发展已经能够解决以往供骨区骨量不足的问题，而无需再从远隔区域取骨。

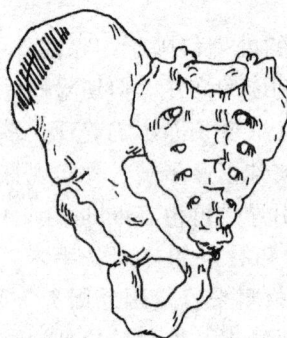

图 9 - 25　口外取骨部位髂前上嵴

自体骨不但具有骨引导功能还具有明显的骨诱导作用，是目前所知的最理想的牙周骨植入材料。自体骨采集的费用通常较植入材料低廉，也不存在排异反应等并发症。若供骨区无法保证足够的骨量，可以将自体骨与其他植入材料混合使用，其效果优于单纯使用其他植骨材料。临床牙周病手术中采用自体骨移植材料是最优选择，但因为需要扩大手术区域、增大手术创伤，有时不易被患者采纳。

（2）异体骨：异体骨（allogenous bone, allografts, homologous）定义为由同种的一个个体中获得并植入另一个体组织中的骨组织。通常机体对新鲜异体骨内的细胞会产生一定程度的免疫反应，因此异体骨需要经过特殊处理，去除细胞成分以减少宿主的免疫反应，同时去细胞处理也减少了骨移植过程中传播病毒颗粒的风险。

异体骨按照解剖来源分为骨皮质、骨松质、软骨等；按照处理方法分类分为新鲜、冷冻、冻干、脱矿冻干等；按照灭菌方法分为环氧乙烷、放射处理等；按照最终产品性状分为粉末、颗粒、膏体、凝胶、块状、片状等。由于缺乏活细胞，异体骨不具备活性自体骨的成骨性功能，其骨诱导和骨引导功能则由处理方法和最终产品的微观结构决定，而处理方法和灭菌方式还决定着临床使用的安全性。临床使用的操作便利性则由产品性状和应用工具决定。

新鲜异体骨的应用需要交叉配对等技术，手术存在多种移植风险，不适合在牙周手术中采用。单纯冻干骨（FDBA）的应用并无获得较传统翻瓣术更好的疗效，但与自体骨混合使用能够达到更多的骨再生。经过处理的脱矿冻干骨（DFDBA）可暴露其内含的骨形成蛋白（BMPs），以诱导受体宿主细胞分化为成骨细胞，临床应用时获得了包括牙骨质、牙周膜和牙槽骨在内的完全再生，且数量达到缺损部位的80%，是目前疗效最佳的一种异体骨移植材料。胚胎来源的异体骨移植材料较成人供体的具备更高的骨诱导性，其原因可能为胚胎骨中更高含量的 BMPs 是诱导骨形成的主要因素。

（3）异种骨：异种骨（xenogenic bone, xenografts, heterogenous）定义为由异种生物获得并植入人类组织中的骨组织。多数异种组织由于会引发强烈的免疫反应而无法在人体使用。异体骨脱蛋白脱脂肪后免疫反应明显降低，但这种处理方法也破坏了具有骨诱导功能的基质蛋白，因此异种骨的主要功能是作为支架结构的物理性骨引导作用。

异种骨因为保留了天然骨组织的小梁和多孔性结构。所以具备良好的骨引导性，研究发现可以获得类似自体骨的效果。异种骨来源丰富可取自多种动物，但由于近年来数种动物和人共患疾病在世界范围的流行，人们对于动物来源的植入材料倍加小心，对于此类材料的选择需要医师和患者的共同判定。

（4）人工合成材料：多种人工合成材料（alloplastic materials, synthetic graft）的开发为植骨材料家族添加了众多成员。良好的生物相容性、稳定的质量、丰富的品种和非生物制品的安全性使人工合成材料具备广泛的应用前景。

研究发现 β 磷酸三钙的成骨能力弱于异体骨材料，而羟磷灰石的成骨能力则更值得怀疑，虽然其效果较单纯翻瓣术好。这两种最常用的人工合成材料均未发现能够刺激机体形成新生牙骨质，说明单纯将只具备物理性诱导功能的人工合成材料在牙周再生领域应用效果不佳。因此，近年来研究重点和新上市的人工合成植骨材料更多的是多种材料混合应用以及添加各类生长因子的联合应用。

多种提取或合成的蛋白生长因子、黏附分子与人工合成材料已经在牙周骨再生中进行了广泛的研究和应用，它们的骨诱导能力和骨引导功能因材料或生产工艺的不同而存在明显差别。纳米技术的发展实现了人工合成材料物理性能的进一步改善，将能够构建出更加符合牙周组织再生需要的支架结构。

2. 材料选择　为获得最理想的牙周骨再生，需要根据临床实际情况对众多植骨材料进行选择。无论使用何种骨移植材料，要获得新骨形成都需要经历骨结合的过程。骨结合是描述骨移植材料与机体受骨区的相互作用，由新骨形成而获得一定机械性能的过程。只有获得了良好的骨结合才能为骨缺损区的牙周病患牙提供有力的支持组织，从而恢复正常的咀嚼功能。骨结合是一个愈合反应，它包括受骨区血肿形成，释放细胞因子和生长因子的炎症反应，以及宿主对植骨材料的炎症反应或免疫反应。在骨结合的过程中，间叶细胞发生增殖、迁移、分化，最终移植物和受骨区之间获得血管的再形成，破骨细胞迁移至移植物表面吸收移植材料，产生的空间由形成的新骨充填替代。发生在移植物部位的炎症反应对于移植的成功非常重要。在所有的创口愈合反应过程中，血小板快速黏附至创口表面，脱颗粒释放出大量的多肽生长因子，包括 FGF－2、PDGF、TGF－β 等。它们进入纤维网络系统在移植物部位形成血液细胞外液凝结物。中性粒细胞、淋巴细胞和单核细胞向受骨区移动进入血肿组织。中性粒细胞释放激肽和前列腺素。新形成的肉芽组织由相对多孔的小血管和富含细胞因子生长因子的水肿纤维组织组成。在TGF－β 等生长因子和白介素的刺激下，成纤维细胞产生胶原。上述炎症反应发生在骨移植材料与机体的骨结合过程中，能够刺激血管增殖，为移植物提供了营养和细胞。

如果植骨材料没有获得足够的机械稳定性，在受骨区和移植物之间就会形成肉芽组织和纤维变性，无法实现骨结合。因此无论选择何种植骨材料，都需要在手术中严密缝合创面，使用塞治剂固定龈瓣，确保移植材料位置稳定，避免感染，以保障 GBR 手术获得成功。

各种植骨材料的选择应用比较见表 9－1：其中自体骨是最优秀的植骨材料，能够获得完善的骨结合。少量的异体骨松质通常也能够完全地被改建，由自体的骨组织替代。多种合成的骨替代材料都具有骨引导功能，其表现出来的骨改建特性与异体骨相同。异体骨或异种骨内的脱矿骨基质和一些合成蛋白或天然蛋白具有诱导骨形成的能力。与这些具有诱导骨形成能力的物质复合后，多数植骨材料的临床效果可以达到甚至超过自体骨的水平，这种联合应用的方式已成为当前最常见的临床应用方案。联合应用既可以采用商业公司提供的已经复合为一体的材料直接应用于临床，也可以根据最新的研究成果，在临床实践中将不同种类的骨再生材料和生长因子合并使用。复合材料可以由多种材料以不同的方式进行复合，例如 Bio－Oss 胶原块（Bio－Oss collagen block）由牛骨松质颗粒和 10% 猪胶原在生产过程中复合生成。用少量生理盐水湿润后可以形成海绵状，可容易地用剪刀分割为手术所需的形状和大小，方便地用镊子夹取放入受骨区，提高了植骨材料的操作性能。植骨材料与富含生长因子的富血小板血浆

（PRP）联合应用的临床复合应用技术，近来已被众多牙周病专科医师采纳。

表 9 - 1　各种植骨材料的选择应用比较

	生物相容性	新骨形成效果	手术难度	手术创伤	术后并发症
自体骨	最好	最好	复杂	较大	小
异体骨	一般或好	较好	简单	小	可能大
异种骨	一般或好	一般	简单	小	可能大
人工合成材料	好	差	简单	小	小

作为植入性材料，其安全性必须是首要考虑的问题。使用非自体骨作为移植材料，总是存在因移植材料的来源而被外源性生物感染的概率。目前的移植材料处理手段无法保证绝对去除可能存在于供体中的病毒及感染性蛋白颗粒（proteinaceous infectious particles）。因此在选择非自体骨材料充填牙周骨缺损时必须首先确保材料的安全性。

3. **手术基本步骤及注意事项**　术前经过龈上洁治、龈下刮治根面平整等基础治疗，患者术区牙龈急性炎症已经得到控制，咬合创伤的局部因素已经去除（图 9 - 26）。

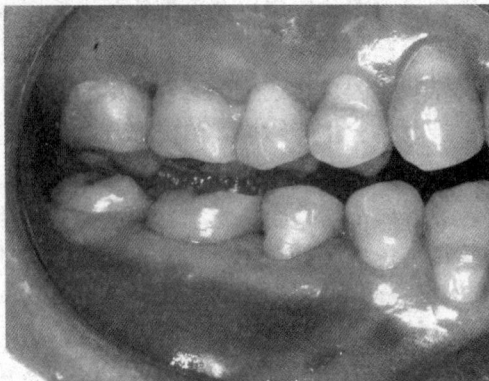

图 9 - 26　GBR 手术前

常规消毒、局部麻醉。

水平切口在后牙区通常使用内斜切口，前牙区根据美观和固定邻面材料的需求推荐选择保留龈乳头的水平切口，目的是缝合后保证邻面受骨区被软组织瓣严密覆盖。龈乳头的水平切口获得成功的关键是牙间剩余健康软组织有足够的血供。

若手术牙位较局限，术区翻瓣困难可增加垂直附加切口，根据需要分别位于植骨区前方两个牙位，后方一个牙位。

黏骨膜全厚瓣翻瓣，翻瓣后确保骨缺损区暴露至植骨材料可以顺利到达受骨区（图 9 - 27）。

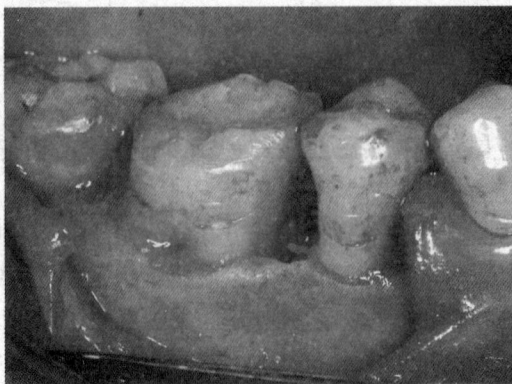

图 9 - 27　受骨区临床照片

去除牙周袋内壁病变组织，刮除根面残余牙石、病变牙骨质，去尽骨缺损区肉芽组织。

骨修整，去除外生骨疣等影响术后口腔自洁的异常骨结构，需防止降低牙槽嵴顶高度。

根面处理（图9-28）。

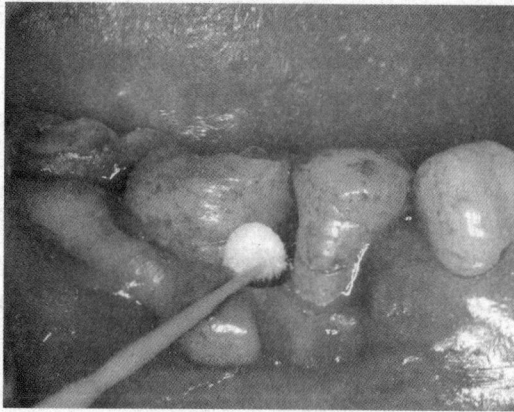

图9-28　根面处理

准备植骨材料。

搔刮骨壁或使用裂钻在骨壁上钻孔，使血液充满受骨区。

使用专用工具将植骨材料充填入受骨区，根据需要压实材料。若软组织瓣足够大，植骨材料的充填可以超过凹陷的骨缺损区，尽可能放置至釉牙骨质界（图9-29）。

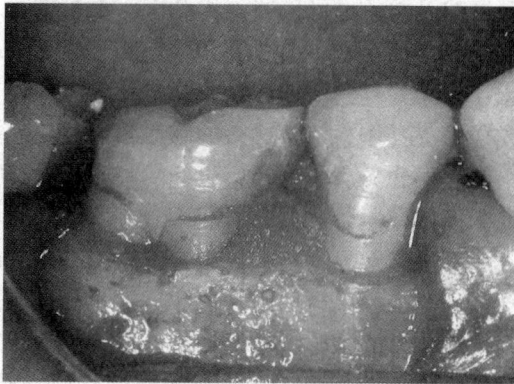

图9-29　植骨材料放置

将黏骨膜瓣复位，完全覆盖植骨材料后缝合。缝线应该是完全无张力的，以防止软组织瓣的缺血坏死，若牙龈乳头受到较大张力就会发生明显的术后萎缩。移植物必须在受骨区保持位置稳定，表面有软组织瓣严密覆盖，防止细菌渗透进入移植物和根面，防止上皮细胞快速增殖占据骨缺损部位。

为保持移植物的稳定，可以选择使用主要成分为磷酸钙、柠檬酸钾和磷酸钙的移植材料黏合剂，按照一定比例加入移植材料中，混合均匀后放置入受骨区，不要超过骨缺损区周边黏膜，使用干纱布轻压后混合材料固化。若使用此类黏合剂则无需将软组织瓣覆盖受骨区，也可获得创面的良好预后。

若材料易受到缝合操作时的振动影响而松动脱落，就应该先将瓣复位，穿好缝线，再充填植骨材料，立即收紧缝线，打结固定软组织瓣。

创面边缘使用局部缓释抗生素可以降低细菌感染的概率，如果使用的抗生素与植骨材料间无功能拮抗，亦可将其应用于受骨区。

使用牙周塞治剂保护整个手术区域。

术后酌情使用止痛药，常规口服广谱抗生素1周，两周内每天使用氯己啶含漱液漱口或氯己啶凝胶（1% chlorhexidine gel）两次，两周拆线。

4. 自体骨采集和使用　手术过程中先将受骨区的病变组织清除，包括翻瓣、清创、骨成形等步骤，其间获得的骨组织可作为移植材料，但通常数量不足。此时可以在选择好的采骨区使用多种方法采集自体骨。采集部位除上文提及的上颌结节和颏部下颌正中联合等处，如果条件合适还可在牙周手术区域内采骨，以避免额外的手术切口创伤，此时只需通过延长手术切口，翻开黏骨膜瓣后即可获得较大的骨采集区域。另外还有外生骨疣、无牙区的牙槽嵴、末端牙位的远中牙槽嵴、上下颌骨舌侧表面距离牙根5mm 以外区域等也是可以被选的骨组织采集部位。

自体骨的采集使用的工具可以是普通碳钢裂钻，也可以采用专用于采骨的环钻（trephine drill），采集过程使用的转速为 5 000 ~ 30 000 转/分钟，因此需要生理盐水冲洗降温，在这种条件下尽可能使用带骨滤器（bone filter）的吸引器装置（bone trap or osseous trap），以收集获得包括大量细小的骨碎片在内的全部自体骨。采集得到的较大骨皮质块在植入前需要使用研磨器（mill）磨成约 1mm³ 大小的颗粒。将研磨好的自体骨颗粒与血液混合，形成骨凝块（osseous coagulum）植入受骨区是经典的自体骨处理方法，能够获得较好的效果。近年来有骨刮器（bone - scraper）等新颖的取骨工具（如 Micross、Safe-scraper、mx - grafter）出现，可以减少取骨创伤和骨收集时的丢失，非常适用于供骨区骨量有限的自体口腔内取骨过程。上颌第三磨牙缺失者的上颌结节部位存在大量骨松质和红骨髓，进入这类区域后可以使用刮匙轻松获得自体骨，无需额外处理即可直接植入受骨区。

5. 术后注意事项、并发症及处理　创面若发生感染将导致预后延长乃至 GBR 失败，因此术后常规使用抗生素应足量足疗程，两周内口腔卫生维护需要加强，使用氯己定含漱液是经典的方法，除已经使用塞治剂的术区外，其他部位可使用软毛牙刷轻柔刷牙，以减少口腔内细菌总量。如果术后 1 周内塞治剂发生早期脱落，需要及时复诊重新上塞治剂。术后麻醉失效后可产生手术创面疼痛，必须让患者预备好止痛药，有时为了延迟产生疼痛的时间，也可以在手术结束时重复进行一次麻醉。

6. 临床应用　经由循证医学分析，针对骨缺损的 GBR 能够获得良好的效果，使用骨移植材料较传统非再生性的翻瓣手术，其临床疗效优势有：增加骨量，减少牙槽嵴顶骨丧失，增加临床附着水平，减少探诊深度。其中使用异体骨或羟磷灰石作为植骨材料的临床效果并无差别。针对根分叉病变骨缺损的疗效分析发现，使用植骨材料在 Ⅱ 度根分叉病变时具有更佳的临床疗效。

从组织学角度分析，大量证据支持自体骨和脱矿异体骨能够形成新附着，DFDBA 在骨缺损中的应用也可以形成新附着，而传统翻瓣术后通常导致长上皮结合的形成。个别临床研究提示应用异种骨可能获得新附着，而使用合成材料更多地获得的是牙周修复而非牙周再生。实践中发现使用骨移植材料可能获得牙周组织的完全再生，说明来源于骨的细胞具有在病变牙根表面形成含有穿通胶原纤维的新牙骨质的能力，即 GBR 技术可能获得 GTR 的效果，而某些临床病例中将两者结合使用更较单纯使用植骨材料，能够获得更多的临床附着水平的增加。

四、釉基质蛋白（enamel matrixproteins，EMPs）

自 1975 年 Slavkin 和 Boyde 首次提出釉基质蛋白（enamel matrix proteins，EMPs）可诱导牙根部无细胞性牙骨质形成以来，EMPs 在诱导牙周组织再生方面的作用日益受到学者们的关注。随着细胞分子生物学技术的发展和对牙齿发生发育的深入研究，人们逐渐认识到 EMPs 在牙齿的胚胎发育过程中，不仅参与牙釉质的发育，也与牙骨质和牙周膜的发育有密切关系，并发现 EMPs 参与诱导再生形成的牙周组织在形态结构和生物学功能上接近于正常牙周组织，且再生过程也与牙周组织的胚胎发育过程类似。临床上，牙周病治疗的最终目的不仅在于消除致病因素，终止疾病的发展，更在于使被病变破坏的牙周组织恢复原有的结构和功能，即达到理想的愈合方式——牙周组织再生，因此釉基质蛋白促进牙周再生的功能受到广泛重视。

1. 概述

（1）来源：釉基质蛋白的来源有以下两种，一种是由牙冠发育阶段成釉细胞分泌而来，在釉质的发育过程中起到启动釉质矿化和调节晶体生长的作用。另一种是牙齿发育期 Hertwig 上皮根鞘（Hertwigs's epithelial roots sheath，HERS）内层细胞分泌的一种调控牙齿矿化的基质蛋白。当牙冠发育即将完成时，成釉器的内釉上皮与外釉上皮在颈环处增生，这些增生的上皮呈双层，并向未来的根间孔处延伸、扩展形成的 Hertwig 上皮根鞘，其内层细胞可分泌釉基质蛋白。由 HERS 分泌的蛋白质与牙冠部的釉基质蛋白的组分并不完全一致，而是与釉基质蛋白结构域（domain）一致的一组基质蛋白，HERS 分泌的釉基质蛋白在牙骨质和牙周膜的发育过程中起到重要的调节、诱导作用。

（2）组成及理化特性：釉基质蛋白是未矿化釉基质中所含有蛋白质成分的总称，包括疏水性釉原蛋白（amelogenin, Am）、釉蛋白（enamelin）、成釉蛋白（ameloblastin）、釉丛蛋白（tuftlin）、鞘蛋白（sheathlin）、硫化蛋白（sulfated proteins）等酸性非釉原蛋白。非釉原蛋白只占 10%，并保留在成熟的釉质中。釉原蛋白是主要成分，占釉基质蛋白的 90% 左右，也是釉基质蛋白中促进牙周再生的主要活性成分。釉原蛋白含丰富的脯氨酸、谷氨酸、亮氨酸和组氨酸，不含光氨酸，但在矿化过程中逐渐丧失。釉原蛋白呈疏水性，含有较多的非极性氨基酸，其溶解性高度依赖于蛋白质的一级结构、溶液的离子强度、pH 及缓冲液成分。在 pH 值中性，接近人体温条件下，不溶于水，易发生聚集，酸性和碱性条件下均比中性条件下溶解度高。最近发现天然和合成的釉原蛋白均能凝集红细胞，N - 乙酰半乳糖胺的单体、二聚体、三聚体能阻止这种作用。这可能与釉原蛋白和釉基质中的糖蛋白相互作用有关，或者起识别细胞表面糖蛋白的作用。

釉原蛋白是由一组蛋白及多肽组成，分子量范围 5 000~27 000。这些蛋白质都是成釉细胞中同一基因——釉原蛋白基因的表达产物，研究表明，人和猪釉原蛋白基因都定位在性染色体上，包括 7 个外显子（exon）。人和猪的差异主要在 exon4，人的釉原蛋白基因中 exon4 编码了 14 个氨基酸，而猪的则编码了 17 个氨基酸，两者只有两处编码丝氨酸的碱基高度保守，在其他 6 个外显子中，种属间可发现明显的同源性。小分子量的釉原蛋白是大分子量的前体物质的降解产物。正是由于釉原蛋白基因在翻译过程中的选择性剪切和前体釉原蛋白的蛋白水解或非酶机制降解，造成了生化分析时釉原蛋白组成的复杂性和异型性。通过对人和一些动物釉原蛋白一级结构的研究发现，该蛋白质在种属间有明显的同源性，进化上趋于高度保守。

人和猪的 EMPs 具有较高的同源性，若将 EMPs 纯化，取典型 Am 的 3 个分子量峰值蛋白冻干保存，可获得釉基质衍生物（EMD）。目前有从猪的牙胚中提取的冻干保存的商品化的 EMD，称为 Emdogain，为釉基质衍生物与其相应载体丙烯乙二醇藻（propylene glycol alginate, PGA）的结合物，其有效成分仍然是 EMD，是将 EMPs 中的疏水性釉原蛋白成分纯化而得到的酸性提取物。溶于 PGA 中的 EMD 在酸性条件下溶解形成高黏性的溶液，而在中性和体温条件下黏性降低，EMD 沉淀。

（3）免疫学特性：目前用于牙周再生研究和临床应用的釉基质蛋白基本为提取的猪釉基质蛋白，虽然人和猪的 EMPs 具有较高同源性，但其免疫原性仍是关注的问题。通过把不同量的猪 EMPs 与人外周血淋巴细胞在体外培养，检测发现猪釉基质蛋白对淋巴细胞的增殖和 T 淋巴细胞亚群的分布没有产生明显的影响，因此猪釉基质蛋白具有较低的免疫原性。对使用 EMPs 的患者进行血清 IgG、IgE、IgM 和 IgA 水平检测，并未发现前后各抗体有明显变化，术后患者未感任何不适，显示 EMPs 具有较好安全性。此外，釉原蛋白在不同物种之间及在不同大小的多肽成分之间，存在共同的抗原决定簇。众多临床研究及应用也未见猪釉基质蛋白在牙周病治疗时有明显的临床不良反应。因此，釉基质蛋白的免疫原性很低，其临床应用是安全的。

提取方法如下：釉基质蛋白的提取有多种方法，如 0.05M Tris - 4M 盐酸胍提取法、EDTA 缓冲液提取法、0.5M 乙酸提取法、生理盐水法等。通过比较各种提取方法，发现乙酸提取法优势明显。EDTA 法提取的蛋白分子量主要在 67 000，Tris 法和生理盐水法只能得到很弱的蛋白条带，束蓉采用 0.5M 乙酸法成功提取了猪源性 EMPs，经 SDS - PAGE 电泳分析结果显示，其分子量条带主要分布在 20 000 以下，优势条带为 20 000、13 000、5 000，为典型的釉原蛋白。利用印迹膜测序法对获得的釉基质蛋白 20 000、5 000 进行 N 端 10 个氨基酸残基序列分析，结果表明不仅这两种分子量的氨基酸序列完全相同，而且与人牙胚 23 000 和牛牙胚 5 000 釉原蛋白的氨基酸序列前 10 个残基完全一致，因此乙酸提取法可获得典型的釉原蛋白，也进一步证实了釉基质蛋白在同属种类之间的遗传保守性。

2. 实验研究

（1）EMPs 与牙骨质的形成

1）无细胞性牙骨质的形成：无细胞性牙骨质与牙本质的结合较细胞性牙骨质与牙本质的结合更加牢固。来源于 Hertwig 上皮根鞘（HERS）的釉基质蛋白与牙根表面无细胞牙骨质的形成密切相关。利用扫描电镜（scaning election microscophic，SEM）和自动射线照相（autoradiographic，ARG）技术，可在猴切牙的牙根表面发现一种类似于膜状的蛋白样物质，证实是由上皮根鞘内层细胞分泌的釉基质蛋白，并且在牙骨质形成之前就已经存在。EMPs 可能阻碍细胞性牙骨质的形成，从而形成无细胞性牙骨质。

2）EMPs 与中介牙骨质：在中介牙骨质中也有 EMPs 的存在，可以调节中介牙骨质的发育和功能的行使。早在一个世纪前，有学者借助扫描电镜、显微放射、组织化学分析等技术发现在哺乳动物牙根的牙骨质和牙本质连接处有一狭窄的高度钙化带，后来 Bencze 称之为中介牙骨质（intermediate cementum，IC）。中介牙骨质的矿化程度远远高于牙本质和牙骨质，位于根部牙本质外层（托马斯粒层）和无细胞性牙骨层之间，宽约 $10\mu m$，含有 EMPs，因此可能是 Hertwig 上皮根鞘的产物。中介牙骨质的功能主要有：通透性屏障，作为屏障膜阻隔外界刺激，防止有害物质进入牙体内部结构；创伤修复时修复性牙骨质形成的先导；牙根发育过程中牙骨质形成的前提。牙本质基质一旦形成，Hertwig 上皮根鞘内层细胞首先合成和沉积釉基质蛋白，从而促使中介牙骨质的形成，之后才有牙骨质的形成。

（2）EMPs 对体外培养细胞的作用：在 EMPs 促进牙周组织再生机制的研究中，研究者认为 EMPs 可以作为一种细胞外基质，影响细胞的多种生物学功能。

1）对牙周膜细胞的作用：牙周膜细胞（periodontal ligament cell，PDLCs）在牙周组织的形成、再生以及维持牙周膜组织的完整性中起着关键性的作用。Gestrelius 研究发现 PDLCs 在有 EMPs 的环境中能明显促进蛋白质合成、矿化小结的形成和细胞的增殖，但对 PDLCs 移行和附着没有明显作用，说明 EMD 可促进牙周组织再生部位细胞的增殖和功能行使。也有报道 EMPs 对 PDLCs 黏附无影响，但可促进其伸展，因此 EMPs 能否促进 PDLCs 的黏附和伸展，仍有争议。体外培养的牙周膜细胞在 EMD 作用下，增殖呈剂量依赖性和时间依赖性。此外，EMPs 本身并不含有各种细胞因子，但作为一种促牙周组织再生的因子，可以增加牙周膜细胞形成一些生长因子的能力，如 TGFβ1、IL-6、PDGF-AB 等，提高碱性磷酸酶的活性。EMPs 还可以显著调节牙周膜细胞合成胞外基质的能力，如透明质酸和蛋白多糖。还有研究发现一定浓度的釉基质蛋白可以促进牙周膜细胞形成 I 型胶原和 III 型胶原。

2）对骨髓基质细胞的作用：骨髓基质细胞（bone marrow stromal cell，BMSCs）由于具有多向分化潜能，在一定的诱导条件下，可向成骨细胞、成软骨细胞、成脂肪细胞等方向分化，并有易获取，易于体外培养扩增等优点，而成为组织工程技术中备受关注的种子细胞。Keila 等发现，EMPs 可促进加入体外培养的大鼠 BMSCs 的增殖和碱性磷酸酶活性的表达，明显促进矿化结节的形成。国内宋爱梅研究发现 EMPs 对猪 BMSCs 的黏附、伸展无明显影响，但可明显促进猪 BMSCs 的增殖，并呈现浓度、时间依赖性。在研究 EMPs 对人 BMSCs 的影响时也得出了类似的结论。在 EMPs 作用下，BMSCs 还可以分泌一些促进生长的因子，侯小丽等观察到 EMPs 可促进 BMSCs 分泌 TGFβ1，而 TGFβ1 在牙周愈合和再生中起重要作用，因此 EMPs 和 BMSCs 可联合应用于牙周组织工程技术，在修复牙周组织缺损促进牙周再生中能发挥作用。

3）对成纤维细胞的作用：在用 EMPs 包被的培养皿上，人牙龈成纤维细胞（human gingival fibroblasts，HGF）很难附着和伸展，细胞呈圆形，6.5 小时后才有细胞的伸展；但人牙周膜成纤维细胞（human periodontal ligament fibroblast，HPLF）可迅速附着和伸展。但在 I 型胶原培养条件下，两种细胞均可迅速附着并伸展。EMPs 可以使 HPLF 的碱性磷酸酶活性显著提高，虽也可以提高 HGF 的碱性磷酸酶活性，但明显低于对 HPLF 的影响；EMPs 能调节成纤维细胞的分化，促进成纤维细胞向成骨细胞和成牙骨质细胞分化的趋势。EMPs 还可以明显促进以上两种细胞 TGFβ₁ 的分泌，因此在有 EMPs 的条件下，HPLF 的迅速附着可能有助于在牙周愈合的早期促进其在暴露的牙根表面的优先定植和过度增殖，促进牙周组织的再生。Keila 等观察 EMPs 对牙龈成纤维细胞的作用，未见矿化结节的形成，碱性磷酸酶的活性与对照组相比也无显著差异。提示 EMPs 对成纤维细胞的作用具有组织特异性，两种细胞对其反应不一。

4）对成骨细胞的作用：成骨细胞（osteoblast, OB）与牙槽骨的形成有关，而牙槽骨再生又是牙周组织愈合的一个重要方面。MC3T3 - E1 成骨细胞株是由日本学者 Kadama 等从新生 C57BL/6 小鼠颅顶骨中分离培养所建立的一株成骨细胞株，该细胞株具备体外培养成骨细胞的各种生物特性。束蓉等研究发现，EMPs 对 MC3T3 - E1 成骨细胞生物学特性有明显影响，能够促进其增殖，但对细胞的黏附功能无明显影响，能够增加碱性磷酸酶和 I 型胶原的合成，以及促进矿化结节的形成，说明 EMPs 对成骨细胞在根面定植无影响，但能增强成骨细胞的增殖能力并能提高其成骨活性，提示这可能是 EMPs 促进牙槽骨再生的一个重要原因。但 EMPs 是刺激了牙周膜中的成骨细胞还是刺激了牙槽骨表面的成骨细胞还有待进一步研究。He 等也发现 EMPs 能促进 MC3T3 - E1 细胞的增殖、分化和分泌生长因子，抑制了破骨细胞的功能，从而有利于牙周组织再生。

5）对牙龈上皮细胞的作用：由于术后牙龈上皮细胞（human gingival epithelial cells）很快由牙龈表面向创面爬行生长，最早到达牙根表面并向根方延伸，不利于形成牙周新附着。束蓉等研究发现 EMPs 在低浓度下，对人牙龈上皮细胞的增殖无显著影响，但在较高浓度即 200μg/ml 时，可显著抑制牙龈上皮细胞的增殖。这也与其他上皮来源的细胞的研究结果一致。EMPs 抑制上皮细胞的增殖可能是由于 EMPs 能显著上调 p21WAF1/cip1 的表达，从而使细胞分裂停止在 G_1 期，抑制了 DNA 的合成。并且当根面经 EMPs 处理后，牙龈上皮向根方生长极为有限，这样有利于阻止长结合上皮的形成，促进牙周组织再生。

EMPs 对细胞增殖的影响存在细胞类型的特异性。它可以促进间充质来源细胞的增殖，但却能抑制上皮细胞的增殖，因此，EMPs 能协调牙周组织的各种细胞成分，并保持其增殖或分化处于平衡状态，从而有利于牙周组织再生。

6）对牙囊细胞的作用：牙囊细胞（dental follicle cell, DFCs）在一定的诱导条件下可以向成牙骨质细胞、牙周膜呈纤维细胞和成骨细胞分化，从而在牙周组织发育中起重要作用，因此有可能为牙周组织工程提供一种新的种子细胞。釉基质蛋白来源于上皮根鞘，发现其在牙囊向牙周组织发育分化中也起重要调控作用。Hakki 等研究表明，EMPs 对体外培养的鼠牙囊细胞有明显的促增殖作用，并可使牙囊细胞形态由梭形向立方形方向变化，EMPs 可提高胶原和骨桥蛋白（OPN）的表达水平，表明 EMPs 可通过促进牙囊细胞增殖，基质合成以及对牙囊细胞矿化相关蛋白的调节，从而诱导牙囊细胞向成牙骨质细胞表型分化，提示釉基质蛋白对牙囊细胞起促进诱导分化的作用。王浈等研究了 EMPs 对人牙囊细胞（HDFC）的影响，发现 EMPs 促进 HDFC 增殖，增强其碱性磷酸酶活性，具有上调骨涎蛋白、骨桥蛋白的作用，并呈时间依赖性，提示 EMPs 可能在牙囊细胞向成骨、成牙骨质样细胞诱导分化中起重要作用。

7）对外胚间充质细胞的作用：颌突外胚间充质细胞（ectomesenchymal stem cells, EMSCs）是一种具有多向分化潜能的细胞，有向成骨细胞、成牙骨质细胞、牙周膜细胞等牙周组织细胞分化的潜能，因此也有可能成为牙周组织工程的种子细胞。EMPs 对 EMSCs 影响的研究较少，研究发现 EMPs 能够促进大鼠外胚间充质细胞增殖及总蛋白质合成代谢；外胚间充质细胞经 EMPs 诱导培养后，可向成骨或成牙骨质方向分化，出现骨桥素及骨钙素 mRNA 的表达。

8）EMPs 促进牙周再生的动物实验研究：釉基质蛋白与牙周组织再生有密切关系，许多动物实验也证实 EMPs 能不同程度的促进牙周组织缺损部位牙骨质、牙周膜和牙槽骨的再生，这些研究为 EMPs 的临床应用打下了坚实的基础。

在应用 EMPs 时，既可单独使用，也可与载体材料一起应用。EMPs 作为一种生长因子，实际应用的剂量是非常小的，因此，要使其滞留于局部，充分发挥其生物学效应需要合适的载体。适合的载体可以支持 EMPs 与局部组织很好的接触和沉积，使其发挥与细胞、间质之间的相互作用，促使局部细胞分化、增殖，达到组织再生的作用。比较好的载体材料有 PGA、甲壳质、羟乙基纤维素（HEC）、壳聚糖膜等。

Hammaratrom 等将猴的侧切牙拔出，在根面磨去 0.9mm 深的牙骨质和牙本质，在牙槽窝内植入猪釉基质蛋白后立即将牙齿再植。8 周后组织学检查发现，根面缺损区有无细胞性牙骨质形成，并牢固附着于深层的牙本质表面，而对照组只有细胞性牙骨质形成，而无新的牙骨质形成，与其下方的牙本质附着也较差。表明釉基质蛋白可诱导牙周组织即无细胞牙骨质，牙周膜和牙槽骨的再生，而且这种再生与这些组织在胚胎期的发育过程相似。曾有人将 PGA、HEC 和葡聚糖等可吸收材料作为 EMD 的载体进行研究，发现 PGA 能使 EMD 发挥更大的生物活性，因此合适的载体材料对充分发挥 EMPs 的生物学效应是十分必要的。束蓉也选择了与人同属灵长类的猕猴，并在后牙区去除颊侧的牙槽骨和牙骨质，设计了牙周组织缺损的动物模型，同时采用甲壳质作为 EMPs 的载体，以尽量符合临床应用的实际状况。结果显示，所提取的 EMPs 以局部应用 15mg 剂量时牙骨质、牙槽骨再生的百分率最高，说明其具有剂量依赖性增生效应，即量效效应，进一步证实了 EMPs 作为生长因子的处境依赖性。8 周后甲壳质材料均已完全吸收，组织学观察发现新形成的牙骨质为无细胞性牙骨质，与根部牙本质附着紧密，牙骨质内可见明显的胶原纤维通过，新生的牙槽骨结构清晰，再生的牙周组织类似于正常发育的组织。表明甲壳质可作为良好的 EMPs 的载体，也证实了 EMPs 诱导牙周组织再生的生物学活性。在狗下颌磨牙Ⅲ度根分叉模型的研究中也发现，EMPs 和 GTR 联合应用组形成了新牙骨质，特别是缺损部位形成了约 $12\mu m$ 宽的无细胞性牙骨质，并有胶原纤维伸入到新牙骨质中，而单纯 GTR 组仅形成细胞性牙骨质，所以应用 EMPs 可产生真正的牙周再生，具有较好的应用价值。

组织工程理论的提出，大大促进了牙周组织再生研究的发展，因而牙周组织工程成为牙周领域研究的重点和热点，为牙周治疗开辟了新的途径。因此，将釉基质蛋白联合骨髓基质细胞用于牙周组织工程技术以修复牙周缺损，为促进牙周组织再生提供了新的思路。宋爱梅等将猪骨髓基质细胞接种至 EMPs 处理的根片表面，并用膨化聚四氟乙烯（expanded Polytetrafluorethylene，ePTFE）包被根片后植入裸鼠皮下，8 周后取材，可见牙骨质样物沿根面排列，外侧为纤维结缔组织，类似猪正常牙骨质并有立方状细胞沿其表面排列。因此，EMPs 可以通过促进骨髓基质细胞的分化来促进牙周组织的再生，并提示可以将 EMPs 和骨髓基质细胞联合应用修复牙周缺损。在此基础上，宋忠臣等选择恒河猴建立牙周骨上缺损动物模型，将自体骨髓基质细胞作为种子细胞，以 Bio-oss 胶原作为细胞的载体材料，EMPs 为生长因子，利用组织工程技术修复牙周骨缺损。组织学结果发现，材料/细胞/EMPs 组可见牙槽骨和牙骨质形成，形成的牙骨质规则的排列在牙本质表面，可见牙周膜纤维位于两者之间，形成了牙周组织的完全再生。Micro CT 检测三维图像显示残余材料颗粒的高密度影像更少；二维图像显示有材料残余，牙槽骨高度明显增高，骨连续形成，可见比较规则的连续的牙周间隙。表明 EMPs 联合 BMSCs 可明显促进牙周组织的再生，该组织工程技术是治疗牙周骨缺损的有效手段。

9）EMPs 促进牙周再生的临床研究：EMPs 作为一种新的促进牙周组织再生的生物工具，将其应用于牙周病和牙再植的治疗成为可能。在动物实验研究的基础上，人们逐步开始了 EMPs 的临床应用研究。EMPs 单独或者与翻瓣术联合应用于临床，获得了非常好的效果。临床应用中基本都采用商品化的 Emdogain。

Sculean 等采用 Emdogain 治疗 32 位有牙周骨内缺损的患者，并检测 PPD、CAL 和牙龈退缩水平 3 项指标。8 个月后，发现 3 项指标均得到明显改善，说明 EMPs 具有明显的诱导牙周组织再生的功能。并对 8 例需要拔牙的牙周骨缺损志愿者采用 Emdogain 治疗后 6 个月，拔出患牙获得缺损区的软硬组织切片，发现所有病例都有不同程度的牙骨质、牙槽骨和牙周膜的再生；新生的牙周膜胶原合成增加，骨桥蛋白表达增强。将 Emdogain 与改良 Widman 翻瓣术（modified widman flap，MWF）联合应用治疗与单纯翻瓣术相比，联合应用组明显优于单纯翻瓣术组，两组 CAL 获得和 PPD 减小的差别最早显现，8 个月后牙槽骨再生量也有明显差别，3 年后联合应用组 X 线片显示骨量还在继续增加。Heijl 等应用 EMD 作为 lWF 的辅助疗法，将含有 EMD 的载体膜置于一壁或二壁骨缺损的部位，术后观察疗效，发现放置 EMD 的部位，X 线片示牙槽骨的高度可持续增加 36%，表明应用 EMD 可使牙槽骨高度和临床附着水平增加。Parashis 等也发现 EMPs 对二、三壁骨缺损效果良好。此外，EMPs 与多孔矿物质（牛骨）联用及单纯 EMPs 对骨缺损患者的作用比较，发现联用组临床参数（PPD，CAL）明显好于单纯 EMPs 组，提示多孔矿物质能放大 EMPs 的作用。

大量的动物和临床实验研究均证实，EMPs 能有效促进牙周组织再生，是一种真正获得牙周再生的方法，因此，其在牙周组织再生中具有广阔的应用前景。

3. 临床应用　临床上，牙周病治疗的最终目标就是再生出与原有结构和功能相一致的牙周组织，即形成牙周新附着，达到牙周组织完全再生，为此，促进牙周组织再生的各种方法和技术历年来一直是牙周病学界研究的热点。如长期以来就已经开展的翻瓣术、根面生物学处理、各种类型植骨材料的应用等，而近年来为人们推崇的多肽生长因子、骨形成蛋白（BMP）等的实验研究为建立新的牙周组织显示了新的希望，虽然上述技术和手段可能以不同的方式改善牙周组织的愈合反应，但要达到牙周组织原有结构和功能的重建，尤其是连接牙周软硬组织的纽带—牙骨质原有形态和与根部牙本质紧密附着关系的重建，似乎仍存在相当大的距离。

自 1975 年 Slavkin 和 Boyde 首次提出釉基质蛋白可诱导牙根部无细胞性牙骨质形成以来，一系列研究证实 EMPs 能诱导牙周组织再生，并发现 EMPs 诱导再生形成的牙周组织在形态结构和生物学功能上都接近于正常牙周组织，因此釉基质蛋白的促牙周再生功能受到广泛重视。近年来，学者们做了大量关于釉基质蛋白或釉基质蛋白联合引导组织再生（guided tissue regeneration，GTR）、生物材料等技术手段来促进牙周组织再生的基础与临床的研究工作，使人们进一步了解了釉基质蛋白在牙周再生过程中的生物学行为和分子细胞水平机制等知识，也为最终找到一种真正牙周再生的治疗方法做出了积极探索和有益尝试，为达到牙周组织再生开辟了新天地。

釉基质蛋白的应用方法比较简单，常与改良 Widman 翻瓣术等手术方法联用，临床上应用的釉基质蛋白一般是国外商品化产品 Emdogain 凝胶。

（1）适应证

1）垂直性骨吸收形成的骨下袋，对一壁袋、二壁袋和三壁袋效果均好。

2）根分叉病变，尤其适用于下颌 II 度根分叉病变。

3）牙龈退缩后造成的缺损。

4）较宽的骨缺损。

符合上述适应证者，需经过牙周基础治疗，包括口腔卫生指导、戒烟、洁治、根面平整、咬合调整等，减轻炎症程度，将牙周感染控制之后，才能进行手术。如患者为吸烟者，会影响术后的愈合，手术效果较差。

（2）手术方法

麻醉：阻滞麻醉或局部浸润麻醉。邻近牙周缺损术区的牙间乳头和边缘龈部位应避免使用含肾上腺素的局部麻醉药，以减轻边缘组织的局部缺血。

消毒：嘱患者在术前用 0.12% 氯己定含漱，清洁口腔，口腔周围皮肤用 75% 酒精消毒，铺消毒巾。术者戴无菌手套。

手术切口：手术切口应根据手术目的、需要暴露牙面和骨面的程度、龈瓣复位的位置等因素来设计，还要考虑龈瓣需有良好血液供应。①骨下缺损：做沟内切口（图 9-30），必要时做一侧或两侧的松弛切口，以减小张力，更好的暴露术区。切开牙龈黏膜和骨膜，用骨膜分离器进行钝分离，翻起黏骨膜瓣，暴露病变区（图 9-31）。②牙龈退缩后缺损：在退缩部位做沟内切口，并向两侧水平延伸至邻近牙间区，以充分暴露骨病损，在水平切口两端做纵形切口直达根向牙槽黏膜。翻起全厚瓣至膜龈联合，或至骨开裂根向约 3mm，继续钝分离翻起半厚瓣（split - thickness flap），向侧向或根向钝分离以能达到冠向复位至釉牙骨质界，分离牙间乳头的颊侧面的上皮，形成结缔组织创面，以能缝合冠向复位瓣。③下颌 II 度根分叉病变：做沟内切口，必要时做一侧或两侧的纵形松弛切口达牙槽黏膜，在牙的颊侧和舌侧翻起全厚瓣，在翻瓣时尽量保存牙龈结缔组织，去除软组织暴露牙周缺损。

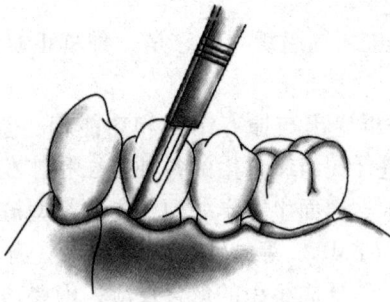

图 9-30　切口

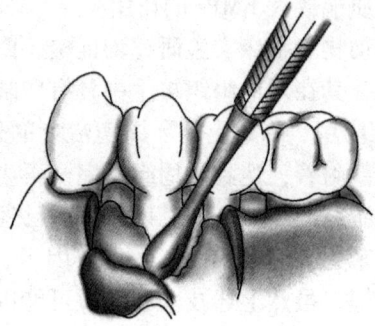

图 9-31　翻瓣

清创及根面平整（图 9-32）：用洁治器刮净暴露根面和病变处的残留牙石、病理性肉芽组织及病变的牙骨质，平整根面。

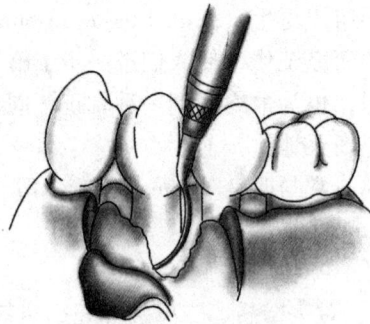

图 9-32　清创和根面平整

根面处理（图 9-33）：用 24% EDTA（乙二胺四乙酸）处理根面 2min，以去除玷污层，之后用生理盐水彻底冲洗，冲洗后避免血液或唾液污染已处理过的根面。

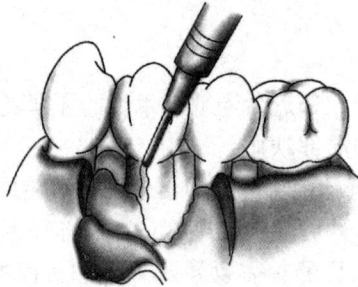

图 9-33　EDTA 处理根面

涂布 Emdogain 凝胶（图 9-34）：立即从根方牙槽骨水平在暴露的根面上均匀涂布一薄层 Emdogain 凝胶，避免凝胶在缺损底部聚集。有时为更好地使凝胶附着在牙根表面，可以预先局部缝合，可使涂布效果更好。

瓣的复位和缝合（图 9-35）：使龈瓣的外形与骨的外形相适应并能覆盖骨面，并避免瓣的张力过大，必要时可做冠向复位，如牙龈退缩缺损的龈瓣可复位至釉牙骨质界处。将瓣对位缝合，必要时可做褥式缝合，以保证邻面颊、舌侧瓣的闭合。多余的 Emdogain 将沿着龈瓣边缘溢出，缝合后不要在龈瓣上施加压力。为更好的促进创口愈合，可将多余的 Emdogain 凝胶沿着创口边缘涂布在缝合处。

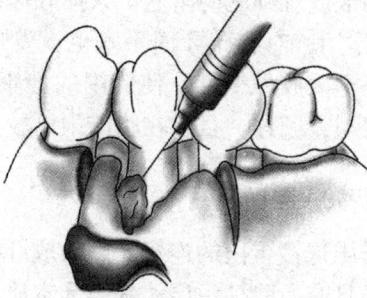

图 9 - 34　Emdogain 的应用

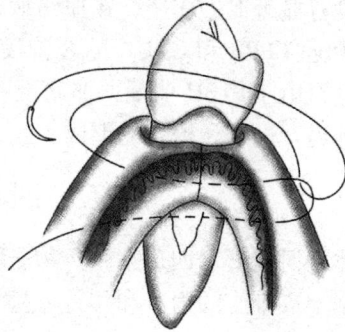

图 9 - 35　复位缝合

为促进新附着和新骨形成，Emdogain 应用后 6 周内勿探诊术区牙周袋。

（3）手术后注意事项

手术当天：开始用 0.12% 或 0.2% 氯己定液含漱，每天 2 次，以控制菌斑，防止感染；戒烟或减少吸烟；当天手术区不刷牙；避免食用硬或脆的食物；必要时可全身使用抗生素预防感染。

手术后 1 周时：首先将不利于创口愈合的缝线拆除；必要时进行洁治；继续氯己定液含漱，或者在术区局部使用洗必泰凝胶。

手术后 2～6 周：拆除其余缝线；必要时进行洁治；继续氯己定液含漱，或者在术区局部使用洗必泰凝胶；术后 4 周时开始在术区的颊舌面刷牙，但邻面不要刷。

手术后 6 周：可以停止氯己定液含漱；必要时进行洁治；可以开始术区牙齿邻面清洁；必要时应用氟化物；可确定复查时间。

手术后 6～12 个月：术区充分清洁；确定复查时间；12 个月时摄 X 线片。

（卢　爽）

第八节　根面处理

牙周袋内的牙根表面随着牙周病变的发展也发生着一系列改变，如 Sharpey 纤维退化、菌斑及其产物的聚集、牙骨质和牙本质的崩解、牙骨质高度矿化等，这些都会影响牙周新附着的产生。在牙周基础治疗中用机械的方法进行根面平整，但根面平整并不完善，特别是根尖 1/3 区，根面平整不能彻底地去除细菌和毒素，使牙结石的残留物、感染的牙骨质和龈下菌斑在根面形成玷污层，影响根面的生物相容性，从而影响了新附着的愈合。根面处理（root surface conditioning）是牙周治疗的重要辅助手段。通过局部应用化学试剂或激光去除根面内毒素及玷污层，以恢复根面的生物相容性，促进细胞的黏附、增殖，以利于牙周再生。这可在翻瓣术中单独应用，也可与引导性组织再生术或植骨术联合应用。

根面处理的目的：去除细菌及其毒素；去除玷污层；脱矿作用；开放并扩大牙本质小管；暴露牙本质或牙骨质的细胞外基质（Ⅰ型胶原，糖蛋白，纤维连接素，生长因子）。用于根面处理的化学处理剂包括酸蚀剂（磷酸、枸橼酸、盐酸四环素类药物）、螯合剂（EDTA）、纤维连接蛋白、各种生长因子等。

一、枸橼酸（citric acid）

枸橼酸（pH = 1）是研究较早且临床应用较多的根面处理剂。体外研究显示，枸橼酸处理根面可除去因根面平整时所形成的玷污层，开放牙本质小管，促进血凝块在根面的稳定，降解病变根面的内毒素，使根面轻度脱矿，Sharpey 纤维暴露，有利于内源性纤维连接蛋白与根面连接，促进新牙骨质形成，胶原纤维及牙周韧带细胞附着，有利于牙周组织再生。在活体研究中，枸橼酸对牙周组织再生的作用颇有争议，有研究显示在动物实验中枸橼酸有良好的促进新附着的效果，但也有研究表明它对结缔组织和牙槽骨的再生没有显著促进作用，在损伤愈合早期，抑制成纤维细胞的附着。人体临床观察显示，枸橼酸对临床牙周状况（PPD 和 CAL）的改善没有明显促进作用；对临床牙周手术也没发现有促进牙周愈合的作用。而且，由于其 pH 值低，抑制蛋白合成并使牙本质胶原变性，使周围的健康组织即刻坏死，早期组织愈合延迟，影响牙槽骨的形成，且容易发生牙根与骨固连，目前在临床中已较少应用。

二、四环素（tetracycline）

四环素的体外研究显示四环素族药物能增加根面与纤维连接蛋白的连接，刺激成纤维细胞的附着和生长，同时抑制上皮细胞的附着和移行。盐酸四环素同样具有去除玷污层，暴露牙本质小管，使根面脱矿的作用，而且这种作用在盐酸四环素 50～150mg/ml 浓度范围内，没有时间依赖性。此外，还具有吸附于根面，持续发挥抗菌作用，并抑制胶原酶活性。但在动物实验中并没有发现其具有增加新附着的作用。盐酸米诺环素是四环素族药物，用于处理根面，与四环素作用相同。体外研究显示它能够降解内毒素，促进牙周膜细胞在根面的附着、增殖，及提高牙周膜细胞的生物合成活性，有利于新附着的形成。

三、乙二胺四乙酸二钠盐饱和溶液（EDTA）

EDTA 是一种弱酸性的氨酸络合剂，几乎能与所有的金属离子络合，形成多基配位体的络合物。1955 年 Obsty 发现 EDTA 在去除根管预备中形成的玷污层方面效果理想。1983 年 EDTA 应用于根面处理，能去除根面的玷污层，使大量胶原纤维暴露。EDTA 能螯合羟磷灰石中的钙，使矿化的根面脱矿，因此它能螯合牙根表面的钙离子，导致玷污层溶解。与低 pH 值酸蚀剂相比，pH 值为中性的 EDTA 产生更完整的胶原纤维的暴露，同时不引起胶原变性，不会破坏牙周膜组织和细胞，可促进伤口愈合。研究发现 EDTA 作为根面处理剂有利于牙周成纤维细胞在根面的移行、附着及保持健康的生长状况，对牙周组织的愈合和再生有显著促进作用。而且 EDTA 与细菌生长所必需的金属离子螯合，切断细菌的营养而抑制其生长，有明显的抗微生物性能。

EDTA 发挥作用的主要影响因素是其浓度、pH 值和作用时间。EDTA 浓度在 15%～24% 之间能获得满意的去除玷污层和暴露胶原的效果。目前应用最多的是 24% EDTA 凝胶。EDTA 脱钙效应与接触时间成正比，酸蚀时间延长只能促进胶原的暴露，而对玷污层影响较小。Gamal 指出 EDTA 凝胶处理 4 分钟能提供最理想的牙根表面，最大量牙周膜细胞附着生长。目前发现 pH 值为 6～10 的范围内 EDTA 螯合作用达到最大，pH 值高时，用于螯合的钙缺乏，效率反而下降。

四、纤维连接蛋白（fibronectin）

纤维连接蛋白是一种成纤维细胞附着于根面所必需的糖蛋白。用纤维连接蛋白处理根面可促进新附着的产生。然而动物实验显示，将纤维连接蛋白与枸橼酸联合应用于 GTR 的治疗，并没有提高治疗效果。

纤维蛋白 - 纤维连接蛋白系统（fibrin - fibronectin sealing system，FFSS）是一种生物介质，可促进早期伤口愈合中的组织反应，防止瓣分离，有利于止血和组织再生。研究发现 FFSS 还可作为骨形成蛋白（bone morphogenetic proteins，BMPs）的载体促进伤口愈合及组织再生。

五、多肽生长因子（polypeptide growth factors）

生长因子是由炎性部位的细胞所释放的多肽分子，能调节结缔组织细胞移行、增殖，以及细胞外基质蛋白质和其他成分的合成，从而调节损伤愈合。

这些因子主要由巨噬细胞、内皮细胞、成纤维细胞和血小板分泌，包括血小板衍生生长因子（platelet derived growth factor，PDGF）、胰岛素样生长因子（insulin - like growth factors，IGFs）、碱性成纤维细胞生长因子（basic fibroblastic growth factor，bFGF）、骨形成蛋白（bone morphogenetic proteins，BMPs）、转化生长因子（transforming growth factor，TGF）及釉基质蛋白（enamel matrix proteins，EMPs）等生长因子。

IGF－I 是多功能的细胞增殖调控因子，能调节细胞外基质蛋白的生长、分化和表达，是促进伤口愈合的关键调节因子；研究表明，IGF－I 在牙周再生中的作用有限，但和 PDGF－BB 联合应用可增加骨的再生。PDGF－BB 能促进牙周韧带细胞的增殖，促进胶原和总蛋白质的合成，减少脂多糖（lipopo-lysaccharide，LPS）对牙龈成纤维细胞的抑制作用，有利于伤口处降解胶原的清除，联合 GTR 术能促进再生。临床实验表明 thPDGF－BB 在牙周骨缺损治疗中是一种安全而有效的因子。BMP－2、BMP－4、BMP－7 属于调节细胞生长和分化的 TGF－β 超家族，有异位成骨作用，能促进牙周韧带细胞的早期增殖与迁移，促进牙周前体细胞和牙周韧带细胞分化，形成新的牙槽骨、牙骨质和牙周膜，联合 GTR 术能显著促进再生。有学者报道 BMP－6 也能促进新的牙槽骨和牙骨质的生成，提示 BMP－6 在牙周组织再生过程中也起了积极的作用。

EMPs 是由 Hertwig 上皮根鞘分泌的蛋白质，能诱导无细胞性牙骨质形成，能促进牙周韧带细胞的增殖，提高碱性磷酸酶活性，促进总蛋白质的合成，促进牙周韧带细胞分泌 TGF－β1 和细胞外基质，诱导成牙骨质细胞和牙囊细胞的增殖，因此认为其能诱导牙周组织的再生。研究显示 EMPs 能剂量依赖性地抑制牙龈上皮细胞的增殖，这也为 EMPs 促进牙周组织再生提供了依据。釉基质蛋白在国外已有商品化产品，商品名为 Emdogain。Emdogain 是一种黏稠的凝胶体，由 1ml 溶液与粉末混合而成，用注射器送入应用部位。

六、激光

除了运用化学方法进行根面处理外，还可以采用激光疗法。激光疗法的作用机制主要为：利用激光对生物组织产生瞬间高强度光热作用、光化学作用、光电磁作用，使组织瞬间气化、烧融或凝固，达到去除根面的牙石、玷污层，切割硬组织、杀菌消炎的目的。可应用的激光包括氩离子激光、CO_2 激光、Nd：YAG 激光、Er：YAG 激光等。

（卢　爽）

第九节　牙周塞治

牙周塞治剂（periodontal dressing，periodontal pack）是用于牙周手术后的特殊敷料，在牙周手术后将其覆盖在术区表面，可以保护创面，避免继发损伤，还可起到压迫止血、止痛，固定松动牙和龈瓣及使暴露的根面脱敏的作用，增加了患者术后的舒适感。牙周塞治剂由 Ward 在 1923 年首次提出并在牙龈切除术后使用，后来许多学者在此基础上进行了研究和改进，目前已有数种牙周塞治剂在临床上使用。

一、牙周塞治剂的分类

1. 按是否含有丁香酚（eugenol）分类
（1）丁香酚类：Wondrpak、Nobetec、氧化锌丁香酚糊剂。
（2）非丁香酚类：Coe－pac、Peripac、Voco pac。
2. 按固化性质分类
（1）光固化类：Barricaid。
（2）化学固化类：Coe－pac、Periocare、Voco pac。
3. 按剂型分类
（1）粉液型：如丁香酚类。
（2）双糊剂型：如 Coe－pac、Periocare、Voco pac。
（3）单糊剂型：如 Peripac。

二、牙周塞治剂的成分

1. 含丁香油的塞治剂　这类塞治剂大多为粉、液两种成分调合后使用，以氧化锌和丁香油为主要成分，固化后比较坚硬。粉剂主要成分包括氧化锌、松香、石棉纤维和鞣酸，液体主要成分为丁香油和麝香草酚。使用时分别取适量粉剂和液剂置于干燥无菌的玻璃板上，用调拌刀将粉剂分次逐渐加入与液体调匀，直至硬面团状，即可使用。

氧化锌有杀菌收敛作用，能保护组织；松香溶于丁香油，与氧化锌固化后具有黏性和韧性；石棉纤维易于塑形；鞣酸具有止血收敛的作用；丁香油具有安抚止痛的作用；麝香草酚则有杀菌作用。

但有报道丁香油能引起过敏反应，产生红肿和疼痛，游离的丁香油可引起组织坏死，伤口延迟愈合，并导致明显的炎症反应。因此，有人不赞成在牙周塞治剂中使用丁香油。而且丁香油具有浓郁的、令人不愉快的气味，这也是此类塞治剂不太受欢迎的原因。此类塞治剂中的松香也有引起变态反应的报道。因此越来越多的人开始使用不含丁香油的塞治剂。

2. 不含丁香油的塞治剂　此类塞治剂已经商品化，如 Coe－pac，已在国外广泛使用。Coe－pac 是双糊剂型，分装在两个软管中，一管含氧化锌、油脂（塑形）、胶类（黏合）及硫酸二氯酚（抗真菌）等混合物，另一管含不饱和脂肪酸、松香及抑菌剂氯百里酚。将两组分挤出等长，混合后使用。操作方便，对牙龈组织无刺激，固化后柔韧适度，患者感觉舒适。

三、牙周塞治剂的理化性能

1. 黏结性　无论是丁香酚还是非丁香酚塞治剂，对牙齿的黏结固位作用都很弱，要借助机械锁扣作用才能固位。Haugen 的研究结果显示 Coe－pac 的黏结性大于 Wondrpak，Von－fraunhofer 发现光固化塞治剂 Barricaid 不受水的影响，黏结力较强。

2. 体积的稳定性　塞治剂在固化过程中会出现收缩、膨胀等体积的变化，体积变化使塞治剂在创面移动，刺激组织。日本学者的实验结果显示 Coe－pac 在固化的最初发生明显收缩，以后逐渐膨胀，但最终结果仍是收缩；Peripac 是先发生收缩，以后持续膨胀，最终发生微膨。而 Rubinoff 的结果却发现 Coe－pac 在固化过程中发生轻微的膨胀；Wondrpak 则发生明显的体积收缩。

3. 硬度和抗压强度　Peripac 的硬度高于 Coe－pac；抗压强度也是 Peripac 最高，Wondrpak 次之，Coe－pac 最低。

4. pH 值的变化　Coe－pac 偏碱性，Peripac 酸性至中性。

5. 对充填材料的影响　理想的牙周塞治剂应该是对牙齿上原有的修复体无损害，Watts 发现 Coe－pac、Peripac 和 Peripac Improved 均对复合树脂有很弱的软化作用，而对玻璃离子水门汀无影响。

6. 牙周塞治剂的毒性及不良作用　除了以上所提到的含丁香油塞治剂可能会引起变态反应，牙周塞治剂还具有细胞毒性、组织刺激性。Alpar 报道光固化材料 Barricaid 具有很好的细胞相容性，而 Coe－pak、Voco pac 和 Peripac 则有中至重度的细胞毒性。动物实验发现对成纤维细胞增殖和损伤愈合而言，Reso－Pack 是继 Barricaid 之后最适合的塞治剂。但塞治剂的毒性成分在口腔中往往被唾液、组织液、血液和细胞防御成分稀释。细胞培养方法仅限于材料之间的比较。

四、牙周塞治剂的抗菌特性

为了避免牙周手术后细菌感染，有学者考虑在塞治剂中加入各种抗菌剂，如杆菌肽，土霉素、新霉素和呋喃西林以增强其抗菌能力，但这可导致过敏反应，并有产生耐药菌及机会感染的可能。

五、牙周塞治剂的使用方法

使用时先将术区止血、隔湿，将塞治剂形成细长条状，贴压于术区表面，牵拉唇或颊部塑形，并让开系带，避免塞治剂硬固后妨碍系带的活动，并除去多余的、妨碍咬合的塞治剂。为了达到更好的固定效果，也可用调刀塞治剂搓成多个小圆锥形，先从颊侧将圆锥形的小块塞治剂逐个放入牙间隙内压住龈乳头，然后用一长的细条放在颊面，将各牙面颊侧的塞治剂连成一体，舌侧同样放置，这一方法可保证将龈乳头贴附于骨面，有利于愈合。如果术区包括最后一个磨牙，则应将塞治剂弯成 U 形包绕远中。注意勿将塞治剂挤入龈瓣下方而影响伤口愈合。

另外，在操作时要注意不同材料的操作、调拌、塞治和固化时限，掌握最佳的操作时机。一般而言，塞治剂在术后需保持1周，也可根据具体情况进行调整。有报道称在非手术治疗后使用塞治剂并保持7~8天，也取得了较好的临床效果。

（卢　爽）

第十节　牙周激光治疗

一、概述

激光是受激辐射光放大的简称，英文为LASER，即受激辐射光放大的英文——Light Amplification by Stimulation Emission of Radiation 之首字母缩写。

1917年爱因斯坦（Albert Einstein）提出"受激辐射"的概念，为激光的发明奠定了理论基础。1958年贝尔实验室的肖洛（AL Schawlow）和汤斯（C Townes）发表了经典完善的激光原理论文，阐明受激辐射可以得到一种单色性的、亮度极高的新型光源。1960年，美国人梅曼（TH Maiman）发明了世界上第一台红宝石（ruby）激光器，获得了人类有史以来的第一束激光。激光的问世立即受到医学界的极大重视，并很快被用于口腔医学，1964年即有激光在龋病治疗中的应用研究，1971年牙髓病治疗上尝试采用激光。经过数十年发展，多种激光器已经在临床医学的每个学科都找到了用武之地。

光是作为一种利用波的形式移动的电磁能量，其放射能量的基本单位是光子。光子波有两种特性：一是振幅，振幅越大能量越高；二是波长，波长决定了光的传播方式和组织对光的反应。可见光的波长范围为380~780nm，而目前在医学领域应用的激光，从波长193nm的准分子激光到波长为10 600nm的二氧化碳激光，涵盖了更广阔的光谱范围。激光具有三大特性：单色性、光束高度定向性和极高的能量密度，其特性通过脉冲或连续波等作用方式，产生的激光生物学作用主要表现为光化效应、电磁场效应、热效应、压强效应与冲击波效应。

通常根据能量的强弱将激光设备分为强激光器和弱激光器，但医学领域关注的是激光对机体产生的作用，因此将激光照射生物组织后，如果直接导致该生物组织不可逆性损伤，则此受照表面处的激光称之为强激光；若不会直接造成不可逆性损伤，则称其为弱激光。根据激光辐射防护安全的国家标准，激光的1类、2类、3A类激光为弱激光，3B、4类为强激光，接触激光设备时可以根据此类别标准，判断其生物学功能和产品的危险度。1类激光对人类的眼睛不产生威胁。2类激光的功率小于1mW，裸眼直视超过0.25秒可引起不适。3A类激光的功率小于5mW，汇聚的光线对眼睛有害。3B类激光的功率从5mW到500mW，直视其光束或反射光线都是有危险的。4类激光的功率大于500mW，其漫反射的光线都对眼睛和皮肤有害，当能量高于$2W/cm^2$时可以引发被照射物体的燃烧。遇到标记有激光警告标记（图9-36）的设备时需要注意防护。

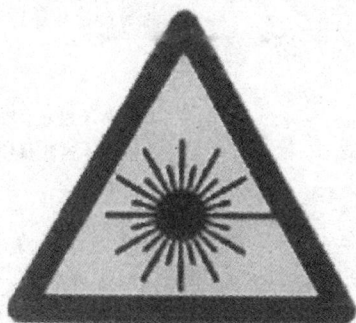

图9-36　激光警告标记

根据激光器激活媒质（active medium），又称工作介质，所组成的化学元素、分子或多物质组合来命名其产生的激光。激活媒质根据物质状态特性分四大类：固体、液体、气体和半导体。常见的固体激活媒质有红宝石、金绿宝石（alexandrite）、钇铝石榴石（YAG）晶体等；液体激光器通常采用溶于溶剂中的有机染料作为激活媒质，也有以蒸汽状态工作的；气体激光器是目前种类最多、应用最广泛的一类激光器，以二氧化碳激光器和氦-氖(He-Ne)激光器为代表。半导体激光器是以半导体材料作为工作介质，设备体积小，质量轻，结构简单稳定，是近年来伴随光通讯技术成熟而发展最迅速的一类激光产品，口腔科领域应用的二极管（diode）激光器即属于半导体激光器。

二、激光在口腔医学领域的应用

在口腔医学中激光已有多种应用。软组织切割是激光应用最成熟的领域，二氧化碳激光、铒激光、钕激光、钬激光等多种激光都具有良好的软组织切割和消融能力，口腔颌面部的手术应用激光还能够充分利用激光的凝固止血功能，获得良好的手术视野。铒激光具备优良的切割硬组织能力，无论牙釉质、牙本质还是骨组织，都能被迅速消融，能够用于龋病的治疗。根管治疗中使用铒激光可以清除残髓，消融髓石，杀灭细菌，分解细菌产物，去除机械根管预备形成的牙本质碎屑和玷污层，是根管消毒步骤的理想辅助工具。钕激光通过热凝可在瞬间封闭牙本质小管，治疗牙本质过敏症有一定疗效，还可改变牙釉质的结构，有效增加牙齿对抗脱矿的能力，可应用于儿童龋病预防。铒激光和二氧化碳激光处理的釉质和牙本质表面会产生类似酸蚀的效果，可以增加正畸托槽的黏固，但目前尚无取代传统化学酸蚀的可能。光敏树脂的固化可使用氩激光作为激发光源，固化时间能够明显缩短。钕激光和二氧化碳激光可以在不损伤下方釉质的前提下瓦解正畸托槽黏结树脂。口腔美容医学利用铒激光进行牙龈色素褪色的治疗有良好的疗效，使用二极管激光漂白牙齿效果理想，但并未获得权威机构的认可。激光照射后促进局部黏膜血液循环，可能对口腔溃疡的愈合有益，此治疗技术能否在临床推广应用有待继续研究。

激光不但应用于治疗，还在诊断技术上有一定突破。虽然临床意义不大，但激光在牙齿松动度的测量上曾经有所作为。利用激光多普勒仪可以研究牙龈血流的变化，以评估局部组织愈合条件。对龋齿和牙石的检测则不单纯停留于研究工作，专用的二极管激光设备已经被许多口腔科医师接受，开始进入临床应用阶段。表9-1列出了在口腔医学领域已经获得临床应用的激光种类和主要应用范围。

表9-1 临床应用的激光种类和主要应用范围

激光种类	激光名称	英文名称	波长（nm）	在口腔医学中的主要应用	应用时注意事项
气体激光	二氧化碳激光	CO_2（Carbon Dioxide）laser	10 600	切割消融软组织，GTR中去除牙龈上皮	避免激光辐射到达牙体硬组织表面，进行活检时需要扩展边缘以防止受检组织结构被破坏
	氩激光	Argon laser	488/515	固化树脂，切割消融软组织，止血，漂白牙齿	防止含色素正常组织因产生高温而气化
	氩氟准分子激光	Argon Fluoride（ArF）excimer laser	193	切割消融硬组织，清除牙石	注意紫外线防护
	氙氯准分子激光	Xenon Chloride（XeCl）excimer laser	308	切割消融硬组织，清除牙石	注意紫外线防护
固体激光	钕激光	Nd：YAG（Neodymium：Yttrium-Aluminum-Garnet）laser	1 064	切割消融软组织，止血，治疗溃疡，清除龋损，牙周袋清创	避免激光辐射到达牙体硬组织表面，热损伤可达表层下2~4mm的组织
	铒激光	Er：YAG（Erbium：Yttrium-Aluminum-Garnet）laser	2 940	清除龋损，切割釉质牙本质制备洞型，处理骨和牙骨质，预备根管，牙周袋清创，清除牙石，牙龈去色素	工作时足量喷洒水，防止产热和毒性物质产生，调节适当的功率防止局部升温

激光种类	激光名称	英文名称	波长（nm）	在口腔医学中的主要应用	应用时注意事项
	铒铬激光	Er, Gr：YSGG（Erbium, Chromium：Yttrium – Slenium – Gallium – Garnet）laser	2 780	蚀刻釉质，清除龋损，制备洞型，无损切割骨组织，预备根管	硬组织切割时需要足量喷洒水
	钬激光	Ho：YAG（Holmium：Yttrium – Aluminum – Garnet）laser	2 100	切割消融软组织	气化切割功能强，注意非手术区域防护
	金绿宝石激光	Alexandrite laser	337	消除牙石	注意紫外线防护，需要足量喷洒水
半导体激光	二极管激光	Diode laser	655~980	牙周袋清创，预备根管，检测龋损牙石	激光辐射到达牙体硬组织表面，牙周袋清创可能导致牙骨质和骨损害，表层下热损害相对较小

三、激光在牙周病治疗中的应用

牙周病基础治疗通常使用手用工具或机动器械清除菌斑和牙石，完成龈上洁治、龈下刮治、根面平整和袋内壁刮治。经典的手器刮治术是高技术敏感性的工作，且需消耗相当多体力，是导致牙周病专科医师效率低下的主要原因。超声和其他机动器械的出现已经革命性地解放了牙周病医师疲劳的双手，设计优良的超声波刮治器经过不断改进已经获得了与传统手器相同的治疗效果。但机动刮治器所产生的噪声和振动不但给患者带来不适，其产生的嘈杂环境也会对牙周病医师的身心健康产生影响。病变的牙周组织经过机械刮治会在根面遗留由感染牙骨质、牙石碎屑、细菌及毒素组成的玷污层；需要使用四环素、柠檬酸、EDTA等处理根面，以清除玷污层、暴露胶原纤维和牙本质小管。

对于复杂的牙周袋和狭窄的根分叉区域等特殊解剖结构区，即使是特殊设计的手器和超声工作尖往往也难以到达这些部位，这类死区中的细菌生物膜的长期存在可能导致牙周病治疗疗效欠佳或频繁复发。化学制剂或药物是辅助机械手段，实现对这些特殊部位进行牙周彻底清创的有效方法之一。但化学方法产生的异常的气味、过敏反应、不良反应和细菌耐药等问题使其应用有所局限。

激光在治疗时并不产生传统牙科机械骇人的噪声，容易为患者接受；现代激光设备的输出端通常具有灵巧的手柄，其治疗过程短暂，不会增加牙周医师的工作强度。激光照射不产生玷污层，有杀菌和清除毒素的能力，可以部分或全部替代化学制剂和药物在牙周组织的局部应用。柔软而纤细的光纤可以将激光导入牙周袋和根分叉，并通过激光的散射到达机械手段无能为力的死区。鉴于激光的上述优势，虽然目前激光在牙周病领域的应用尚未普及，但针对传统机械手段和化学方法的缺憾，将激光作为辅助工具，既可以提高传统治疗的疗效，同时又降低患者不适感，已经成为近年来牙周病治疗的一个热门改进方向。

1. 清除牙石　清除牙石可能是当前我国口腔科医师在预防和治疗牙周病过程中，工作量最大的一个项目。如果激光在此方面有更加高效的表现，将有助于改善我国牙周病治疗需要严重供求不平衡的现状。

1965年红宝石激光就被尝试用于进行牙石的清除，但在当时无法控制具有气化能力的激光对邻近正常硬组织的损害。尽管钬激光在口腔科领域被大量应用，但对许多研究的总结发现钬激光去除牙石的能力是不足的，无法达到临床需要的机械处理般的效率。准分子激光和金绿宝石激光在牙石清除方面的报道尚不多，其确切功效有待进一步研究。

铒激光发明于1974年，其能量被水分子强烈吸收的特性决定了其特殊的功能。铒激光照射硬组织时，在无机成分吸收能量产生热量之前，水及含水组织已经完成对光能的快速吸收，从而形成爆破性消融。1990 年开始针对铒激光清除牙石开展了多项体内外研究，综合多项研究结果发现使用凿形工作尖，采用 10~15Hz 的脉冲频率，功率调整到能量密度为8~1.8J/cm²，工作尖与根面夹角保持15°~40°，此时铒激光能够有效地清除龈下牙石，与机械龈下刮治和根面平整比较没有显著性差异，但牙骨质也同时发生一定程度的消融。激光器输出的功率、脉冲频率、脉冲时长都可以调节激光刮治的效果，临床操作需要在效力和安全之间寻找平衡点，过度破坏牙骨质可能干扰牙周膜再生。使用高频脉冲和低功率的铒激光可以提高消融牙石的效率，同时减少牙骨质的丢失，亦不会增加患者不舒适的感觉。临床医师要求激光不但能够清除牙石，还具备根面脱毒和防止玷污层形成的功能。铒激光处理后的根面内毒素含量较传统机械清创明显减少，同时没有检测到因二氧化碳激光或钕激光处理根面而产生的毒性物质。钕激光去除玷污层的能力很强，但其产生的高温会影响临床应用。铒激光在消融牙石的同时不会在根面形成玷污层，但会影响下方釉质的结构，因此铒激光适用龈下牙石的清除而不适合处理釉质表面的龈上牙石。

综合分析现有的激光仪器，比对目前的牙周超声波设备，可以判断现阶段昂贵的激光设备并无取代超声工具完成临床龈上洁治的可能，而有可能在龈下牙石的清除中得到应用，并可能实现根面平整和牙周袋内壁刮治同步完成。临床医师在选择具有清除牙石功能的激光设备时，需要考虑激光在牙周洁治和刮治中可能发挥的功效，以综合判断激光仪的应用效果和利用效率。

2. 牙周袋清创　使用激光进行牙周袋清创，包含龈下刮治、根面平整和牙周袋内壁刮治。装备了柔软光导纤维系统的钕激光可以轻易到达牙周袋的深部，技术敏感性相对较低。自20世纪90年代以来，钕激光已经在美国被许多非牙周病专科医师应用于牙周病的辅助治疗。近年来的研究开发热点则转移到铒激光和二极管激光上。其中铒激光在软组织清创和硬组织切割方面都有良好表现，在牙体牙髓病、牙周病和儿童齿科都有广泛应用前景。二极管激光因其激活媒质由不同种类半导体构成，性能有所差异，其中波长 904nm 的砷化镓（Gallium - arsenide，Ga - Ar）激光进行牙周袋清创的功效与钕激光类似。

但是部分学者认为现阶段应用激光进行牙周袋清创并不能替代传统的机械手段，许多研究甚至不支持激光作为器械刮治的辅助手段，理由是虽然激光处理的牙周袋后细菌的数量有不同程度的减少，但并未获得牙周附着水平的额外增加，却可能对牙周膜造成伤害。另外一些文章则支持铒激光等是传统根面平整和袋内壁刮治的有效辅助手段，严格按照操作规范实施的铒激光牙周袋清创不会导致牙骨质、牙本质成分明显的改变，或产生化学性毒物。基础研究发现病变患牙经铒激光处理后，较机械刮治更适合成纤维细胞的黏附，并具有将病变根面去感染和去毒素的功能。虽然没有完全清除细菌的能力，但铒激光仅用低能量即可抑制牙龈卟啉单胞菌和伴放线杆菌等牙周致病微生物。有临床研究认为使用铒激光不但较刮治和根面处理更省时省力，还发现激光处理组有明显的探诊出血减少和附着水平增加，其半年的治疗效果与传统机械方法相当。

两类相反的观点可能源于不同研究方案采用的激光种类、功率和作用方式存在差异，牙周病的基础治疗是否需要附加激光处理，确实需要更多的证据来论证，以支持其在牙周病治疗中的推广使用；而激光取代传统机械清创则需要其在安全、疗效、价格成本、操作便利等多方面的综合能力有大幅度超越；当前的市售激光器尚未具备这些特性。

3. 软组织手术　多种激光都具备的切割消融软组织功能在口腔医学领域应用最广泛。能够使用激光进行的牙周手术包括牙龈切除术、牙龈成形术、冠延长术、楔形手术、系带切除术等。早期的牙周病手术中常使用的是二氧化碳激光和钕激光，这些发射光波长为非可见范围的激光器，通常需要伴随激光同时输出其他可见光线，以辅助手术操作。这两种激光能够减少出血，因此特别适合在血管丰富的口腔组织，尤其是严重出血的牙龈瘤中使用。

虽然一般认为软组织手术使用激光，术中产生的疼痛较少，但没有确切的科学研究支持这种判断，即使美国 FDA 也不允许激光生产者宣称应用其产品时可以减少或不使用局部麻醉。而有理论支持激光术后疼痛相对缓和，理由是经激光照射产生的蛋白质凝结物覆盖在创面，形成类似敷料的结构，同时将感觉神经末梢封闭。有报道激光术后创面愈合较快，瘢痕也小于传统手术刀切割的愈合，但更多的实验结果显示激光术后愈合延迟，瘢痕较大。

龈切术可能是目前牙周病医师最愿意使用激光的手术。相对于传统机械龈切术，激光龈切术具有极好的止血效果，能够提供良好的视野，术后无需使用牙周塞治剂，术后的不良反应较少，牙龈增生复发也很少，但术后创面愈合较慢。

使用激光进行牙龈切除术的步骤并不繁杂，关键是注意安全：术前探诊术区龈袋或牙周袋，设计手术切口，确保余留足够的附着龈；术区消毒后常规局部麻醉，术区周边软组织防护，调整激光仪到适当的功率，启动吸引器，佩戴护目镜，将激光器手柄上的激光尖对准术区组织，启动激光器，运用类似将毛笔的动作重复拂过目标组织，直到获得所需要的形态结构。术区产生的消融组织烟气和碎片需要在术中及时清除，由于缺乏接触组织产生力学反馈的感受，术者需要非常小心地控制激光的辐射区域，术后创面表现出的焦痂形态与通常的手术结果差别巨大，有必要向患者解释说明，并使用止痛药和抑菌漱口水。术后一周复诊对术区愈合进行评估。

4. 激光在牙周病治疗中其他可能的应用　在牙周病治疗中还有多种应用激光的可能；使用激光均匀去除牙周翻瓣术后切口附近的上皮组织，以实现替代屏障膜，抑制上皮优先占据根面，从而获得牙周组织再生的效果，但此方法没有其他类似的报道，其科学性和可行性并未获得更多证据的支持。

因种植体周围炎等原因导致部分丧失骨结合的种植体，通过使用机械方法清创可以清除种植体周围的纤维组织和炎性肉芽组织，但只有使用激光才有可能清除暴露的种植体表面的污染物，同时结合GBR技术，从而有可能获得新的骨再生和骨结合，挽救濒临失败的种植体。

临床外科尝试应用激光对组织进行焊接，目前尚未获得理想稳定的结果，此方面实验的成功将为引导组织再生术中膜材料固定及牙周手术缝合提供新途径。

5. 光敏抗菌系统　19世纪90年代，细菌学家Paul Ehrlich发现多种致病菌能够吸收特定的染料，其靶向抑菌的思路为现代化学疗法奠定了基础，促进了抗癌治疗的发展。利用卟啉及其衍生物等物质的光敏作用治疗肿瘤的技术被称为光动力疗法（photodynamic therapy，PDT）。由于血卟啉对癌细胞的特殊亲和作用，使其能够较长时间地在癌细胞中潴留，而激光的照射能够激发癌变组织中的血卟啉产生荧光，可应用于肿瘤的早期诊断；波长630nm附近的激光能够为卟啉及其衍生物大量吸收，并产生破坏癌细胞的氧自由基，实现对肿瘤的靶向治疗。除肿瘤细胞之外，多种真菌、病毒和细菌都可以是光敏抑制的对象，它们引发的疾病均可使用PDT进行治疗。

1992年，Wilson首次将光敏剂与低强度激光联合应用，进行了针对口腔微生物的抑菌实验。而早在20世纪初已经有亚甲基蓝光敏剂能抗微生物、抗病毒及抗原虫的报道，近些年来更多文献报道了关于光动力抗菌的机制和应用，尽管存在不同的命名方法，如光动力抗菌化疗（photodynamic antimicrobial chemotherapy，PACT）、抗菌光动力治疗（antimicrobial photodynamic therapy，APDT）等，但它们实质上与本文介绍的光敏抗菌治疗都是相同的。许多研究表明低功率激光的光敏作用是杀死各种微生物的有效方法，这种治疗避免了应用抗生素而导致的耐药性或不良反应的产生，可以通过局部应用染料，选择性地通过结合细胞壁部分例如脂多糖和细胞膜而将细菌染色，随后局部应用的激光被染料分子吸收，引起染料的电子激发态跃迁，能量转移到环境的分子氧中导致氧自由基产生，破坏细胞壁和DNA，同时失活细菌毒素，实现快速的杀菌效果。此方法尤其适合染料和激光能够直接达到病损部位的口腔感染性疾病的治疗。

目前已知的具有光敏作用的化合物超过400种，根据其基本结构分为三大类：三环染料、四吡咯和呋喃香豆素。三环染料亚甲基蓝的吸收峰值波长是666nm，可以使革兰阳性和革兰阴性口腔细菌致敏，而被低能量激光杀死。在这种系统中，激光功率极低，其产生的低能量不会对机体细胞产生热损伤和其他不良反应损害，而光敏剂亚甲基蓝长久以来一直作为外科手术使用的染色剂，其在口腔局部应用的安全性毋庸置疑。虽然单纯的低功率激光对细菌无杀灭作用，亚甲基蓝的杀菌效果并未获得临床认可，但研究表明细菌在体内和体外均对此染色剂引发的激光光敏作用易感。实验证实常见的牙周致病菌牙龈卟啉单胞菌、具核梭杆菌等生物膜的形成都能够被光敏抗菌系统抑制，且光动力还能破坏革兰阴性细菌的内毒素、蛋白酶等毒力因子。

根据上述染料类化学物质对特殊波长光所具备的高效吸收能力，实施具有靶向调控的以激光为光源的光动力杀菌治疗方案——光敏抗菌系统已经被开发，其临床远期疗效正在观察随访中，从目前获得的资料判断，光敏抑菌系统是牙周基础治疗的有效辅助手段，其功效与局部药物治疗类似或更佳。动物实验证实光敏抑菌系统可以明显减少牙槽骨的丧失，而临床研究发现应用 PDT 可以显著性减少牙周维护阶段中探诊出血的阳性率。

现阶段已经有获得认证的光敏抑菌系统（图 9-37）上市，其基本组成是光敏剂 0.01% 的亚甲基蓝染料溶液和连续波二极管激光光源，其专用激光仪的输出激光波长为 660~675nm，功率为 0.1~0.14W。

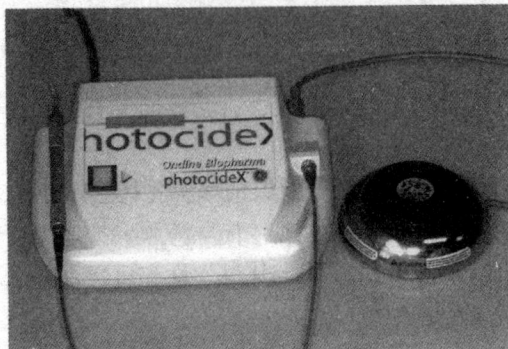

图 9-37　光敏抑菌系统

具体操作步骤如下：

牙周炎患者按照常规首先进行龈上洁治、龈下刮治等牙周基础治疗。

对愿意接受光敏抗菌系统治疗的患者，在治疗前先要询问其是否有甲基丙烯酸甲酯或亚甲基蓝的过敏史。

患者佩戴好专用防激光护目镜（图 9-38）。

在选择确定需要治疗的牙位后，在患牙的牙周袋内灌注光敏剂亚甲基蓝染料，使其充满整个治疗区域（图 9-39）。

在激光仪的手柄上安装一次性使用的激光扩散尖。

操作医师佩戴同样的护目镜。

将激光扩散尖放入牙周袋底部（图 9-40），运用脚踏开关启动激光仪，激光发射 1 分钟后自动停止。

更换部位继续治疗。由于激光在牙周袋内具有散射作用，因此每颗患牙只需要颊舌或近中、远中两个部位的治疗。

结束治疗后可以选择使用 3% H_2O_2 进行牙周袋冲洗。

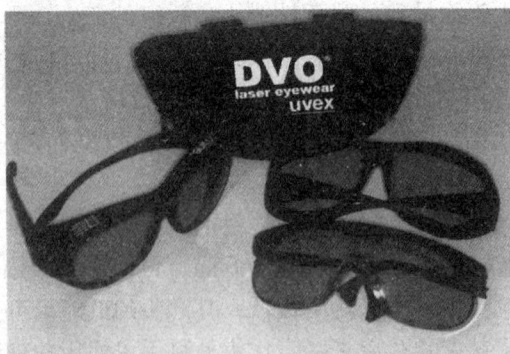

图 9-38　激光防护眼镜

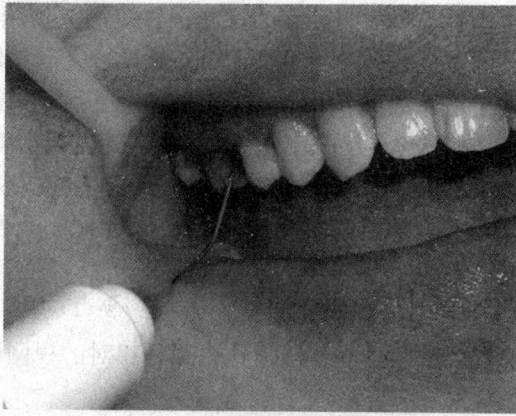

图9-39 牙周袋内灌注光敏剂

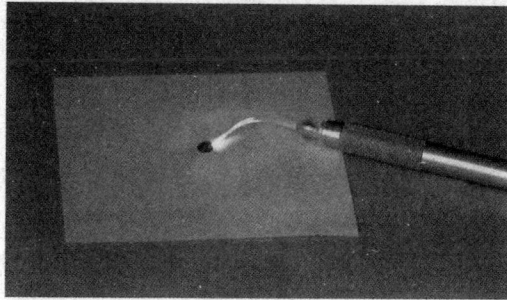

A.激光扩散尖

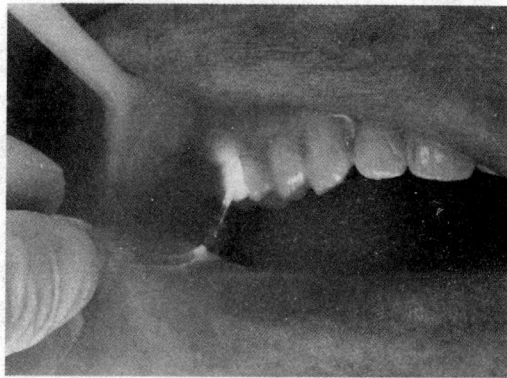

B.激光扩散尖放入牙周袋底部，发射激光

图9-40 激光发射

临床应用光敏抗菌系统可能产生的不良反应及其相应的防护方法如下：

（1）使用激光作为光源的光敏抗菌系统，根据使用的激光种类和功率可能产生各种由于激光应用不恰当而引发的并发症，具体防护方法详见本章使用激光的注意事项。

（2）光毒性不良反应有类似晒伤的表现，是黏膜等组织过度暴露于激光辐射后的急性反应，部位确定范围集中，如果系统使用的激光功率足够小，机体能够迅速恢复受损的组织。

（3）光变应性反应通常有磺胺类、四环素类、喹诺酮类药物引发，可为变态反应的各种临床表现，发生率很低，可以从患者的药物过敏史中获得相关信息，避免在激光治疗的同时使用此类药物。

（4）各种微生物由于种属差异而存在细胞壁通透性不同，因此它们对同类光敏剂具有不同的易感性，可能导致菌群失调、口腔微生态紊乱。选择易吸附致病菌的染料是解决方法之一。

6. 使用激光的注意事项 因为激光可能对人体皮肤、眼睛等造成伤害，所以安全使用是激光应用中必须遵循的原则。

激光使用中最重要的是保护患者、医生及助手的眼睛。必须使用针对特定波长激光设计制作的专用的护目镜，不能用其他眼镜替代，不能与不同类型的激光护目镜混淆使用。波长在780nm到2.5μm的可见光和近红外光激光如果直接照射瞳孔，即使是毫瓦级的激光经过晶状体聚焦后到达视网膜，也能致视网膜感光细胞凝固变性坏死而失去感光的作用，不可逆的视觉损害将在瞬间发生。波长大于2.5μm的远红外波长激光则几乎全部被角膜吸收，对眼睛的损害主要表现为角膜损伤，产生疼痛，异物样刺激、怕光、视力下降等症状。波长小于400nm紫外激光不但可能造成皮肤和黏膜细胞的恶变，也同样对角膜和晶状体有损伤，此激光几乎全部被眼的角膜和晶状体吸收，导致晶状体及角膜混浊形成白内障。而这些波长范围超过可见光的激光，其对于人类肉眼的非可见性使其危害更加隐蔽，尤其需要提防。国外有学者将波长大于1.4μm的激光称为"眼睛安全"激光（eye – safe lasers），因为这类波长的激光能够被晶状体削弱，而减少对视网膜的侵害。但这也只是相对的视网膜安全，高功率或长时间的暴露仍然会造成严重永久性损害。

通常激光应用于口腔局部病变组织，其周边的正常组织就需要得到适当的保护，口镜及其他器械的金属部分都可能反射激光，在非靶部位产生作用，为此喉、腭、舌等口腔内组织都需要遮盖性防护，可以采用的器材有湿纱布、塞治剂、橡皮障等。

具有烧灼切割软组织能力的激光通常都产生一定量的烟气（plume），可以造成潜在的生物危害，必须随时使用强力吸引设备将其及时清除，防止吸入呼吸道对人体造成伤害。

由于激光可能会产生高温，在任何可燃易爆的环境中使用都是非常危险的，因此当使用高功率激光时，口腔科诊室中装备的酒精灯、氧气瓶等设备和材料需要进行必要的防护。

标准的激光设备具有联锁装置（interlock），此设备能够在诊室门被意外打开时及时切断激光，防止第三者受到伤害，此系统在设备安装时不应被忽略。

按我国国家标准GB7247激光辐射防护安全要求，激光设备分四类，它们对机体的损伤逐级增大，它们的级别与产生的激光级别互相对应：1类激光器是即使直视其产生的光线也不会损害眼睛的，是最安全的无害免控激光器；2类激光器是低功率激光器，眼睛若偶尔接触其产生的激光不会造成损伤，对皮肤无热损害；3类激光器是中功率激光器，直视聚焦的激光光束会造成眼损伤，对皮肤尚无热损伤；4类是最危险的大功率激光器，不但其发出直射光束及镜式反射光束对眼和皮肤有损伤，而且其漫反射光也可能给人眼造成严重的损伤。

国外对于激光的评级并不只限于激光的功率、波长等物理参数，人体接触激光的可能性也是评估的标准，隔离装置完善的高功率激光也可能获得低级别的危险度评估。因此即使是低级别的激光设备也应该严格按照说明书进行操作，才能保证操作者和患者的安全。3类和4类激光器的操作者需要经过特殊的培训，必须有严格的制度对激光器进行管理和使用，没有钥匙的其他人员不能启动激光设备。激光器需安放在安装有明亮光照的房间内，以使在场人员的瞳孔缩小，万一激光光束射入眼睛时，可以减少透射到视网膜上的进光量。而房间还需要同时对外遮光，防止有害激光束向外泄漏。

（卢　爽）

参考文献

［1］ 赵吉宏．现代牙槽外科新技术．北京：人民卫生出版社，2015.

［2］ 凌均棨．口腔内科学高级教程．北京：中华医学电子音像出版社，2016.

［3］ 朱智敏．口腔修复临床实用新技术．北京：人民卫生出版社，2014.

［4］ 邱蔚六，韩德民，张志愿．口腔颌面颈部创伤．武汉：湖北科学技术出版社，2016.

［5］ 中华口腔医学会．临床技术操作规范·口腔医学分册（2017 修订版）．北京：人民卫生出版社，2017.

［6］ 樊明文．牙体牙髓病学．第 4 版．北京：人民卫生出版社，2012.

［7］ 彭彬．牙髓病学．第 2 版．北京：人民卫生出版社，2015.

［8］ 董艳丽，李芳，郭海涛，等．实用临床口腔诊疗及护理．上海：上海交通大学出版社，2014.

［9］ 俞光岩．口腔颌面外科手术精要与并发症．北京：北京大学医学出版社，2011.

［10］ 冯希平．中国龋病防治指南．北京：人民卫生出版社，2016.

［11］ 陈启林．错𬌗畸形患者口腔正畸治疗的疗效观察．临床合理用药杂志，2012，5（21）：125.

［12］ 曹采方．临床牙周病学．北京：北京大学医学出版社，2012.

［13］ 中华口腔医学会．临床诊疗指南·口腔医学分册（2016 修订版）．北京：人民卫生出版社，2016.

［14］ 谷志远．口腔临床操作技术丛书．北京：人民卫生出版社，2010.

［15］ 白丁，赵志河．口腔正畸策略、控制与技巧．北京：人民卫生出版社，2015.

［16］ 葛立宏．儿童口腔医学．第 4 版．北京：人民卫生出版社，2013：69 - 94.

［17］ 李巧影，陈晶，刘攀．口腔科疾病临床诊疗技术．北京：中国医药科技出版社，2017.

［18］ 王立霞．牙周炎采用综合临床治疗的疗效观察．临床合理用药杂志，2015，8（6）：116.

［19］ 陈谦明．口腔黏膜病学．第 4 版．北京：人民卫生出版社，2010：74 - 77.

［20］ 赵吉宏．口腔颌面外科门诊手术操作规范与技巧．北京：北京大学医学出版社，2015.

［21］ 利春风．非手术治疗牙周病研究进展．医学信息，2012，25（12）：449 - 450.

［22］ 张震康，俞光岩，徐韬．实用口腔科学．第 4 版．北京：人民卫生出版社，2016.

［23］ 赵铱民．口腔修复学．第 7 版．北京：人民卫生出版社，2012.

［24］ 傅民魁．口腔正畸学．北京：人民卫生出版社，2012.

［25］ 高学军，岳林．牙体牙髓病学．第 2 版．北京：北京大学医学出版社，2013.